Ausdauertraining

Peter G. J. M. Janssen

Aus dem Holländischen übersetzt von J. Weineck

Ausdauertraining

Trainingssteuerung über die
Herzfrequenz- und Milchsäurebestimmung

3., überarbeitete und erweiterte Auflage

Peter G. J. M. Janssen
Aus dem Holländischen übersetzt von J. Weineck

spitta verlag

Spitta Verlag GmbH & Co. KG · Ammonitenstraße 1 · 72336 Balingen · www.spitta.de

Autor:
Dr. med. P. G. J. M. Janssen
Kasteel Noord 129
NL-5702 Helmod

Aus dem Holländischen übersetzt von:
Prof. Dr. med. Dr. phil. habil. J. Weineck
Institut f. Sportwissenschaft
Universität Erlangen-Nürnberg
Gebbertstraße 123
D-91053 Erlangen

Bibliografische Information der Deutschen Bibliothek
Die Deutsche Bibliothek verzeichnet diese Publikation in der Deutschen Nationalbibliografie; Detaillierte bibliografische Daten sind im Internet über http://dnb.ddb.de abrufbar.

Ammonitenstraße 1, D-72336 Balingen
www.spitta.de

Produktion: Isabella Herr
Lektorat und Satz: Satzpunkt Bayreuth GmbH
Umschlagbilder: Polar®
Druck: Druckerei Laub, Elztal-Dallau
Printed in Germany
ISBN 3-934211-43-7

Inhalt

Vorwort zur 1. und 2. Auflage

Die Grundlage für dieses Buch bildet die spektakuläre Verbesserung des Stundenweltrekordes des italienischen Radrennfahrers Francesco Moser. Er pulverisierte 1984 den als unschlagbar eingeschätzten Rekord von Eddy Merckx und er war der erste, der die 50 Stundenkilometer-Barriere durchbrach. Inzwischen wurde der Rekord nochmals verbessert: Chris Boardman hat die Rekordmarke am 6. September 1996 in Manchester auf 56,375 km geschraubt. Die Erklärung für diese enorme Verbesserung, die lange Zeit für unmöglich gehalten wurde, ist zum großen Teil in den Trainingsprinzipien des Physiologieprofessors Francisco Conconi zu finden, der damals Moser begleitete. Conconi entwickelte eine spezielle Trainingsmethode, in deren Zentrum die Herzfrequenz stand. Zur gleichen Zeit wurde in Finnland der Sporttester entwickelt. Von diesem Moment an konnte jeder Sportler durch zielgerichtetes Training seine Leistung verbessern.

Die Erfolge von Moser und später der italienischen Radrennfahrer und Athleten haben dazu beigetragen, dass die Trainingsprinzipien von Conconi in der ganzen Welt übernommen wurden. Herzfrequenzmessungen von Training und Wettkämpfen, mit und ohne Milchsäurebestimmung, sind aus der sportmedizinischen Praxis nicht mehr wegzudenken. Die Methode von Conconi ist für Sportler jeglichen Niveaus anwendbar: für Topsportler, Freizeitsportler und Rehabilitationssportler. Für sie wurde dieses Buch geschrieben, aber ebenso für Trainer, Sportärzte und andere Begleiter.

Das Conconi-Prinzip ist so grundlegend und einfach, dass jeder, der etwas mit Sport zu tun hat, es zur Kenntnis nehmen muss.

Das Buch besteht aus einem theoretischen und aus einem praktischen Teil. Im theoretischen Teil werden die Prinzipien der Energiebereitstellung dargelegt. Auf der Basis dieser physiologischen Grundlagen kommt der Praxisteil der sportlichen Aktivitäten zur Darstellung.

Alle wichtigen Tests werden beschrieben, von Labortests bis hin zu einfachen Eigentests. Trainingsformen und Trainingshinweise werden ausführlich behandelt, Wettkämpfe und Trainings werden analysiert und kommentiert.

Einzelne spezielle Kapitel über Ernährung, Übertraining und das Sportherz komplettieren das Buch.

Dieses Buch will den heutigen Stand der sportmedizinischen Begleitung aufzeigen und wurde in einer allgemein begreiflichen Sprache für die Zielgruppe geschrieben unter besonderer Berücksichtigung der sportlichen Praxis.

Vorwort zur 3. Auflage

„Das neue Grundlagenbuch zum Ausdauertraining“ von P. Janssen stellt für jeden Ausdauersportler – dies gilt für den Neueinsteiger ebenso wie für den Vollprofi – eine außergewöhnlich wertvolle Informationsquelle zur Optimierung seines Trainings dar.

In klarer und verständlicher Sprache werden alle trainingsrelevanten Fragen praxisbezogen dargestellt.

Im Zentrum der Ausführungen stehen die Herzfrequenz- und Laktatbestimmung als einfachste und wichtigste Parameter der Leistungsbeurteilung bzw. Trainings- und Wettkampfsteuerung. Dem Conconi-Test als „unblutigem“ Test zur Ermittlung der für das Training der Ausdauerleistungsfähigkeit so bedeutsamen „anaeroben Schwelle“ wird dabei besondere Beachtung geschenkt.

Janssen gelingt es in seinem neuen Buch in ausgezeichneter Weise, mit Hilfe einer Vielzahl von Fallbeispielen aufzuzeigen, wie optimal trainiert wird bzw. Trainingsfehler eliminiert und individuelle Fehleinschätzungen der momentanen Leistungsfähigkeit via Herzfrequenz- und Laktataufzeichnungen vermieden werden können.

Damit werden sowohl Über- als auch Unterforderungen minimiert und die gesteckten Ziele auf ökonomische und effektive Weise erreicht. Bei der Darstellung des Übertrainings wird dabei nicht nur auf trainingsmethodische oder ernährungsbedingte Fehler, sondern auch auf bakterielle bzw. virusinfekt-bedingte Erkrankungen, wie z.B. das Pfeiffer'sche Drüsenfieber, eingegangen.

Detailliert und in höchstem Maße differenziert werden von Janssen die unterschiedlichen Wirkungen der verschiedenen Trainingsmethoden und -inhalte beschrieben, was zu einem vertieften Verständnis der beim Training ablaufenden Stoffwechselprozesse führt und die Notwendigkeit eines langfristig geplanten, auf die individuellen Möglichkeiten zurecht geschnittenen und systematisch kontrollierten Trainings, offenkundig macht.

Darüber hinaus stellt Janssen nicht nur die Bedeutung eines richtig dosierten und periodisierten Trainings dar, sondern weist auch auf die besondere Bedeutung einer optimalen Trainings-, Vorwettkampf-, Wettkampf- und Nachwettkampfernährung hin.

Eine Vielzahl wertvoller Trainingshinweise machen dieses Buch zu einer obligaten Informationsquelle für jeden Ausdauersportler.

Erlangen, im Sommer 2003 J. Weineck

Einleitung

Muskeln, die arbeiten oder besser gesagt Arbeit leisten, brauchen Energie. Diese Energie kann durch verschiedene Systeme geliefert werden, wobei jedes System seine charakteristische Eigenart hat. Es ist wichtig, die verschiedenen Systeme zu kennen und auch einzeln zu trainieren. Es ist möglich, am eigenen Körper zu erfühlen, welches System bei Belastung vor allem benutzt wird, um die Arbeitsmuskulatur mit Energie zu versorgen. Aus der Praxis ist bekannt, dass viele Sportler nicht fühlen, welches System gerade beansprucht wird. Anders gesagt: „Sie machen nur etwas“. Viele trainieren zu intensiv, während andere wieder zu wenig intensiv trainieren. Durch Milchsäure-(Laktat-)Bestimmungen und Herzfrequenzmessungen können die Trainingsintensitäten korrigiert werden. Hierdurch kann – oft mit weniger Trainingsfleiß – die maximal mögliche individuelle Leistung erreicht werden.

Energiebereitstellung

Verschiedene energieliefernde Systeme und ihre Merkmale

Die Phosphatbatterie

ATP

Es gibt einen chemischen Stoff im Körper, der dafür Sorge trägt, dass Muskeln sich anspannen oder entspannen. Dieser Stoff heißt „Adenosintriphosphat“ oder abgekürzt ATP. Diese Verbindung setzt sich während der Muskelarbeit in „Adenosindiphosphat“ oder ADP um, wobei dann direkt Energie für die Muskeln freigesetzt wird.

Schematisch dargestellt:
ATP → ADP + Energie

Die Menge ATP in den Muskeln ist aber beschränkt, und wenn weiter nichts geschehen würde, dann wäre dieser Energielieferant schnell erschöpft.

Es gibt aber einige Hilfssysteme in den Muskeln, die dafür sorgen, dass ATP aus dem entstandenen ADP zurückgewonnen wird, so dass die Menge ATP konstant bleibt, und die Muskeln weiter arbeiten können.

Kreatinphosphat

Das erste Hilfssystem, das hier genannt werden muss, ist das Kreatinphosphatsystem. Kreatinphosphat ist eine Substanz, die auch nur beschränkt zur Verfügung steht und es ermöglicht, schnell ATP aus ADP zu bilden.

Schematisch dargestellt:
Kreatinphosphat + ADP → Kreatin + ATP

Es ist klar, dass auch dieses Hilfssystem keine Dauerlösung darstellen kann. Nach sehr kurzer Zeit ist fast alles Kreatinphosphat in Kreatin umgesetzt. Die direkte Vorratsmenge an ATP ist ausreichend für ungefähr ein bis zwei Sekunden maximaler Arbeit, und die Menge Kreatinphosphat ist nach ungefähr sechs bis acht Sekunden völlig erschöpft.

Diese Phosphatbatterie benötigt keinen Sauerstoff und es kommt zu keiner Milchsäureproduktion. Die Energie, welche dieses System liefert, ist unmittelbar vorrätig. Bei maximaler

Belastung ist dieses System innerhalb von etwa 10 Sekunden ausgeschöpft. Es liefert somit Energie für etwa 6 bis 8 Sekunden. Die Energiebereitstellung wird durch das in der Muskelzelle vorliegende ATP ermöglicht und durch den Verbrauch von KP; sie findet zu Beginn einer Belastung statt. Dieses System ist bei Starts von Sprintern, bei Volleyballern, Hochspringern, Diskuswerfern, Boxern und Tennisspielern von Bedeutung, also bei explosiven, kurzen, schnellen und kraftvollen Bewegungshandlungen.

Der Wiederaufbau von ATP und Kreatinphosphat

Der Wiederaufbau von KP nach Belastungsende verläuft überaus schnell. Der Vorrat an energiereichen Phosphaten (ATP und KP), der durch körperliche Belastung verbraucht wird, wird binnen weniger Minuten nach Beendigung der Belastung wieder aufgefüllt. Dieser Prozess ist innerhalb von 30 Sekunden zu ungefähr 70 % und nach 3 bis 5 Minuten zu fast 100 % vollendet.

Das KP-System wird durch maximale Kraftanstrengungen, welche mit Ruhepausen abwechseln, trainiert. Die Ruhepausen sollen ausreichend lang sein, da der Wiederaufbau von KP Zeit kostet.

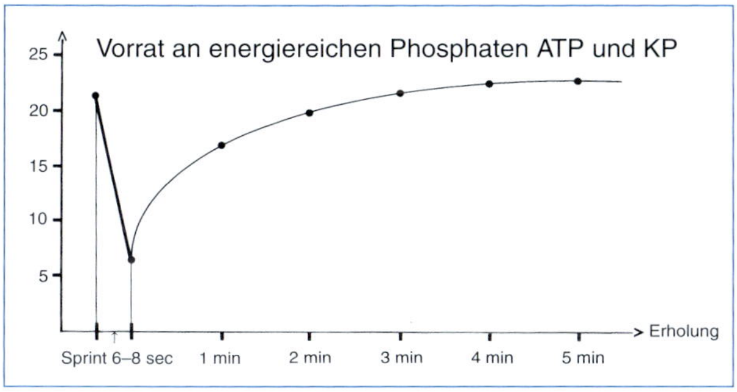

Abb. 1
Der Vorrat an ATP und KP wird während der Belastung aufgebraucht. Während der Erholung wird dieser Vorrat innerhalb weniger Minuten wieder vollständig aufgefüllt. Nach 30 Sekunden ist der Vorrat schon zu 70 % und nach 3 bis 5 Minuten zu fast 100 % aufgefüllt (nach Hultmann).

Verbesserung des Phosphatsystems durch Training

Der ATP- und der KP-Vorrat nimmt nach einem 7-monatigen Ausdauertraining, bei einer Frequenz von 3 mal pro Woche, um 25 bis 50 % zu. ATP und KP sind die am schnellsten verfügbaren Energiequellen. Eine Zunahme von ATP und KP sorgt für eine Zunahme des Leistungsvermögens für Aktivitäten, die nur eine Zehntelsekunde dauern.

Durch ein 8-wöchiges Sprinttraining kommt es zu einer Zunahme der Enzyme, die ATP ab- und aufbauen. Hierdurch wird ATP schneller abgebaut, wodurch die Energie schneller verfügbar wird. Durch Training nimmt also nicht nur der Vorrat an ATP und KP zu, sondern es wird auch der Ab- bzw. Wiederaufbau von ATP beschleunigt. Diese Anpassungen – die Zunahme von ATP und KP und die gesteigerte Enzymaktivität – kommen durch perfekt gestaltete Ausdauer- und Sprintprogramme zustande.

Das Sauerstofftransportsystem (aerobes System)

Eine längerfristige, zeitungebundene Energiebereitstellung zur Resynthese von ATP, wird durch Hilfssysteme abgesichert, die über die Verbrennung von Nährstoffen (Kohlehydrate und Fette) unter Verwendung von Sauerstoff ablaufen. Diese Nährstoffe werden mit der Nahrung in den Körper aufgenommen und in Speichern deponiert, die bei entsprechender Notwendigkeit zur Verfügung stehen. Der Vorrat an Fetten, gesehen als Energielieferant, ist schier unbegrenzt. Mit den Kohlehydraten – Zucker, Stärke und Glukose – sieht es hingegen anders aus.

Sie werden in der Leber und in den Muskelfasern in der Form von Glykogen gespeichert. Der Vorrat an Glykogen kann stark variieren, aber reicht gewöhnlich für mindestens 60 bis 90 Minuten submaximale Belastung.

Der Abbau der Fette erfolgt nach folgendem Schema:
Fette + Sauerstoff + ADP → Kohlensäure + ATP + Wasser

Die gebildete Kohlensäure wird als Kohlendioxid über die Lunge ausgeatmet.

Die Umsetzung von Kohlehydraten ist etwas komplizierter. Diese verläuft in zwei aufeinanderfolgenden Reaktionen.

Schematisch dargestellt:
1. Phase: Glukose + ADP → Milchsäure + ATP
2. Phase: Milchsäure + Sauerstoff + ADP → Kohlensäure + ATP + Wasser

Die erste Phase benötigt keinen Sauerstoff, die zweite Phase ist sauerstoffabhängig. Unter leichten Belastungen wird das Zwischenprodukt Milchsäure – auch Laktat genannt – direkt in der zweiten Phase umgesetzt. Das Endergebnis ist dann:

Milchsäure + Sauerstoff + ADP → Kohlensäure + ATP + Wasser

Wird das Sauerstoffsystem durch die Belastung nicht überfordert, dann ist genügend Sauerstoff vorhanden, so dass es nicht zur Bildung von Milchsäure kommt. Als Brennstoffe können Kohlehydrate, Fette und Eiweiß dienen.

Die aerobe Energiebereitstellung benötigt einige Zeit, um in Schwung zu kommen. Es dauert 2 bis 3 Minuten, bis das Herz, die Lungen und die Blutzirkulation voll funktionstüchtig sind.

Der Kohlehydratspeicher ist begrenzt,der Fettspeicher praktisch unbegrenzt. Beide Systeme arbeiten jedoch zeitgleich, aber ihr Anteil an der Energiebereitstellung ist verschieden, und zwar in Abhängigkeit von der Belastungsintensität und dem Trainiertheitsgrad.

Die Fettverbrennung findet bei niedrigen Belastungsintensitäten statt. Nimmt die Intensität zu, dann steigt auch die Bedeutung der Kohlehydratverbrennung als Energiequelle.

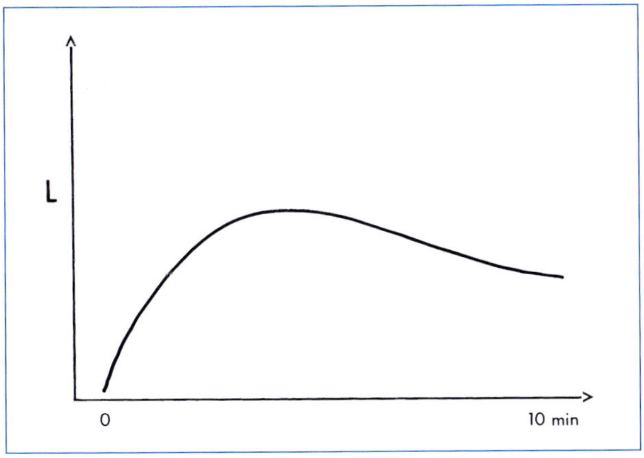

Abb. 2
Zu Beginn der Belastung ist, auch bei leichter Belastung, die Energiebereitstellung anaerob. Die Bildung von Milchsäure bzw. Laktat (L) ist die Folge. Wenn das träge aerobe System nach einigen Minuten in Gang kommt, dann sinkt der Milchsäurespiegel wieder.

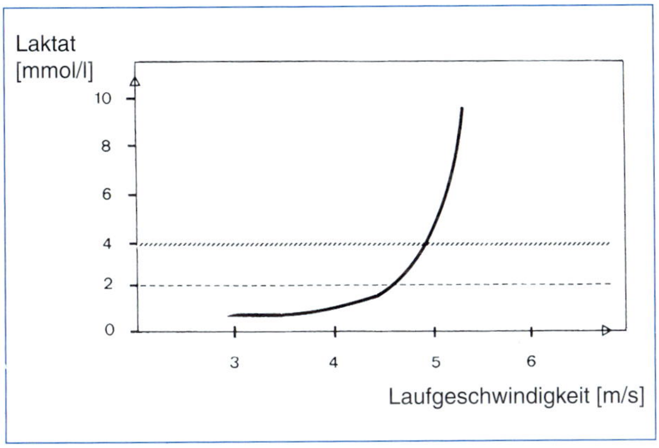

Abb. 3
Mit der Zunahme der Laufgeschwindigkeit erhöht sich ab einem bestimmten Moment die Milchsäureproduktion. Die Belastungsintensität ist dann so hoch, dass die anaerobe Energiebereitstellung wichtig wird.

Nach einer Trainingsperiode verläuft die Energielieferung ökonomischer. Das heißt, dass der trainierte Athlet länger Fette verbrennen kann und dadurch die Kohlehydratspeicher schont.

Das aerobe System ist bis in das höchste Lebensalter trainierbar. Das aerobe Leistungsvermögen kann durch Training um 50 % zunehmen.

Das Milchsäuresystem (anaerobes System oder Laktatsystem)

Bei weiterer Zunahme der Belastung ist diese letzte Phase nicht mehr möglich. Der Energiebedarf wird zu einem gegebenen Zeitpunkt so groß, dass die zweite Phase überlastet wird. Die Kapazität ist nicht mehr ausreichend, um die Milchsäure, die in der ersten Phase gebildet wird, zu verarbeiten. Die Folge ist eine zunehmende Anreicherung von Milchsäure in den arbeitenden Muskeln.

Glukose + ADP → Milchsäure + ATP

Merkmale einer zunehmenden Übersäuerung sind: Schmerzen in den Beinen (beim Radfahrer oder Läufer) oder Schmerzen in den Armen (beim Ruderer). Diese Schmerzen verursachen ein Gefühl von Schwäche. Die Leistung kann nicht länger auf dem gleichen Niveau gehalten werden. Wenn der Radfahrer oder der Läufer schwächer werden, ist die Übersäuerung in den Muskeln meist die Ursache.

Der Sportler, der den Zeitpunkt der Übersäuerung am längsten hinauszögern kann, wird normalerweise der Beste sein und den Wettkampf gewinnen. Von den übersäuerten Muskeln gelangt die Milchsäure in die Blutbahn.

Eine Energieproduktion, die mit hohen Milchsäurewerten einhergeht, ist nichts anderes als eine vorübergehende Notlösung. Die Übersäuerung, die der Sportler sehr wohl bemerkt, kann bedeutende nachteilige Folgen haben. Durch die anaerobe Energiegewinnung werden ausschließlich Kohlehydrate als Brennstoff verwendet. Es ist eine Art Notsystem, das in Aktion tritt bei der Überschreitung einer je nach Individuum unterschiedlichen Belastungsintensität. Es führt in Abhängigkeit vom Ausmaß der Überschreitung und dem Grad der Trainiertheit des Betroffenen, innerhalb einer Zeitspanne von einigen Zehnerschaften von Sekunden oder Minuten zum Belastungsabbruch oder zu einer drastischen Verminderung der Belastungsintensität. Die Ursache für die Unmöglichkeit, die Intensität auf dem hohen Niveau halten zu können, liegt im Anstieg der Milchsäure, wodurch es zu einer zunehmenden Muskelermüdung kommt.

Energiebereitstellung über das Milchsäuresystem

- Bei kurzdauernden Belastungen wie dem 100-, 200-, 400- und 800-m-Lauf und anderen hochintensiven Aktivitäten, die zwei bis drei Minuten dauern. Bei einem 1 500-m-Lauf ist die Energielieferung 50 % aerob und 50 % anaerob.
- Zu Beginn einer Belastung, unabhängig von der Intensität, ist die Energielieferung immer anaerob.

Es dauert immer einige Minuten bis das aerobe System anläuft und vollständig funktioniert. Es dauert einige Zeit, bis die Atmung, die Herzfrequenz und die Sauerstoffzufuhr über das Blut zu den Muskeln in Gang gekommen ist. In dieser Zeit, also zu Beginn einer Belastung, liefert das Milchsäuresystem die notwendige Energie.

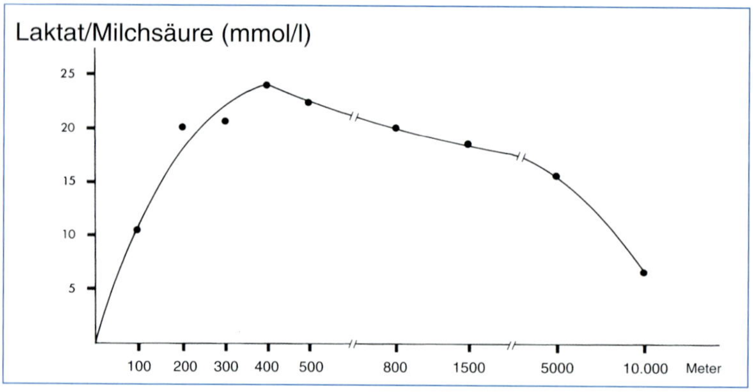

Abb. 4
Der Laktatspiegel am Ende verschiedener Wettkämpfe; vom 100-m-Lauf bis zum 1 000-m-Lauf. Der Anteil an der anaeroben Energiebereitstellung ist am höchsten beim 400-m-Lauf.

- Während Temposteigerungen, längerdauernden Muskelanspannungen, welche die Kapazität des aeroben Systems überschreiten, wie dies z. B. bei Zwischenspurts, Anstiegen und Beschleunigungen der Fall ist.
- Bei Endspurts nach einer längeren Belastung, wie z. B. beim Finish in einem Marathonlauf oder während eines Schlussspurts eines Radrennfahrers, liefert das Milchsäuresystem die benötigte Zusatzenergie.

Nachteilige Folgen von Milchsäure

Hohe Milchsäurewerte, die während intensiver Belastungen entstehen, können nachteilige Folgen haben. Diese hohen Milchsäurewerte sind Ausdruck einer mangelhaften aeroben Energiebereitstellung.

Bei der anaeroben Energiebereitstellung, die dann zu Hilfe kommt, ist Milchsäure das Nebenprodukt. Die maximale Milchsäurekonzentration, die erreicht werden kann, kann um den Faktor 20 höher liegen als der Ruhewert.

Hohe Milchsäurekonzentrationen verursachen ein Gefühl der muskulären Ermüdung.

Wenn ein Athlet einen Dauerlauf mit zu hoher Anfangsgeschwindigkeit beginnt oder einen Endspurt zu früh anzieht, steigt die Milchsäure auf Höchstwerte an. Durch die dadurch entstehende Müdigkeit, kann der Wettkampf damit als verloren betrachtet werden.

Hohe Milchsäurekonzentrationen verursachen eine Übersäuerung in und um die Muskelzellen

Das saure Milieu kann verschiedene Mechanismen in den Muskelzellen ernsthaft in Mitleidenschaft ziehen. Das aerobe Enzymsystem in den Muskelzellen kann als ein Werkstattkomplex betrachtet werden, in dem die aerobe Energiebereitstellung stattfindet. Dieses Enzymsystem wird durch die Übersäuerung beeinträchtigt, mit der Folge einer Abnahme des aeroben Ausdauervermögens. Es kann Tage dauern, bis dieses System wieder ausreichend erholt ist und die aerobe Leistungsfähigkeit wieder ihr altes Niveau erreicht hat.

Wenn die Belastung wiederholt zu intensiv ist, also ohne ausreichende Erholungszeit, dann ist ein starker Abfall des aeroben Ausdauervermögens nicht zu vermeiden. Diese zu intensive Belastung führt zu einem Beschwerdekomplex, der als Übertraining bezeichnet wird. Die Übersäuerung verursacht eine Schädigung der Muskelzellwand. Dadurch wird eine Leckbildung zwischen Muskelzelle und Blut verursacht. Einen Tag nach einem schweren Training können im Blut verschiedene Veränderungen festgestellt werden, u. a. eine Erhöhung des Harnstoffs und des KPK-Gehalts. Es kann 24 bis 96 Stunden dauern, bis diese Werte wieder normalisiert sind. Die Wiederherstellung der Muskelzellbeschädigung braucht also Zeit. Dies ist bei der Auswahl der Trainingsart zu berücksichtigen. In dieser Situation muss das Training leicht sein: das sogenannte Erholungs- oder Regenerationstraining. Wenn das Training zu intensiv ist, verlängert sich die Erholungszeit.

Hohe Milchsäurewerte verringern das Koordinationsvermögen

Intensives Training kombiniert mit hohen Milchsäurewerten beeinträchtigt das Koordinationsvermögen. Dies ist speziell bei Sportarten mit hohen technischen Fähigkeiten wichtig, wie z. B. Fußball, Tennis, Judo. Techniktraining sollte nicht bei einem Milchsäuregehalt über sechs bis acht mmol durchgeführt werden. Das Koordinationsvermögen wird so stark in Mitleidenschaft gezogen, dass das Techniktraining keinen positiven Erfolg mehr haben kann.

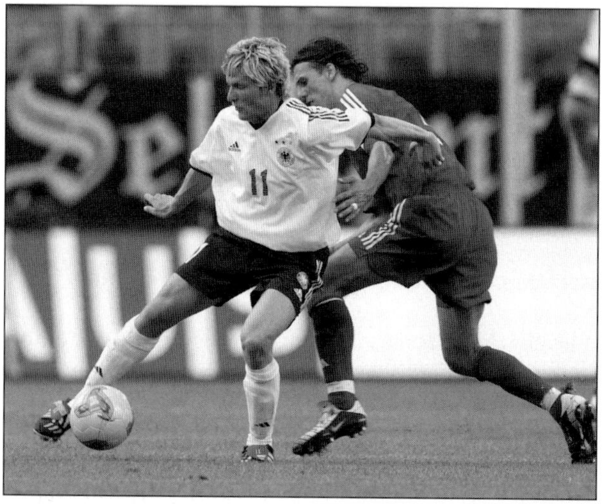

Deutschland–Kanada 2003
Lauth gegen Dasovic
(Foto: Team 2 Sportphoto)

Hohe Milchsäurewerte vergrößern die Verletzungsgefahr

Durch Muskelüberforderung, zusammen mit einer Übersäuerung, die die muskuläre Koordination verschlechtert, entstehen Mikrorisse im Muskelgewebe. Diese kleinen Beschädigungen sind bei unzureichender Erholung die wichtigste Ursache für das Entstehen von größeren Verletzungen.

Das Kreatinphosphatsystem wird durch hohe Milchsäurewerte beeinträchtigt

Die Bildung von Kreatinphosphat wird verlangsamt. Während eines Sprinttrainings sollte man hohe Laktatwerte vermeiden.

Bei hohen Milchsäurewerten stagniert die Fettverbrennung

Wenn die Glykogenreserven verbraucht sind, ist die Energiebereitstellung durch zu hohe Milchsäurewerte gefährdet, weil die Fettverbrennung gebremst wird.

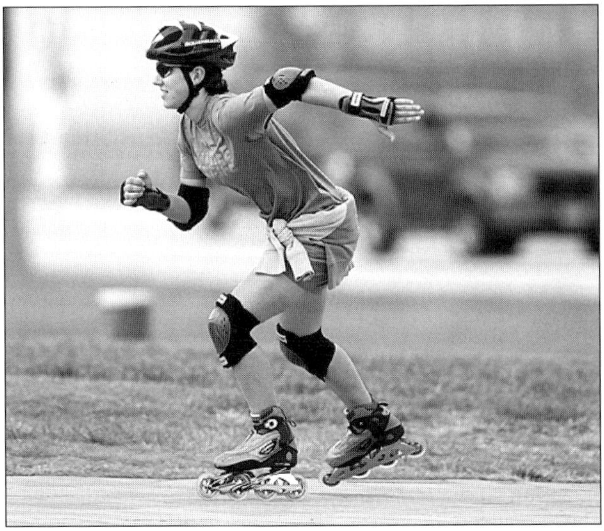

Inlineskating (Foto: Rollerblade®)

Die Entfernung der Milchsäure aus dem Blut

Im Allgemeinen erfolgt die Eliminierung der Milchsäure während der Wiederherstellungsphase, d. h. ohne Zusatzbelastung während der Wiederherstellungsperiode. Es dauert etwa 25 Minuten, bis die angehäufte Milchsäure zur Hälfte aus dem Blut eliminiert ist.

In der Wiederherstellung sind nach einer Stunde und 15 Minuten etwa 95 % der Milchsäure, die durch eine maximale Belastung entstand, verschwunden. Es wurde gezeigt, dass die Eliminierung der Milchsäure deutlich schneller nach schweren bis maximalen Belastungen aus dem Blut entfernt wird, wenn während der Erholungsphase eine leichte Arbeit verrichtet wird und keine passive Ruhephase nachfolgt.

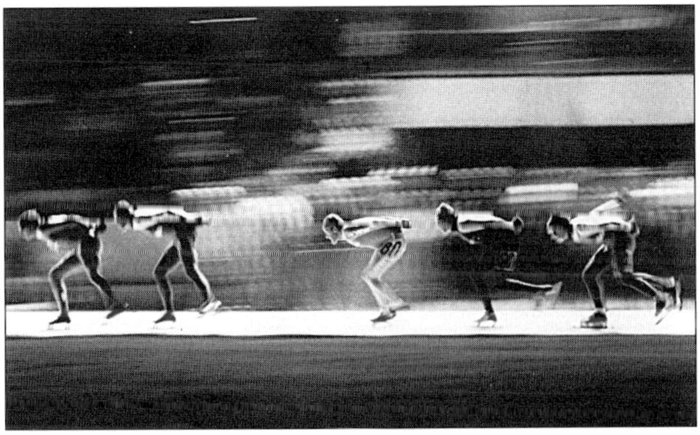

Eisschnelllaufwettkampf über eine Stunde. Milchsäurewert im Mittel bei L 4. (Foto: Wout Steensma)

Diese so genannte „aktive" Wiederherstellung ist in Wirklichkeit die Cool-down-Aktivität, welche die meisten Sportler während des gesamten Jahres praktizieren. Durch aktive Wiederherstellung, z. B. durch Joggen, wird die Milchsäure am schnellsten eliminiert. Die Lak-

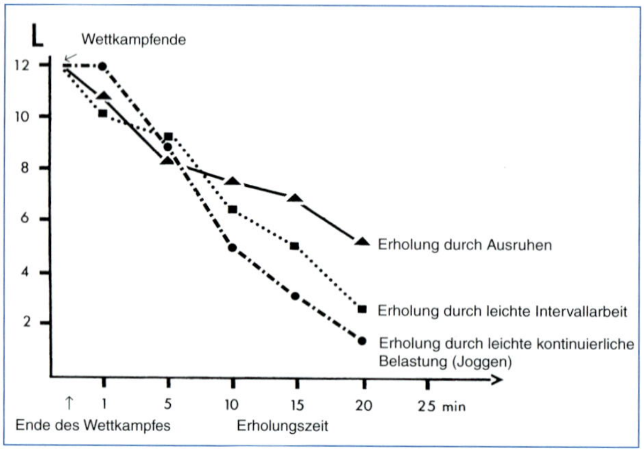

Abb. 5
Schnellere Laktateliminierung durch „aktive" Wiederherstellungsmaßnahmen.

tatentfernung während der Wiederherstellung erfolgt am schnellsten durch eine Dauerbelastung geringer Intensität anstelle einer Intervallbelastung.

Schematische Zusammenfassung in einer Übersicht

Die verschiedenen Formen der Energiebereitstellung können wie folgt zusammengefasst werden:

a) ATP → ADP + Energie
anaerob, alaktisch
b) Kreatinphosphat + ADP → Kreatin + ATP
anaerob, alaktazid (ohne Milchsäureentstehung)
c) Glukose + ADP → Milchsäure + ATP (Glykolyse)
anaerob, laktazid (mit Milchsäureentstehung)
d) Glukose + Sauerstoff + ADP → Wasser + Kohlensäure + ATP
aerob, alaktazid
e) Fette + Sauerstoff + ADP → Wasser + Kohlensäure + ATP
aerob, alaktazid

aerob: Energiebereitstellung unter Verwendung von Sauerstoff
anaerob: Energiebereitstellung ohne Verwendung von Sauerstoff
laktazid: unter Bildung von Milchsäure
alaktazid: ohne Bildung von Milchsäure

- ATP – KP = Phosphatsystem oder Phosphatbatterie = a + b
- Anaerobe Glykolyse = Milchsäuresystem = c
- Aerobe Glykolyse = Sauerstoffsystem = d + e

Verschiedene Substrate für die Energiebereitstellung und ihre Kennzeichen

Verschiedene Substrate zur Energielieferung und ihre Eigenschaften			
Substrat	**Umsetzung**	**Verfügbarkeit**	**Geschwindigkeit der Energieproduktion**
Kreatinphosphat	anaerobe alktazid	sehr beschränkt	sehr schnell
Glykogen oder Glukose	anaerob laktazid	beschränkt	schnell
Glukose oder Glykogen	aerob alaktazid	beschränkt	langsam
Fettsäuren	aerob alaktazid	unbeschränkt	träge

Tab. 1
Substrat, Umsetzung, Verfügbarkeit und Geschwindigkeit der Energieproduktion.

Energielieferung	anaerob alaktazid	anaerob laktazid	aerob alaktazid
Energie durch	ATP/KP	Glukose	Fettverbrennung mit Sauerstoff
liefert Zeit	direkte Energie 15 s	2–3 mmol ATP 15 s bis 2–3 min	36 mmol ATP länger als 2 s bis 3 min
Zusatzprodukt	keine Milchsäurebildung	Milchsäure	keine Milchsäurebildung
Name Aktivität	Phosphatbatterie Belastungsbeginn, kurzer Auftritt	Milchsäuresystem Beschleunigung, kurze maximale Belastung	Sauerstoffsystem längere Belastung
Beispiel	100-m-Sprint	1-km-Zeitfahren, 400–800-m-Lauf	langes Zeitfahren, Marathonlauf, lange Strecken
Vermögen	Sprintvermögen	Stehvermögen	Ausdauervermögen

Tab. 2
Energielieferung, Zeitdauer und spezielles Leistungsvermögen exemplarisch dargestellt.

Eigenschaften der drei ATP-generierenden Systeme

System	Nährstoff oder chemischer Brennstoff	O_2-Bedarf	Schnelligkeit	ATP-Produktion (relativ)
Anaerobes ATP/KP-System	Kreatinphosphat (KP)	nein	höchste	wenig; begrenzt
Milchsäuresystem	Glykogen (Glukose)	nein	hoch	wenig; begrenzt
Aerobes Sauerstoffsystem	Glykogen, Fette, Eiweiß	ja	gering	viel, unbegrenzt

Tab. 3
Die Eigenschaften der 3 ATP-generierenden Systeme.

Maximale Belastung verschiedener Dauer in Relation zur Energiebereitstellung

Zeitraum [s]	Klassifizierung	Energiebereitstellung durch	Bemerkungen
1–4	anaerob alaktazid	ATP	
4–20	anaerob alaktazid	ATP + KP	
20–45	anaerob alaktazid + anaerob laktazid	ATP, KP, Muskelglykogen	starke Milchsäureproduktion
45–120	anaerob laktazid	Muskelglykogen	mit zunehmender Dauer abnehmende Milchsäureproduktion
120–140	aerob + anaerob laktazid	Muskelglykogen	dto.
240–600	aerob	Muskelglykogen + Fettsäuren	zunehmende Dauer, höhere Fettverbrennung

Tab. 4
Zeit und Art der Energiebereitstellung.

Tab. 5 zeigt die maximale Kapazität* und das maximale Leistungsvermögen der drei Energiesysteme in schematischer Darstellung.

System	Maximales Leistungsvermögen (Mol ATP/min)	Maximale Kapazität (Gesamtmenge des verfügbaren ATPs in Mol)
ATP-KP (Phosphatsystem)	3,6	0,7
Anaerobe Glykolyse (Milchsäuresystem)	1,6	1,2
Aerobes oder Sauerstoffsystem	1,0	90,0

Tab. 5
Die maximale Kapazität und das maximale Leistungsvermögen der 3 Energiesysteme.

Die Energievorräte im Körper

Die Gesamtmenge des ATP ist nach etwa 1–3 Sekunden maximaler Belastung aufgebraucht. KP ist ungefähr nach 8 Sekunden maximaler Belastung ausgeschöpft. Der Glykogenvorrat ist nach 60 bis 90 Minuten submaximaler Belastung entleert. Die Gesamtheit der Fette stellt ein unbegrenztes Energiereservoir dar.

Fette liefern pro Gramm etwa 9 kcal und Kohlehydrate etwa 4 kcal. Eingelagerte Fette werden nicht an Wasser gebunden. Bei der Speicherung von Kohlehydraten hingegen kommt es zu einer beachtlichen Miteinlagerung von Wasser. Wenn die Energie, die unser Körper in sich in der Form von Fetten speichert, durch Kohlehydrate ersetzt werden würde, dann würde sich unser Körpergewicht verdoppeln. Deshalb verwenden Zugvögel ausschließlich Fett als Brennstoff. Fette stellen deshalb pro Gewichtseinheit eine hocheffiziente Energiequelle dar. Sie stellen einen idealen Brennstoff für längerdauernde Belastungen dar, wobei das Nahrungsangebot begrenzt ist.

Der gesamte Kohlehydratspeicher beträgt zwischen 8000 kJ (2000 kcal) und 12000 kJ (3000 kcal). Der menschliche Körper besitzt eine enorme Fett-Speicherkapazität. Der Mann hat im Mittel einen Körperfettanteil zwischen 10 und 20 %. Bei der Frau ist der mittlere Fettanteil um 10 % höher, beträgt also zwischen 20 und 30 %.

Gut trainierte Ausdauerathleten haben einen mittleren Fettanteil von etwa 10 %. Es gibt auch extrem tiefe Werte von 4 bis 5 % oder etwas höhere (12 bis 13 %); der ideale prozentuale Fettanteil kann daher von Sportart zu Sportart stark variieren. Aber jeder Sportler hat seinen eigenen idealen prozentualen Fettanteil. Der Körperfettanteil ist ein wichtiger Konditionsindikator. Ein zu hoher bzw. zu niedriger Körperfettanteil ist unvereinbar mit einer guten körperlichen Leistungsfähigkeit!

* Kapazität: Die Gesamtmenge unabhängig von der Zeit. Leistungsvermögen: Gesamtleistung pro Zeiteinheit

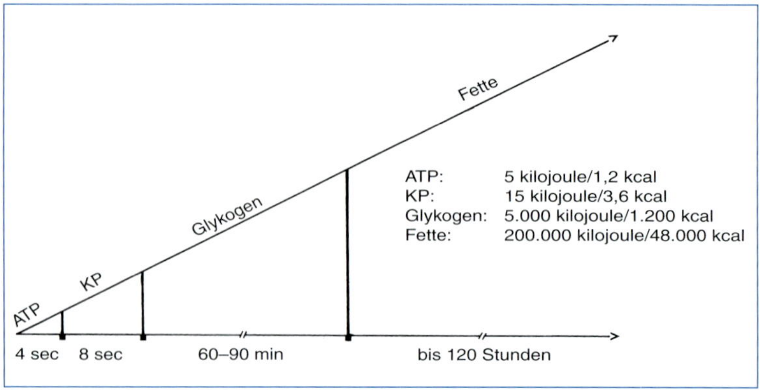

Abb. 6
Die Energievorräte im menschlichen Körper.

Ein normaler mittlerer Kohlehydratspeicher liefert für etwa 95 Minuten Energie beim Marathonlauf, während der Fettvorrat erst nach 119 Stunden aufgebraucht sein würde. Aber die Verbrennung von Fetten benötigt mehr Sauerstoff. Aus Kohlehydraten kann aber pro Zeiteinheit mehr ATP als aus Fetten gewonnen werden. Aus diesem Grunde sind die Kohlehydrate so wichtig für intensive Belastungen. Sind die Kohlehydratspeicher aufgebraucht, dann nimmt die Fettverbrennung notgedrungen wieder zu. Dies ist jedoch mit einer Verringerung der Belastungsintensität verbunden. Beim Marathonlauf erfolgt dies etwa bei km 30 oder ungefähr 90 Minuten Laufzeit.

Die Energiebereitstellung der roten und weißen Muskelfasern

Die verschiedenen Arten von Muskelfasern

Jeder Muskel besteht aus verschiedenen Arten von Muskelfasern, die funktionell sehr unterschiedlich sind. Für die Trainingslehre ist es von Bedeutung, diese Unterschiede zu kennen und zu begreifen. Denn jeder Muskelfasertyp erfordert ein spezielles Training.

Einerseits gibt es die roten oder langsamen Fasern; diese werden auch als Typ-I- oder Slow-Twitch-Fasern (ST-Fasern = langsam zuckende Fasern) bezeichnet.

Andererseits gibt es die weißen oder schnellen Fasern; sie werden auch Typ-II-Fasern oder Fast-Twitch-Fasern (FT-Fasern = schnell zuckende Fasern) genannt.

Die roten Fasern

Die roten, gut durchbluteten Muskelfasern haben eine überwiegend aerobe Energiebereitstellung. Dadurch besitzen die roten Muskelfasern ein hohes aerobes und nur ein begrenztes anaerobes Leistungsvermögen. Die roten Fasern sind wichtig für das Ausdauerleistungsvermögen. Sie arbeiten langsam und ermüden nicht schnell. Auf Grund dieser Eigenschaften sind sie in der Lage, eine Belastung über eine lange Zeitdauer durchzuhalten.

Die weißen Fasern

Die mäßig durchbluteten weißen Muskelfasern bevorzugen überwiegend die anaerobe Energiebereitstellung. Die weißen Fasern haben ein großes anaerobes und ein geringes aerobes Leistungsvermögen. Das weiße Fasersystem ist wichtig für die Explosivität und das Sprintvermögen des Athleten. Die weißen Fasern leisten schnelle Arbeit und sind dadurch schnell ermüdet. Hohe Belastungsintensitäten bzw. starke Anspannungen, die über die weißen Fasern erfolgen, können nur über kurze Zeit durchgehalten werden.

Die weißen Fasern, also die Typ-II-Fasern, können noch in Typ-IIA- und Typ-IIB-Fasern unterteilt werden.

- Die Typ-IIA-Fasern können neben ihrer anaeroben Energielieferung, auch auf die aerobe Energielieferung zurückgreifen und so die Typ-I-Fasern bei der aeroben Energiegewinnung unterstützen.
- Die Typ-IIB-Fasern sind dagegen rein anaerob und haben für Dauerbelastungen kaum eine Bedeutung.

Das Verhältnis zwischen roten und weißen Muskelfasern

Je größer der Anteil der FT-Fasern ist, desto größer ist das Sprintvermögen. Zwischen unterschiedlichen Individuen kann das Verhältnis zwischen ST- und FT-Fasern stark verschieden sein.

Die Muskelfaserverteilung ist zu einem großen Prozentsatz genetisch vorgegeben. Man wird als Sprinter oder Ausdauersportler geboren. Bei einem Sprinter kann das Verhältnis zwischen ST- und FT-Fasern im Extremfall bei 10 zu 90 %, bei einem Marathonläufer bei 90 zu 10 % liegen.

Die Muskelfaserverteilung entscheidet darüber, ob jemand ein explosiver Typ ist oder ein Ausdauertyp. Aber so starr wie eben beschrieben ist das System nicht bei jedem. Durch gezieltes Training können explosive Typen (Sprinter) ihre Ausdauerleistungsfähigkeit verbes-

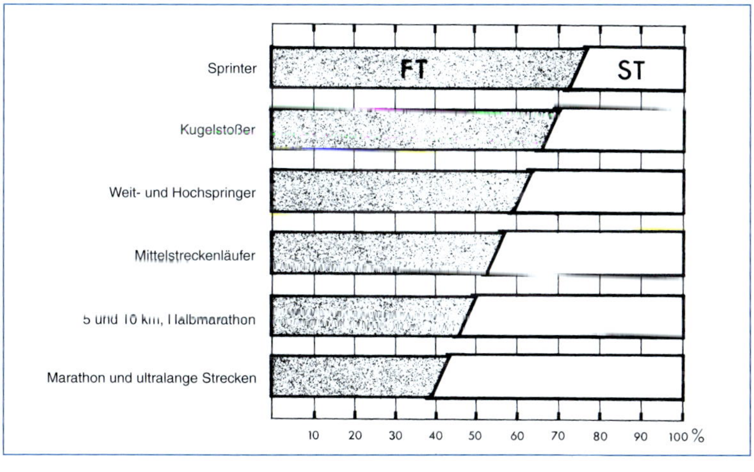

Abb. 7
Langstreckenläufer entwickeln durch Training die ST-Fasern, Sprinter hingegen die FT-Fasern. Sprinter und Ausdauersportler haben eine deutlich unterschiedliche Muskelfaserzusammensetzung (nach Costill).

sern. Durch ein derartiges Training nimmt die Anzahl roter Muskelfasern zu, zum Nachteil für die weißen Fasern. Einfach gesagt: Der Trainingsreiz sorgt dafür, dass weiße Fasern in rote umgewandelt werden.

Das Gegenteil ist jedoch nicht möglich. Durch ein spezielles Sprinttraining kann ein Ausdauertyp sein Fasermuster nicht verändern. Ausgesprochene Ausdauertypen bleiben deshalb stets schwach im Sprintbereich. Sprinter können sich dagegen durch ein zielgerichtetes Training zu guten Ausdauerathleten entwickeln, allerdings geht dabei die verbesserte Ausdauerleistungsfähigkeit zu Lasten der Sprintfähigkeit.

Im Altersgang nimmt das Sprintvermögen eher ab als die Ausdauerleistungsfähigkeit. Wahrscheinlich sinkt die Sprintfähigkeit durch eine Abnahme der FT-Fasern. Das Ausdauerleistungsvermögen kann hingegen bis ins hohe Alter erhalten werden.

Fasertypen und Belastungsintensität

Geringe Belastungsintensitäten wie Wandern, zügig Rad fahren oder Joggen, kann viele Stunden durchgehalten werden. Die Energiebereitstellung verläuft dann völlig aerob über die Fettverbrennung in den Typ-I-Fasern.

Der Vorrat ist praktisch unerschöpflich.

Bei mittleren Beanspruchungen wie Bahn laufen oder Rad fahren werden schließlich alle Typ-I-Fasern in die Belastung einbezogen. Neben der Fettverbrennung erfolgt in zunehmendem Maße die Kohlehydratverbrennung. Die Energiebereitstellung verläuft noch vollständig aerob. Gut Trainierte können dieses Belastungsniveau ein bis zwei Stunden aufrechterhalten. Der Kohlehydratvorrat ist bei maximaler aerober Belastung nach ein bis zwei Stunden verbraucht. Bei einer weiteren Zunahme der Intensität, wie z. B. während eines Tempolaufs bei einem 10.000-m-Wettkampf, unterstützen die Typ-IIA-Fasern die aerobe Energielieferung. Die Kohlehydratverbrennung läuft nun auf vollen Touren. Für die Energiebereitstellung ist nun das gesamte aerobe System in Gang gebracht, aber auch das anaerobe System liefert schon einen Beitrag. Bei dieser anaeroben Energielieferung wird Milchsäure gebildet. Bis zu einer bestimmten Intensität besteht ein Gleichgewicht zwischen der Bildung von Milchsäure und dem Abbau von Milchsäure. Der Körper ist in der Lage, die gebildete Milchsäure schnell wieder abzubauen.

Wenn die Intensität noch weiter ansteigt, und damit die anaerobe Energiebereitstellung, dann wird die Fähigkeit des Körpers, die gebildete Milchsäure abzubauen, überschritten. Durch Anhäufung von Milchsäure und den schnellen Abbau der Kohlehydratreserven ist diese Art der Belastung – in Abhängigkeit vom Trainingszustand – nur begrenzt aufrecht zu erhalten.

Bei maximalem Sprinttraining oder sehr intensivem Intervalltraining werden die Typ-IIB-Fasern zunehmend wichtiger. Die Energielieferung ist dann ausschließlich anaerob, als Brennstoff werden nur Kohlehydrate verwendet. Diese Art von Training ist mit einer starken Milchsäureproduktion verbunden. Die Durchhaltedauer ist kurz.

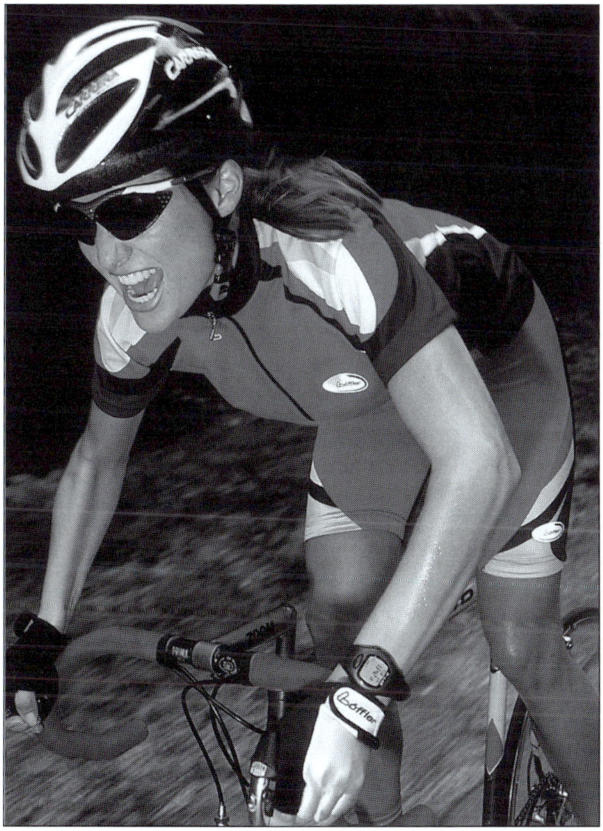

Radsport (Foto: Polar®)

Schematische Zusammenfassung

Tab. 6 zeigt die Beziehung zwischen Muskelfasertyp, Zeit der maximalen Leistung, Energiesystem und der Sportaktivität.

Muskelfasern	Zeit der maximalen Leistung	Energiesystem	Sportarten
FT-Fasern Typ II	weniger als 30 sec	ATP-KP	Wurf- und Sprungdisziplinen, 100-m-Sprint, Tennis, Baseball
FT- und ST-Fasern Typ IIB	30 sec bis 1,5 min	ATP-KP + Milchsäuresystem	200 400-m-Sprint, 100-m-Schwimmen, 500-m-Eisschnelllauf

Tab. 6
Die Beziehung zwischen Muskelfasertyp, Zeit der maximalen Leistung, Energiesystem und der Sportaktivität.

Muskelfasern	Zeit der maximalen Leistung	Energiesystem	Sportarten
ST- und FT-Fasern Typ IIA	1,5 min bis 3 min	Milchsäuresystem, Sauerstoffsystem	Boxen: 3 min/Runde, Ringen, 1500 m-Eisschnelllauf
ST-Fasern Typ I	mehr als 3 min	Sauerstoffsystem	Marathon-, Cross-, Langlauf, Radrennen

Tab. 6
Fortsetzung

Tab. 7 zeigt die Kennzeichen der roten und weißen Muskelfasern.

Weiße oder schnelle Muskelfasern/Typ II oder Fast-Twitch (FT)	Rote oder langsame Muskelfasern/Typ I oder Slow-Twich (ST)
Durchhaltevermögen	Explosivität/Sprintvermögen
gut durchblutet	wenig durchblutet
großes aerobes Leistungsvermögen	große anaerobe Leistungsfähigkeit
Geringes anaerobes Leistungsvermögen	geringe aerobe Leistungsfähigkeit
Energiebereitstellung über Sauerstoffsystem	Milchsäuresystem, direkt ATP-KP
durch Training Zunahme der roten Fasern	durch Training keine Zunahme von FT
Durchhaltevermögen groß	Durchhaltevermögen kurz
keine Laktatproduktion	Laktatproduktion hoch
Alter: lange erhalten	Alter: Abnahme der weißen Fasern
geringe Ermüdbarkeit	schnelle Ermüdbarkeit
geringe Schnelligkeit	hohe Schnelligkeit
geringe Kontraktionskraft	große Kontraktionskraft

Tab. 7
Charakterisierung der ST- und FT-Fasern.

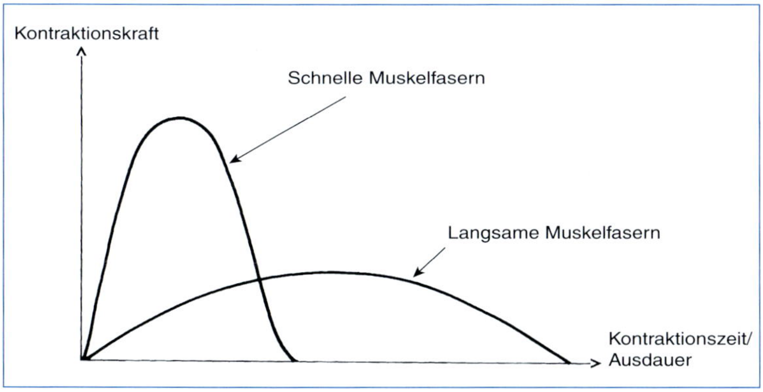

Abb. 8
Die Kontraktionskraft der FT-Fasern ist größer als die der ST-Fasern. Für die Ausdauerleistungsfähigkeit gilt das Umgekehrte.

Tab. 8 zeigt die Kennzeichen von Typ-I-, Typ-IIA-, Typ-IIB-Fasern

	Typ I	Typ IIA	Typ IIB
Energie-lieferung	aerob	aerob-anaerob	anaerob
Brennstoff	Fette	KH + Fette	KH
Belastung	leicht	mittel-schwer	
Durchhalte-zeit	lang (Stunden)	mittel (1–2 Stunden)	schwer kurz
Laktatpro-duktion	keine	mäßig	hoch
Schnellig-keit	träge	schnell	hoch/max.

Tab. 8
Kurzcharakteristik der Typ-I-, Typ-IIA und Typ-IIB-Fasern.

Tab. 9 gibt eine schematische Übersicht der Muskelfasertypen in Beziehung zur Belastungsintensität.

Schwere der Belastung	Aktive Muskel-fasern	verwendeter Brennstoff
leicht	Typ I	Fette
mittelschwer	Typ I + Typ IIA	Fette + KH
schwer	Typ I + Typ IIA + Typ IIB	KH

Tab. 9
Muskelfasertypen in Beziehung zur Belastungsintensität.

Die Energieliefernden Systeme und ihre Bedeutung für verschiedenen Trainingsformen

Auf den vorigen Seiten wurden die Prinzipien der Energielieferung besprochen. Nun soll dargestellt werden, welche Bedeutung diese energieliefernden Systeme für die verschiedenen Formen sportlicher Aktivität haben. Ein effektives Trainieren mit einer maximalen Zunahme des sportlichen Leistungsvermögens ist nur möglich, wenn die Prinzipien der Energielieferung richtig verstanden und entsprechend angewendet werden. Es gibt drei energieliefernde Systeme:

- das Phosphatsystem
- das Milchsäuresystem
- das Sauerstoffsystem.

Es ist klar, dass jeder Sport spezifische Trainingsmethoden zur Anwendung bringt. Ein Marathonläufer trainiert anders als ein Sprinter. Ersterer ist vor allem gekennzeichnet durch ein hohes aerobes Durchhaltevermögen. Deshalb ist sein Training auf die Verbesserung des Sauerstoffsystems ausgerichtet, mit dem Ziel, die aerobe Kapazität zu erhöhen.

Für den Sprinter ist eine maximale Kapazität der Phosphatbatterie von grundlegender Bedeutung. Sein Training zielt auf die Zunahme der energiereichen Phosphate ab.

Einige Sportarten, wie der Mittelstreckenlauf in der Leichtathletik, benötigen ein Training aller drei energieliefernder Systeme. Neben einem hohen aeroben Leistungsvermögen benötigen die 400-m-, 800-m- und 1 500-m-Läufer ein hohes anaerobes Leistungsvermögen. Sie müssen lernen, gegen eine hohe Übersäuerung der Muskeln und das damit verbundene Gefühl der Müdigkeit anzukämpfen. Sie trainieren deshalb ihr Stehvermögen.

Die Schlussfolgerung ist: Training muss spezifisch auf das Energielieferungssystem hin ausgerichtet sein, das bei der jeweiligen sportlichen Aktivität benötigt wird. Anders ausgedrückt: ein optimales Training liegt immer dann vor, wenn durch die Arbeitsintensität das jeweilige Energiesystem maximal aktiviert wird.

Es ist eine Kunst, die Trainingsintensität richtig zu dosieren. Bei zu geringer Trainingsintensität kommt es nicht zur gewünschten Steigerung der Leistungsfähigkeit. Wird die Intensität zu hoch gewählt, dann kommt es ebenfalls nicht zu einer Verbesserung. Schlimmer noch: eine Abnahme der Leistungsfähigkeit oder Übertraining kann die Folge sein.

Ein anderes äußerst wichtiges Trainingsprinzip ist: bei Verbesserung des Trainingszustandes muss der Trainingsreiz bzw. die Trainingsintensität zunehmend gesteigert werden.

Resümee:

- Training muss spezifisch sein. Das heißt: es muss auf das energieliefernde System hin ausgerichtet sein, das bei der entsprechenden Sportart von Bedeutung ist.
- Die Trainingsintensität ist essenziell für das Erreichen eines maximalen Leistungsniveaus. Bei Verbesserung des Trainingszustandes muss die Trainingsintensität zunehmen, was bedeutet, dass das Trainingsregime ständig den neuen Gegebenheiten angepasst werden muss.

Energiesystem, Zeitdauer und Intensität

Tab. 10 gibt eine schematische Übersicht der verschiedenen Trainingsformen.

ST	StVk	StVl	DT 3	DT 2	DT 1	RTr	
0 7"		45"	2'	10'	35'	90'	
→							Zeitdauer
				Belastungsumfang (s/min.)			
0		20	40	60	90	100 aerob	
←							Energiesystem
100		80	60	40	10	0 anaerob	
				Energiebereitstellung %			
						Intensität	
←							Intensität
höchste	sehr hoch	hoch	mäßig hoch	mittel	mäßig	gering	

ST = Sprinttraining
StVk = Stehvermögen kurz
StVl = Stehvermögen lang
DT 3 = intensives Dauertraining
DT 2 = mittleres Dauertraining
DT 1 = extensives Dauertraining
RTr = Regenerationstraining

↓ Abnahme der Intensität
Zunahme der Dauer

Tab. 10
Verschiedene Trainingsformen und ihre Energiebereitstellung in Abhängigkeit von Intensität und Zeitdauer.

Primäre Energiequelle: ATP-KP-Milchsäuresystem | ATP-KP-Milchsäure- und Sauerstoffsystem | Sauerstoffsystem

% aerob	0	10	20	30	40	50	60	70	80	90	100
% anaerob	100	90	80	70	60	50	40	30	20	10	0
Laufstrecke (m)	100	200	400	800		1500	3200		5000	10.000	42.195 (Marathon)
Zeit (min/s)	0:10	0:20	0:45	1:45		3:45	9:00		14:00	29:00	135:00

Tab. 11
Gesamtprozentsatz der Beiträge der verschiedenen Energiequellen bei verschiedenen leichtathletischen Laufstrecken. Links vom Raster überwiegt das anaerobe System, rechts das aerobe System. Die Strecken, die im gerasterten Bereich liegen, werden zu 50 % aerob und zu 50 % anaerob energetisch abgedeckt.

Tab. 12 gibt eine Übersicht der energetischen Absicherung bei verschiedenen Laufstrecken.

Laufstrecke	Laufzeit in Minuten	Schnelligkeit Phosphatsystem und Sauerstoffsystem	aerobes Vermögen Sauerstoff system	anaerobes Vermögen Phosphat + Milchsäuresystem
Marathon				
42 195 m	130–180	0	95	5
10 000 m	28–50	5	80	15
5 000 m	14–26	10	70	20
3 000 m	9–16	20	40	40
1 500 m	4–6	20	25	55
800 m	2–3	30	5	65
400 m	1,00–1,30	80	5	15
200 m	0,22–0,35	98	0	2
100 m	0,10–0,16	98	0	2

Tab. 12
Der Bezug zwischen der Belastungsdauer und dem prozentualen Anteil der verschiedenen Energiesysteme gilt für alle Sportarten. Die Belastungszeit ist entscheidend für das Energiesystem, das überwiegend beansprucht wird.

Aus der Tabelle geht hervor, dass ein Marathonläufer zu 95 % mit der aeroben und zu 5 % mit der anaeroben Energiebereitstellung beliefert wird. Für eine Schwimmstrecke, für die 4 bis 5 Minuten benötigt werden, gibt die Tabelle an (s. hierzu die Laufzeit der 1 500 m), dass 20 % der Trainingsbelastung auf die Verbesserung des Phosphatsystems – es muss aus Schnelligkeitstraining bestehen –, 25 % auf die Zunahme des aeroben Leistungsvermögens (Sauerstoffsystem) und 55 % auf die Verbesserung der anaeroben Kapazität (Phosphat- und Milchsäuresystem) ausgerichtet sein muss.

Dies führt zur nachfolgenden Schlussfolgerung: Die Dauer der Belastung ist im Zusammenhang mit der Intensität entscheidend für das Energiesystem, das benötigt wird.

Sportart	Phosphat- und Milchsäuresystem	Milchsäure- und Sauerstoffsystem	Sauerstoffsystem
Baseball	80	20	–
Basketball	85	15	–
Feldhockey	60	20	20
American football	90	10	–
Golf	95	5	–
Turnen	90	10	–
Eishockey	80	20	–
Rudern	20	30	50
Skilauf			
Slalom, Abfahrt	80	20	–
Langlauf	–	5	95
Freizeitskilauf	34	33	33
Schwimmen			
50 m	98	2	–
100 m	80	15	5
200 m	30	65	5
400 m	20	40	40
800–1500 m	10	20	70
Tennis	70	20	10
Leichtathletik			
100–200 m	98	2	–

Tab. 13
Prozentualer Beitrag am Gesamtenergiebedarf in verschiedenen Sportarten

Sportart	Phosphat- und Milch-säuresystem	Milchsäure- und Sauer-stoffsystem	Sauer-stoff-system
Wurf- und Sprungdisziplinen	90	10	–
400 m	80	15	5
800 m	30	65	5
1 500 m	20	55	25
3 000 m	20	40	40
5 000 m	10	20	70
10 000 m	5	15	80
Marathon	–	5	95
Volleyball	90	10	–
Radrennen*			
Straßenrennen	–	5	95
Ringen	90	10	–
Fußball	60	20	20

Tab. 13
Fortsetzung

Das Training des Phosphatsystems

Beim Training des Sprintvermögens (S) wird das Phosphatsystem aktiviert. Dieses Training verläuft demnach anaerob alaktazid.

Durch Sprints mit maximaler Schnelligkeit wird der Vorrat an energiereichen Phosphaten nach einigen Sekunden völlig ausgeschöpft. Im Radsport kann das Sprintvermögen am besten über die Intervallmethode mit einer großen Anzahl an Wiederholungen trainiert werden. In Wirklichkeit ist Sprinttraining kein Intervalltraining mit vollständiger Pause. Die Intensität kann maximal, aber auch submaximal sein. Maximal dauert der Sprint 6 bis 8 Sekunden, submaximal 20 bis 30 Sekunden. Kernpunkt ist die vollständige Ausschöpfung der energiereichen Phosphate ohne Anhäufung von Milchsäure. Es dauert etwa 6 Sekunden, um aus dem Stand auf maximale Schnelligkeit zu kommen. Die Sprintstrecke muss daher mindestens 50 bis 60 m betragen. Die Pause zwischen den zwei Sprints muss ausreichend lange sein. Einerseits, weil die Wiederauffüllung der energiereichen Phosphate ATP und KP Zeit kostet, andererseits um zu verhindern, dass das Milchsäuresystem eingeschaltet wird. Die Dauer der Ruhepause beträgt in Abhängigkeit vom Trainingszustand 3 bis 5 Minuten.

Während der Erholungsperiode wird keine Arbeit geleistet. Bei völliger Ruhe findet eine schnellere Resynthese des ATP-KP-Vorrates statt. Wird während der Erholungsphase leichte Arbeit verrichtet, dann wird die Wiederauffüllung von ATP-KP im Gegenteil beeinträchtigt. Beim folgenden Sprint ist dann der ATP-KP-Vorrat unvollständig wieder aufgefüllt, so dass das Milchsäuresystem einspringen muss mit dem unerwünschten Nebeneffekt, dass die Milchsäure ansteigt.

* Der Anteil des anaeroben Systems für die Energielieferung des Radrennfahrers beträgt lediglich 5 %. Dies bedeutet jedoch nicht, dass diese Art der Energiebereitstellung nicht von Bedeutung wäre. Im Gegenteil, bei Radrennen ist das anaerobe System ausgesprochen leistungsbestimmend. Die Platzverteilung hängt oft von Antritten ab, die zwischen 1 und 3 Minuten dauern; es macht den Unterschied zwischen Siegern und Besiegten (Peloton) aus.
Ob ein Berufsrennfahrer ein Topfahrer wird hängt u. a. von seiner anaeroben Kapazität ab. Das anaerobe System eines Topfahrers unterscheidet sich bezüglich Veranlagung und Training von dem seiner Gegner. Im entscheidenden Moment des Wettkampfes kann er seine größere anaerobe Kapazität in die Waagschale werfen und dadurch den entscheidenden Angriff starten.

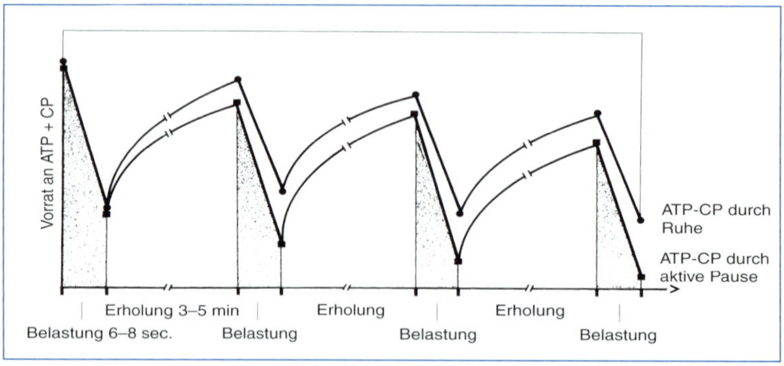

Abb. 9
Bei der Intervallbelastung wird in der Erholungsphase ein Großteil des verbrauchten ATP-KP wieder aufgefüllt. Obere Linie: Bessere Wiederherstellung des ATP- und KP-Vorrats durch Ruhe. Untere Linie: Herstellung von ATP-KP bei leichter Arbeit.

Zur Steuerung und Korrektur eines Sprinttrainings ist die HF-Registrierung wenig hilfreich. Die Laktatmessung kann hierfür ein gutes Hilfsmittel sein.

Das Training des Milchsäuresystems

Stehvermögenstraining (St V) ist intensiv. Dieses Training ist anaerob-laktazid. Nimmt die Strecke des Sprinttrainings zu oder wird die Erholungszeit verkürzt, dann wird schnell auf das Milchsäuresystem zurückgegriffen. Bei der Verlängerung der Sprintstrecke wird die Schnelligkeit rasch submaximal. Bei 400-m- und 800-m-Wettkämpfen entstehen die höchsten Milchsäurespiegel.

Bei intensiven Belastungen zwischen 1 und 3 Minuten wird das Milchsäuresystem maximal ausgeschöpft und aktiviert. Auch das Milchsäuresystem ist am besten durch ein Intervalltraining zu trainieren.

Die Erholungszeit darf nicht so lang sein, dass die Milchsäurekonzentration im Blut stark abfällt. Das bedeutet, dass die Wiederherstellungszeit via „aktive Pause“ je nach Trainingszustand 30 Sekunden bis einige Minuten dauern sollte. Das Training des Milchsäuresystems kann u. U., falls das notwendig ist, noch besser in der Form von Vorbereitungswettkämpfen trainiert werden. Dabei muss berücksichtigt werden muss, dass zwei sehr intensive Wettkämpfe mit sehr hohen Laktatspiegeln einhergehen, was innerhalb einer Woche eine Überforderung darstellen kann.

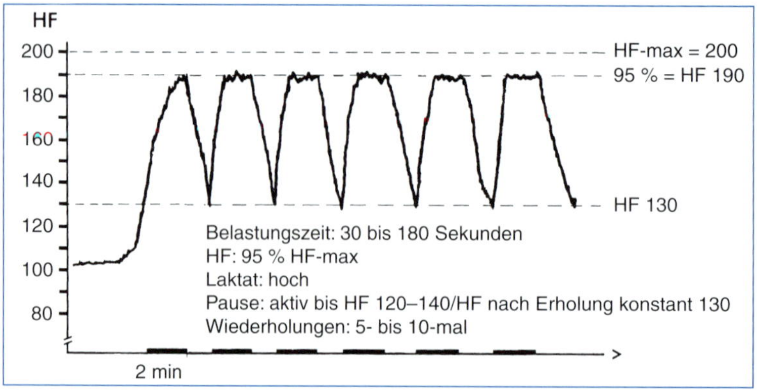

Abb. 10
Beispiel einer Trainingsform zur Verbesserung des Milchsäuresystems.

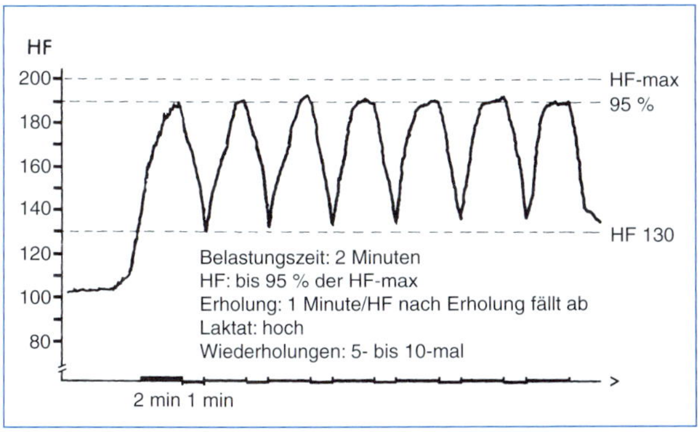

Abb. 11
Beispiel einer Trainingsform zur Verbesserung des Milchsäuresystems.

Der gleichen Trainingsbelastungen muss stets ein leichtes Training folgen, nämlich ein sogenanntes Regenerations- oder Wiederherstellungstraining.

Es gibt eine Vielzahl von Trainingsformen um das Milchsäuresystem zu trainieren.

Das Training des Sauerstoffsystems

Bei der Aktivierung des Sauerstoffsystems wird das Durchhaltevermögen der Ausdauerleistungsfähigkeit (D1, D2, D3) trainiert. Das Training verläuft aerob. Die Anhäufung von Milchsäure sollte dabei durchwegs vermieden werden.

Das Sauerstoffsystem kann am besten durch Ausdauertraining trainiert werden, d. h. durch Belastungen von relativ langer Dauer mit submaximalem Belastungsniveau. Durch Ausdauertraining entsteht keine Anhäufung von Milchsäure. Ausdauertraining erfolgt in verschiedenen Intensitätsbereichen, die alle in getrennter Weise trainiert werden müssen. Die verschiedenen Ausdauertrainings können wie folgt aufgeteilt werden:
- intensives Ausdauertraining DT 3
- mittelintensives Ausdauertraining DT 2
- extensives Ausdauertraining DT 1

Intensives Ausdauertraining: DT 3

Das **kurze, intensive Ausdauertraining** hat eine Belastungszeit zwischen 2 bis 8 Minuten und kann am besten mit Hilfe des Intervalltrainings trainiert werden, das durchgehend bei 90 bis 95 % der maximalen Herzfrequenz liegt. Bei diesem Training wird das Sauerstoffsystem vollständig aktiviert und dieses Training findet im Bereich des Umschlagpunktes, also weder darüber noch darunter, statt. Ein leichter Anstieg der Milchsäure bis zu Werten von 5 bis 6 mmol Laktat pro Liter ist dabei akzeptabel. Dieses Training ist als Übergangsform nach dem reinen Milchsäuretraining zu betrachten. Die Erholungszeit beträgt 4 bis 6 Minuten, die Anzahl der Wiederholungen liegt zwischen 5 und 8. Dieses Training sollte nicht öfter als 2 Mal pro Woche durchgeführt werden.

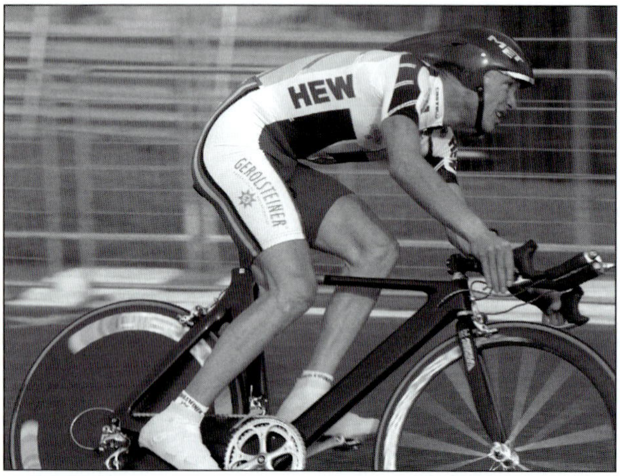

Uwe Peschel (GER) Rad-WM Zolder, 2002
(Foto: J. Burkhardt, www. radsportfoto.de)

Das **lange, intensive Ausdauertraining** dauert 8 bis 15 Minuten Es wird ebenfalls in Blöcken trainiert, also in Intervallform. Die Intensität liegt bei einem Laktat von 3 bis 4 (mmol Laktat pro Liter), d. h. bei 85–90 % der maximalen Herzfrequenz. Die Erholungszeit beträgt etwa 5 Minuten, die Zahl der Wiederholungen 4 bis 5. Häufigkeit: ein bis zwei Mal pro Woche. Diese intensiven Ausdauertrainingsformen machen nur Sinn im gut ausgeruhten Zustand. Wenn man merkt, dass das Training mühselig ist und einem schwer fällt, dann sollte man das Training abbrechen.

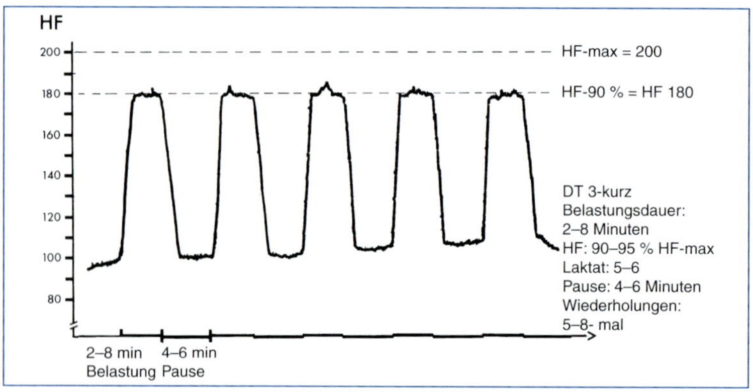

Abb. 12
Beispiel für ein DT 3-Training.

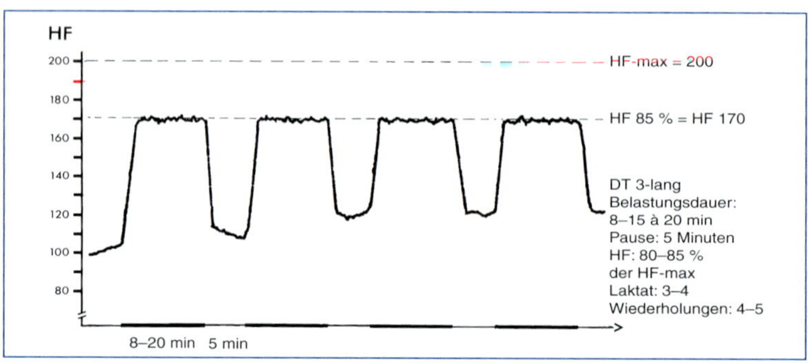

Abb. 13
Beispiel für ein DT 3-lang-Training.

Wird diese Art von Training bei unvollständiger Erholung durchgeführt, dann ist die Gefahr einer Übermüdung bzw. eines Übertrainings groß.

Mittleres Ausdauertraining: DT 2

Das Ausdauertraining mit mittlerer Intensität, wie z. B. bei den langen Trainingsfahrten von Radrennfahrern und den langen Dauerläufen von Marathonläufern, wird mit mittleren Intensitäten abgewickelt. Es kommt zu keiner Anhäufung von Milchsäure. Die Energiebereitstellung läuft über die Verbrennung von Fetten und Kohlehydraten. Die HF-Linie liegt zwischen 80–85 % der maximalen HF.

Die Dauer dieser Trainings hängt von der Länge der Wettkampfstrecke ab. In der Regel wird einmal pro Woche die Anzahl an Kilometern gelaufen, die der Wettkampfstrecke entspricht.

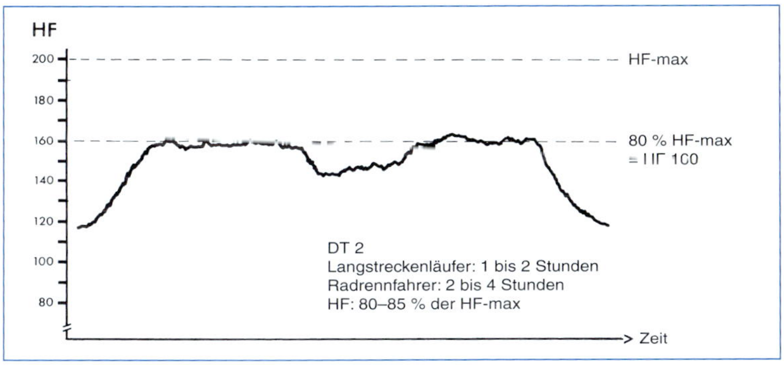

Abb. 14
Beispiel für ein DT 2-Training.

Extensives Ausdauertraining: DT 1

Darunter wird eine extra lange ruhige Ausdauerbelastung verstanden; für den Radrennfahrer sind das Trainingsfahrten von 100 bis 200 km, für den Marathonläufer ein Lauftraining über 30 km. Der HF-Verlauf liegt zwischen 70–80 % der HF-max. Die DT 1- und DT 2-Trainings werden oft kombiniert. Durch das Training der Fettverbrennung wird die Kohlehydratverbrennung länger geschont, so dass Belastungen mit hoher Intensität länger durchgehalten werden können.

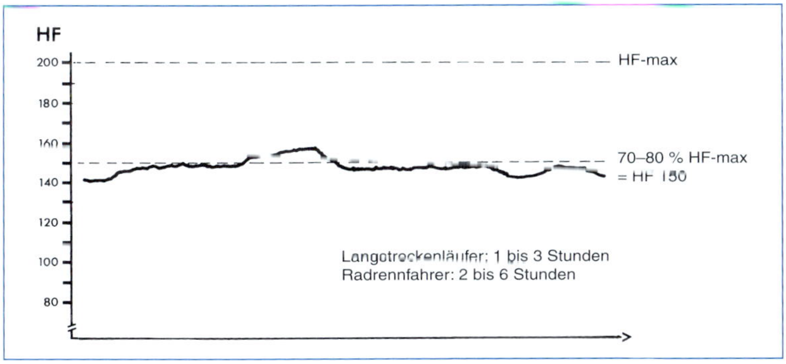

Abb. 15
Beispiel für ein DT 1-Training.

Regenerationstraining

Erholung ist ein essentieller Bestandteil des Trainings. Oft ist eine leichte Aktivität sinnvoller als völlige Ruhe. Die Intensität eines Regenerationstrainings ist gering, unter 70 % des HF-max. Bei dieser geringen Intensität kommt es zu keiner Verbesserung des aeroben Systems.

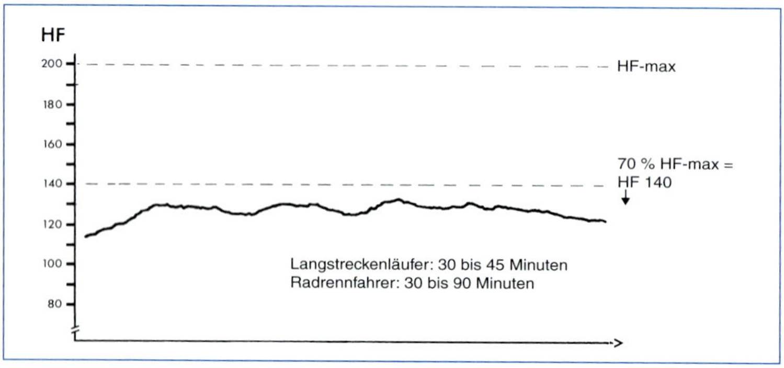

Abb. 16
Beispiel eines Regenerationstrainings.

Herzfrequenz (HF)

HF und körperliche Aktivität

In der Trainingspraxis wird vielfach von der Herzfrequenz als Maßstab für die Intensität der Trainingsbelastung Gebrauch gemacht. Es besteht ein linearer Bezug zwischen der Herzfrequenz einerseits und der Belastungsintensität andererseits (s. Abb. 17). Dadurch ist die HF ein guter Gradmesser für die Belastungsintensität.

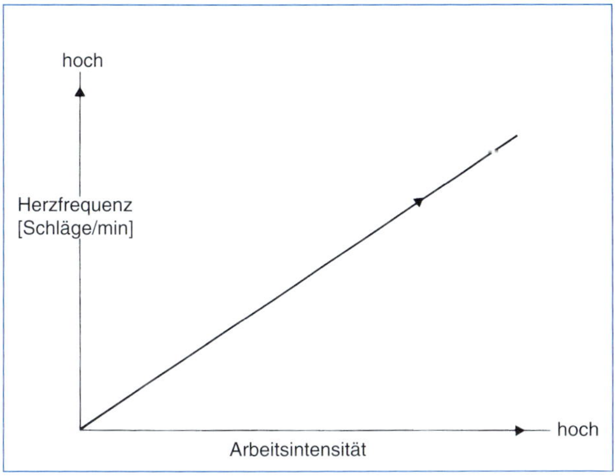

Abb. 17
Die Beziehung zwischen Herzfrequenz und Belastungsintensität.

Für Ausdauertraining gilt, dass der optimale Trainingsreiz zustande kommt, wenn das ganze Sauerstofftransportsystem maximal aktiviert wird, aber gerade noch keine Milchsäureanhäufung in den Muskeln stattfindet. Dieser Intensitätsbereich wurde deshalb auch treffend als aerob-anaerober Übergang bezeichnet. Viele Ausdauertrainingseinheiten werden mit einer Herzfrequenz von ungefähr 180 Schlägen pro Minute durchgeführt. Diese Trainingsintensität ist aber, ausgehend vom aerob-anaeroben Übergang, meistens zu hoch. Der aerob-anaerobe Übergang kann von Person zu Person schwanken. Grob geschätzt liegt er in einem HF-Bereich von 140 bis 180 Schlägen pro Minute. Der eine Sportler trainiert seine Ausdauer optimal bei einer HF von 140, der andere wird bei einer HF von 180 trainieren müssen, um seine Ausdauer zu verbessern.

Die HF und das Prinzip von Conconi

Die Grundlage für dieses Buch bildet der Stundenweltrekord, der vom italienischen Radrennfahrer Francesco Moser im Januar 1984 in Mexico City aufgestellt wurde. Moser verbesserte den Rekord von Eddy Merckx (Belgien) vom Oktober 1972, der ebenfalls in Mexico City erzielt wurde. Eddy Merckx, der von allen der „Kannibale" genannt wurde, wurde lange vor dem Jahr 2000 als der beste Radrennfahrer des 20. Jahrhunderts bezeichnet. Merckx hat immer gesagt, dass die eine Stunde in Mexico die schwerste seiner gesamten Radrennfahrer-Karriere war.

Bei zwei Versuchen, kurz hintereinander, schaffte Moser 1719 m mehr. Als erster durchbrach er die magische Grenze von 50 km/Std. Er kam auf 51,151 km. Aufs Neue war es ein Rekord, der nach allgemeiner Einschätzung für einige Jahrzehnte gut war.

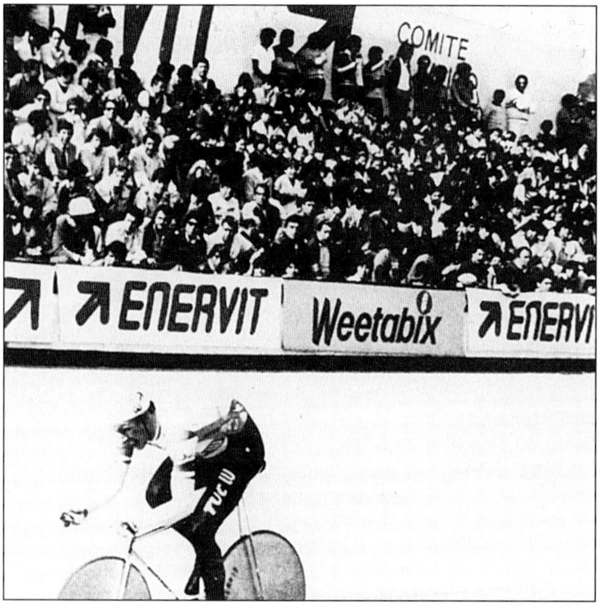

Der italienische Profiradrennfahrer Francesco Moser während seines (ersten) erfolgreichen Versuchs, den Stundenweltrekord in Mexico zu verbessern. Januar 1984

Conconi hat den Zusammenhang zwischen Arbeitsintensität und Herzfrequenz ausgenutzt. Er hat ebenso wie andere Untersucher in der Vergangenheit festgestellt, dass bei intensiver Belastung die Beziehung Herzfrequenz/Arbeitsintensität nicht mehr linear verläuft. Sie zeigt am Anfang eine gerade Linie, bei höherer Arbeitsintensität aber einen Knick, oder anders gesagt: Die Arbeitsintensität kann zwar noch erhöht werden, aber die Herzfrequenz stagniert auf einer bestimmten Ebene. Dieser Punkt ist der Herzfrequenz-Umschlagpunkt. Die mit dieser Herzfrequenz zusammenhängende Arbeitsintensität ist die maximale Arbeit, bei der die Energieversorgung völlig aerob abgesichert wird. Der Knick in der Kurve gibt an, bei welcher Herzfrequenz oder welcher Arbeitsintensität (z. B. die Geschwindigkeit, mit der gelaufen oder Rad gefahren wird) von der aeroben zur überwiegend anaeroben Energiebereitstellung übergegangen wird (s. Abb. 18). Auf diese Weise konnte *Conconi* genau angeben, mit welcher Geschwindigkeit *Moser* seinen Rekordversuch angehen musste, ohne frühzeitig erschöpft zu sein.

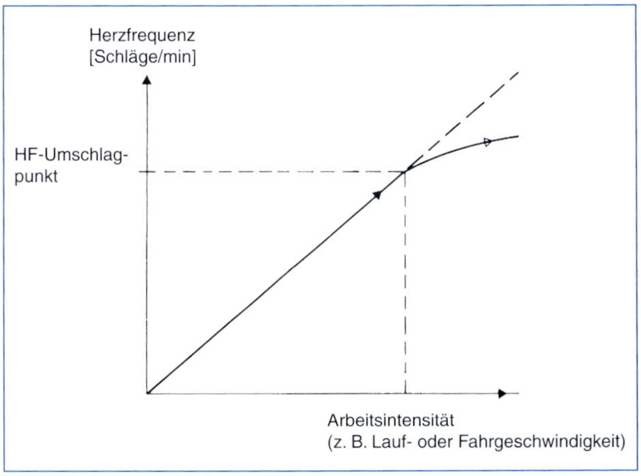

Abb. 18
Lage des Herzfrequenzumschlagpunktes.

Der Knick zeigt die maximale Geschwindigkeit an, die mit dem Herzfrequenzumschlagpunkt übereinstimmt und die über längere Zeit durchgehalten werden kann. Es ist die höchste Geschwindigkeit oder Herzfrequenz, die völlig aerob energetisch abgedeckt werden kann. Wird die Geschwindigkeit über den Umschlagpunkt hinaus gesteigert, dann kommt es zu einem Milchsäureanstieg. In dieser Situation kommt das aerobe Energieliefe-rungssystem zu kurz. Das anaerobe System wird eingeschaltet mit dem Ergebnis, dass sich Milchsäure anreichert.

Ein großer Vorteil der Conconi-Methode besteht darin, dass kein Blut entnommen werden muss. Deshalb wird diese Methode auch die unblutige Methode zur Bestimmung des Umschlagpunktes genannt. Die Arbeitsmethode von *Conconi* wird noch ausführlich im weiteren Verlauf behandelt.

Die Epoche Merckx–Moser liegt inzwischen im vergangenen Jahrhundert. Nun werden die Stundenweltrekorde gefahren von Radrennfahrern wie Graeme Obree (Schottland), Miguel Indurain (Spanien), Tony Rominger (Schweiz) und Chris Boardman (England).

Moser wurde stets vom Sportphysiologen Prof. Francesco Conconi von der Universität Ferrara (Italien) begleitet. Der durch ihn entwickelte Test war die Grundlage für den Erfolg von Moser und stellte damit den Durchbruch in der sportmedizinischen Trainingsbegleitung dar.

Tony Rominger wurde von Dr. Michele Ferrari begleitet, einem Schüler von Conconi. Er arbeitet nach den selben Prinzipien, mit denen Moser 1972 eine neue Zeitepoche einläutete. Obwohl von großer Bedeutung, ist es nicht die sportmedizinische Begleitung allein, die darüber entscheidet, ob ein Rekord erzielt wird oder nicht. Der entscheidende Faktor ist die Anlage oder das Talent. Ist unzureichend Talent vorhanden, dann ist das Erzielen einer Weltbestleistung unmöglich. Wir müssen in der Tat begreifen, dass es so ist, dass Weltmeister geboren werden. Mit ungenügend Talent ist schlecht das Höchste erreichbar.

Aber mit Talent allein ist eine Spitzenleistung auch nicht erreichbar. Talent muss sich maximal entfalten können. Auf diesem Gebiet ist die italienische Sportwissenschaft dem Rest

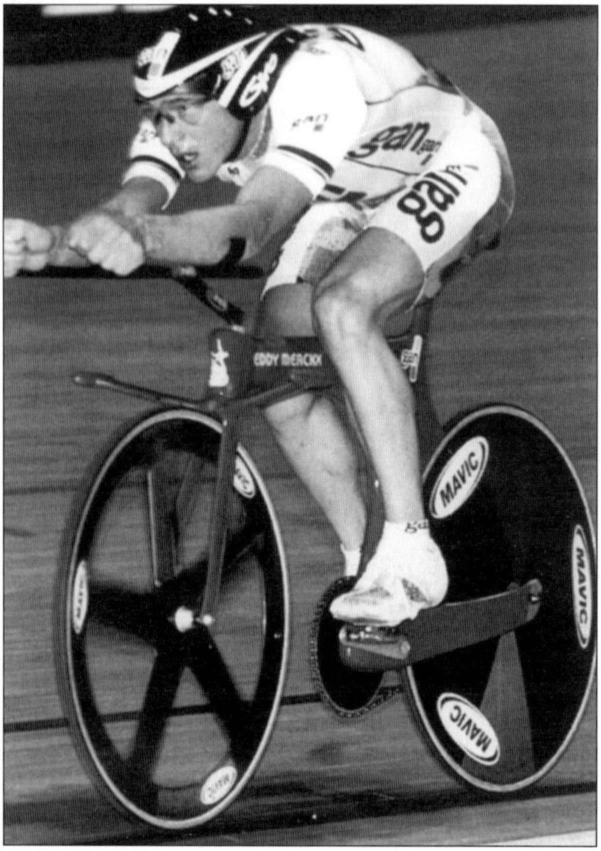

Chris Boardman während seines angekündigten Versuchs, den Stundenweltrekord am 6. Septemeber 1996 zu brechen.
Foto: Bron E P17

der Radwelt voraus. Die sportmedizinische und trainingstechnische Versorgung ist in Italien optimal entwickelt, dementsprechend sind die Ergebnisse. Die Kluft, die momentan zwischen den italienischen Radrennfahrern und dem Rest der Welt besteht, ist momentan kaum zu überbrücken.

Tab. 14 gibt eine Übersicht der Übersetzungen und Trittfrequenzen beim Stundenweltrekord.

Am Samstag, den 5. November 1994, schrieb Rominger Radrennsportgeschichte. Auf der Holzpiste von Bordeaux fuhr er 55,291 km.

Genau 6 129,8 mal drehte er seine Riesenübersetzung von 9,02 pro Minute 102,2 mal. Es war mit der gleichen Geschmeidigkeit, mit der Giuseppe Olmo 1935 mit dem legendären Hallenrad als erster die Grenze von 45 km pro Stunde überbot. Der Italiener fuhr damals mit 7,32 m pro Umdrehung 1,70 m weniger als Rominger.

Rominger fuhr in der einen Stunde 5 860 m mehr als Eddy Merckx. Auf der Piste in Bordeaux, 250 m lang, wäre Merckx dabei 23 mal überrundet worden.

Datum	Name	Ort	Ver-besserung	Strecke	Übersetzung	Trittfrequenz
1893	Desgrange (F)	Paris		35,325		
1894	Dubois (F)	Paris	2 895	38,220		
1897	Van den Eynde (B)	Paris	1 020	39,240		
1898	Hamilton (USA)	Denver	1 541	40,781		
1905	Petit-Breton (F)	Paris	329	41,110		
1907	Berthet (F)	Paris	410	41,520		
1912	Egg (CH)	Paris	840	42,360		
1913	Berthet (F)	Paris	381	42,741		
1913	Egg (CH)	Paris	784	43,525		
1913	Berthet (F)	Paris	250	43,775		
1914	Egg (CH)	Paris	427	44,247		
1933	Van Hout (NL)	Roermond	341	44,588		
1933	Richard (F)	St,-Truiden	189	44,777		
1935	Olmo (I)	Mailand	290	45,067		
1936	Richard (F)	Mailand	308	45,375		
1937	Slaats (NL)	Mailand	160	45,535	24 × 7 = 7,32	103,6
1937	Archambaud (F)	Mailand	280	45,817	24 × 7 = 7,32	104,3
1942	Coppi (I)	Mailand	31	45,848	52 × 15 = 7,40	103,3
1956	Anquetil (F)	Mailand	311	46.159	52 × 15 = 7,40	103,9
1956	Baldini (I)	Mailand	234	46,393	52 × 15 = 7,40	104,4
1957	Riviere (F)	Mailand	530	46,923	52 × 15 = 7,40	105,7
1958	Riviere (F)	Mailand	423	47,346	53 × 15 = 7,54	104,6
1967	Bracke (B)	Rom	747	48,093	53 × 15 = 7,54	106,3
1968	Ritter (DK)	Mexico-City	560	48,653	54 × 15 = 7,69	105,4
1972	Merckx (B)	Mexico-City	778	49,431	52 × 14 = 7,93	103,9
1984	Moser (I)	Mexico-City	1 377	50,808	56 × 15 = 8,17	103,6
1984	Moser (I)	Mexico City	343	51,151	57 × 15 = 8,27	103,0
1993	Obree (GB)	Hamar	445	51,596	52 × 12 = 9,25	92,9
1993	Boardman (GB)	Bordeaux	674	52,270	53 × 13 = 8,70	100,1
1994	Obree (GB)	Bordeaux	443	52,713	52 × 12 = 9,25	94,9
1994	Indurain (E)	Bordeaux	327	53,040	59 × 14 = 8,86	100,9
1994	Rominger (CH)	Bordeaux	792	53,832	59 × 14 = 8,86	101,3
1994	Rominger (CH)	Bordeaux	1 459	55,291	60 × 14 = 9,02	102,2
1996	Boardman (GB)	Manchester	1 084	56,375	56 × 13 = 9,02	104,2

Tab. 14 Übersetzungen und Trittfrequenzen bei den verschiedenen Stundenweltrekorden (1893–1996).

Aber auch der Rekord von Rominger hielt nicht lange. Am 6. September 1996 pulverisierte Chris Boardman den alten Rekord, indem er 1 084 m mehr zurücklegte. Er fuhr in einer Stunde unglaubliche 56,375 km.

Wenn wir auf die Entwicklung des Stundenweltrekordes schauen, fällt auf, dass die Trittfrequenz und damit die Souplesse gleich blieb. Die Übersetzung dagegen wurde stets größer. Mit anderen Worten: Die Kraft oder das Leistungsvermögen hat gegenüber einer gleichbleibenden Souplesse enorm zugenommen. Radrennfahrer nennen das „Stehvermögen". Mit anderen Worten: Stehvermögen = Souplesse + Kraft.

Als Regel gilt, dass eine Stundenweltrekordverbesserung nur möglich ist, wenn der Fahrer in der Lage ist, eine Trittfrequenz zwischen 100 und 105 zu halten. Der schottische Radrennfahrer Obree ist die Ausnahme dieser Regel.

Die Übersetzung und Trittfrequenz sind mitentscheidend für die Geschwindigkeit, mit der gefahren wird. Die Übersetzung, die jemand verwenden kann, ist von vielen Faktoren abhängig, wie z. B.:

- dem Leistungsvermögen des Fahrers
- den Witterungsbedingungen (Gegenwind oder Rückenwind)
- den Bodenverhältnissen (flach, bergauf)
- dem Material
- dem Bodenbelag (Kopfsteinpflaster, Asphalt).

Effizient Rad fahren bedeutet: zur richtigen Zeit die richtigen Muskelfasern auf die ökonomischste Weise kontrahieren. Der Energieverbrauch muss so gering wie möglich sein. Eine zu große oder eine zu kleine Übersetzung verbraucht extra Energie und geht zu Lasten der Geschwindigkeit und des Leistungsvermögens. Im allgemeinen besteht die Tendenz, mit zu großer Übersetzung fahren zu wollen. Für jede Geschwindigkeit gibt es eine optimale Trittfrequenz. Diese Trittfrequenz liegt bei Fahrern im Peloton bei rund 80 bis 90 Umdrehungen pro Minute. Beim Zeitfahren oder bei Stundenweltrekordversuchen liegt die Trittfrequenz zwischen 100 und 106 pro Minute. Während langen Bergetappen in der Tour de France haben die Top-Kletterer eine Trittfrequenz von 80 bis 100 U/min.

Abb. 19 zeigt die Beziehung zwischen Trittfrequenz (Umdrehungen pro Minute), Geschwindigkeit und Herzfrequenz. Die Angaben gelten für Windstille.

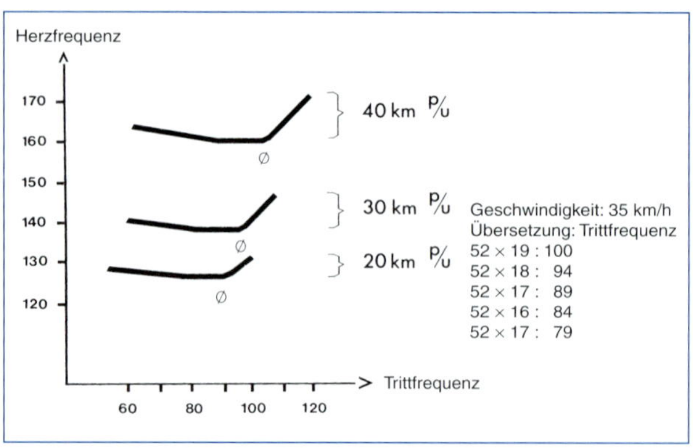

Abb. 19
Die Beziehung von HF, Trittfrequenz und Geschwindigkeit.

Verschiedene Geschwindigkeiten können mit verschiedenen Trittfrequenzen gefahren werden. Eine hohe Trittfrequenz hat den Vorteil, dass dabei der Energieverbrauch am geringsten ist. Am tiefsten Punkt der Kurve (s. Linien) ist der Energieverbrauch am effizientesten. Auf diese Weise hat jede Geschwindigkeit eine optimale Trittfrequenz mit dem geringsten Energieverbrauch. Bei einer höheren Geschwindigkeit ergibt sich eine Zunahme der optimalen Trittfrequenz.

Eine hohe Trittfrequenz hat eine Reihe von unverkennbaren Vorteilen. Wenn sich die Beinmuskeln kontrahieren, werden die Blutgefäße der Beine zusammengedrückt. Das Blut wird dadurch aus den Beinmuskeln in Richtung Herz gepresst. Dieser Mechanismus wird auch als die Muskelpumpe der Beine bezeichnet. Während der Entspannung der Muskeln strömt wieder Blut in den Muskel. Während des Rad fahrens erfolgt ein ständiger Wechsel zwischen Anspannung und Entspannung der Beinmuskeln. Bei einer höheren Übersetzung dauert die Anspannung länger. Je größer die Übersetzung, desto eher entsteht Sauerstoffmangel und die Milchsäure steigt an. Das fühlt sich an wie dicke Beine, die nicht mehr wollen. Im Allgemeinen ist eine hohe Trittfrequenz weniger ermüdend. Während des Fahrens mit einer kleinen Übersetzung kann man auch besser auf Tempobeschleunigungen und Antritte reagieren.

Beim Triathlon wird nach dem Rad fahren gelaufen. Wer mit hohen Trittfrequenzen fährt, kommt schneller und leichter in eine hohe Schrittfrequenz beim Laufen.

Es besteht eine Beziehung zwischen der Trittfrequenz und der maximalen Herzfrequenz. Als Formel: $2 \times TF = HF\text{-max}$. Möglicherweise erklärt diese Formel, warum ältere Fahrer eher eine höhere Übersetzung bevorzugen. Mit zunehmendem Alter sinkt allmählich die maximale Herzfrequenz.

Das Fahren mit einer hohen Trittfrequenz muss spezifisch trainiert werden. Dies stellt einen der vielen unterentwickelten Aspekte des Radrenntrainings dar. Eine Topleistung ist nicht erreichbar, wenn nicht regelmäßig mit Trittfrequenzen über 100 Umdrehungen pro Minute trainiert wird. Anders gesagt: Das Vermögen, mit einer hohen Trittfrequenz fahren zu können, ist einer der wichtigsten Faktoren für eine optimale Leistung im Radrennsport.

HF und Trittfrequenz

Wenn Sie einen Radrennfahrer auf einem Fahrradergometer mit einer konstanten Belastung von z. B. 300 Watt, aber mit verschiedenen Trittgeschwindigkeiten fahren lassen, dann ist das objektive und subjektive Belastungsempfinden von einer zur anderen Belastung enorm.

Subjektiv: Bei niedriger Trittfrequenz spürt der Fahrer die Last in den Beinmuskeln. Bei hoher Trittfrequenz wird die Atmung stets angenehmer. Folglich steht bei hoher Trittfrequenz vor allem die Herzvolumarbeit im Vordergrund. Bei niedriger Trittfrequenz steht die Muskelkraft im Vordergrund.

Der Trainingsanreiz verändert sich bei gleichbleibender Belastung mit wechselnder Trittfrequenz. Anders ausgedrückt: Ein Training mit einer Trittfrequenz von 60 U/min bei einer Belastung von 300 Watt ist vor allem Kraftsache. Bei einer Belastung von 300 Watt und einer Trittfrequenz von 100 U/min wird hingegen das Herz-Kreislaufsystem trainiert.

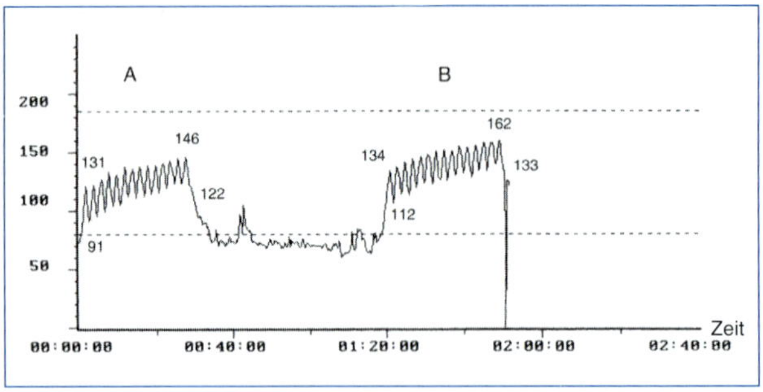

Abb. 20
2 Intervalltrainings mit unterschiedlichen Trittfrequenzen.

A
Intervalltraining mit 300 Watt
15 × 1 min Belastung
Aktive Pause: 75 Watt über 1 min
Trittfrequenz während Belastung: 60
Trittfrequenz während aktiver Pause: 60
HF steigt bis 146

B
Intervalltraining mit 300 Watt
15 × 1 min Belastung
Aktive Pause: 75 Watt über 1 min
Trittfrequenz während Belastung: 100
Trittfrequenz während aktiver Pause: 60
HF steigt bis 162

Was bedeutet dies für die Trainingspraxis? Wenn zwei Radfahrer bei nahezu gleichen Fahrtbedingungen mit gleicher Geschwindigkeit, aber mit verschiedenen Übersetzungen fahren – der eine mit einer niedrigen Trittfrequenz, der andere mit einer hohen Trittfrequenz – dann trainiert der Fahrer mit der hohen Übersetzung vor allem seine Muskelkraft, während der Fahrer mit der kleinen Übersetzung überwiegend das Herz trainiert. Bei Erhöhung der Belastung geht der eine Fahrer „kaputt“ wegen seiner Beine und der andere wegen seiner „Luft“.

HF und Ausdauertraining

Nach einer Ausdauertrainingsperiode ist die Herzfrequenz bei gleichbleibender Belastung von Bedeutung.

Die Abbildung 21 zeigt links das Herzfrequenzverhalten bei einer untrainierten Person; rechts die gleiche Person nach einer Ausdauertrainingsperiode.

Maximale Herzfrequenz

Der untrainierte Athlet hat in diesem Beispiel eine maximale HF von 200 Schlägen pro Minute. Nach einer Ausdauertrainingsperiode bleibt die maximale HF auf gleicher Höhe. Das heißt: Trainiert oder untrainiert, die maximale HF ist unabhängig vom Trainingszustand. Bei sehr gut trainierten Sportlern kann jedoch eine Senkung der maximalen HF erreicht werden.

Es ist schwer, die HF-max ohne Hilfsmittel zu bestimmen. Während maximaler Belastung ist das Zählen der Herzfrequenz unmöglich. Zählt man direkt nach der maximalen Belastung, dann wird die Bestimmung der HF ungenau, weil die HF nach der Belastung schnell abfällt. Die HF kann geschätzt werden mit Hilfe des Alters. Dabei gilt die Formel: HF-max = 220 minus Lebensalter. Jemand mit 30 Jahren hat demzufolge eine HF-max vom 220 minus 30 = 190 Schläge/min.

Diese Formel ist eine grobe Schätzung, die in der Praxis nicht immer korrekt ist.

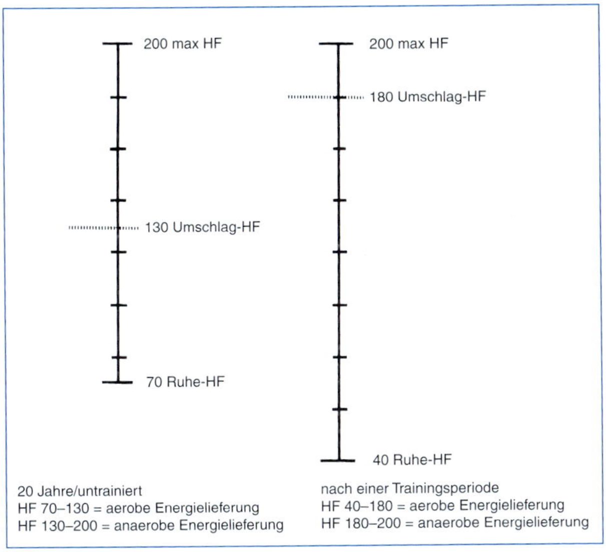

Abb. 21
Herzfrequenzstrecke einer untrainierten Person, daneben die gleiche Person nach einer Ausdauertrainingsperiode.

Bestimmung der maximalen Herzfrequenz (HF-max)

Die maximale Herzfrequenz kann nur bestimmt werden, wenn man gut ausgeruht ist. Vollständige Erholung nach dem letzten Training ist also notwendig.

Einer Periode des Einfahrens oder Einlaufens, ungefähr 15 Minuten lang, folgt ein intensives Zeitfahren oder Laufen von fünf Minuten. Die letzten 20 bis 30 Sekunden werden auf Höchstgeschwindigkeit gelaufen oder gefahren. Mit dem Herzschlagmessgerät kann die maximale Herzfrequenz einfach abgelesen werden. Das Zählen des Pulses gleich nach der Belastung ist nur bedingt möglich. Durch Zählfehler und schnelles Absinken der Herzfrequenz unmittelbar nach Belastungsende ist diese Zählmethode jedoch weniger genau.

Gehen Sie bei der Bestimmung der Herzfrequenz nicht von einer einzigen Registrierung aus, sondern machen Sie im Verlauf von einigen Wochen mehrere Aufzeichnungen. Die höchste erreichte HF ist die wirkliche HF-max. Vergessen Sie nicht, dass bei ausnehmend gut trainierten Ausdauersportlern die HF-max etwas abfallen kann. Für verschiedene Sportarten kann die HF-max bei der gleichen Person starke Unterschiede aufweisen. So kann die HF-max beim Laufen 203 betragen, während sie bei der gleichen Person beim Radrennen nur auf 187 kommt. Sportler, die in verschiedenen Sportarten aktiv sind, wie

z. B. Triathleten oder Duathleten, tun gut daran, ihre sportartspezifische HF-max zu bestimmen.

Anhand dieser HF-max und der Ruheherzfrequenz (HF-Ruhe) können in der Folge entsprechende Trainingsschemata erstellt werden.

Herzfrequenzmessung mit Hilfe eines Herzfrequenzmessers

Aus dem Vorhergehenden sollte deutlich hervorgegangen sein, dass das Zählen der HF ziemlich ungenau ist, vor allem während der Belastung. Herzfrequenzmesser haben dieses Problem gelöst. Zählen der HF ist nun nicht mehr nötig. Jeder Herzschlag – von der Ruhebis zur Belastungsherzfrequenz – kann nun direkt abgelesen werden.

Die meisten fortschrittlichen Herzfrequenzmesser können über spezielle Funktionen die Herzfrequenz aufzeichnen, wodurch es möglich ist, nach einem Training oder Wettkampf die HF-Kurve ausdrucken zu lassen.

Ruheherzfrequenz oder Ruhepuls

Die Ruheherzfrequenz ist niedriger bei gut trainierten Ausdauersportlern. Der Ruhepuls bei Untrainierten liegt zwischen 70 und 80 Schlägen pro Minute. Bei einer Verbesserung der Ausdauer wird die Ruhe-HF allmählich niedriger. Bei gut trainierten Ausdauersportlern (Radfahrer, Marathonläufer) liegt die Ruhe-HF bei 40 bis 50 Schlägen pro Minute. Es kommen sogar Ausnahmen unter 40 Schlägen pro Minute vor.

Bei Frauen ist die Herzfrequenz in Ruhe ungefähr zehn Schläge höher als bei Männern gleichen Alters. Morgens wiederum ist die Ruheherzfrequenz zehn Schläge niedriger als in der gleichen Situation am Abend. Das gilt auch für die maximale Herzfrequenz.

Der Ruhepuls oder Morgenpuls gibt dem Sportler bzw. der Sportlerin eine Information über den Trainingszustand. Ein niedriger Morgenpuls oder Ruhepuls ist ein Trainingseffekt, der durch Ausdauertraining entsteht. Gut trainierte Ausdauerathleten haben einen niedrigen Morgenpuls. Oft wurde gedacht: je niedriger der Ruhepuls, desto besser die Kondition und das Leistungsvermögen. Das ist jedoch nicht richtig. Aus einem niedrigen Ruhepuls können keine Schlussfolgerungen über das Leistungsvermögen gezogen werden.

Der Ruhe- oder Morgenpuls gibt eine aussagekräftigere Information über die Erholung nach einem Wettkampf oder Training. Übertraining kann durch die Aufzeichnung des Morgenpulses in einem frühen Stadium aufgespürt werden.

Auch beginnende oder noch unvollendete Genesung nach Infekten, wie z. B. allerlei Virusinfektionen (Erkältungskrankheiten, Grippe) können durch die Aufzeichnung des Ruhepulses festgestellt werden. Jeder Sportler, der sich seriös mit seinem Sport auseinandersetzt, sollte eine Pulskurve anlegen (s. Abb. 22). Bei Übertraining und Infektionen kommt es zu einem Herzfrequenzanstieg des Morgenpulses. Eine Verbesserung des Trainingszustandes geht mit einer allmählichen Senkung der Ruheherzfrequenz einher.

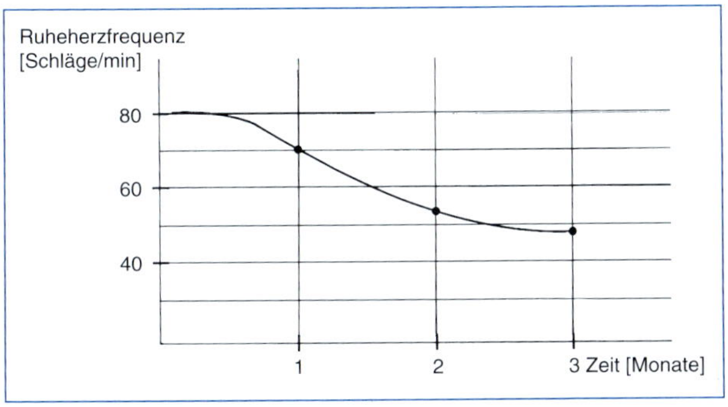

Abb. 22 Die Abnahme der Ruheherzfrequenz nach einer Ausdauertrainingsperiode.

HF und Trainingsintensität

Methode der maximalen HF-Reserve (HF-res)

Die Methode der maximalen HF-Reserve wurde vom Finnen J. Karvonen entwickelt. Die HF Reserve stellt die Differenz zwischen HF-max und der HF-Ruhe dar.

Als Formel: HF-res = HF-max – HF-Ruhe.
Ein Sportler hat eine Ruheherzfrequenz von 65 und eine HF-max vom 200. Seine HF-res beträgt dann 200 – 65 = 135.
Die prozentuale Trainings-HF (HF-proz. Tr.) wird bestimmt durch die HF-Ruhe und einem bestimmten Prozentsatz von der HF-res, der auszurechnen ist.
Die HF-proz. Tr. von 70 % der HF-res wird wie folgt berechnet:
HF-proz. Tr. = HF-Ruhe + 70 % HF-res
HF-proz. Tr. = 65 + (0,7 × 135) = 65 + 95 = 160 Schläge pro Minute.

Tab. 15 zeigt die Trainingsintensität nach der Methode von Karvonen.

Wenn die HF-Ruhe und die HF-max bekannt sind, kann mit einer anderen Formel von Karvonen die Intensität der Belastung bestimmt werden.

Zwei Athleten, die mit der gleichen Geschwindigkeit laufen, können ein verschiedenes Herzschlagniveau erreichen. Die Schlussfolgerung, dass der Athlet, welcher die höchste Herzfrequenz erreicht, am meisten belastet wurde, ist nicht immer richtig.

Beispiel: Der eine Läufer hat eine maximale Herzfrequenz von 210 Schlägen pro Minute. Seine Herzfrequenz während des Laufes beträgt 160 Schläge pro Minute. Sein Trainingspartner hat eine maximale Herzfrequenz von 170 und eine Herzfrequenz während des Laufens von 140 Schlägen pro Minute. Der erste Läufer ist 50 Schläge unter seiner maximalen Herzfrequenz und der zweite 30. In diesem Beispiel wird der zweite Läufer stärker belastet.

Mit der Formel von Karvonen kann die Belastungsintensität errechnet werden.

$$\frac{\text{HF während der Belastung} - \text{HF-Ruhe}}{\text{HF-max} - \text{HF-Ruhe}} \times 100\ \% = \ldots\ \%$$

Training	R		DT 1		DT 2		DT 3		TL		TK	
HF-Ruhe Intens.	**40 60 %**	**60 60 %**	**40 70 %**	**60 70 %**	**40 80 %**	**60 80 %**	**40 85 %**	**60 85 %**	**40 90 %**	**60 90 %**	**40 95 %**	**60 95 %**
HF-max												
210	142	150	159	165	176	180	185	188	193	195	202	203
208	141	149	158	164	174	178	183	186	191	193	200	201
206	140	148	156	162	173	177	181	184	189	191	198	199
204	138	146	155	161	171	175	179	182	188	190	196	197
202	137	145	153	159	170	174	178	181	186	188	194	195
200	136	144	152	158	168	172	176	179	184	186	192	193
198	135	143	151	157	166	170	174	177	182	184	190	191
196	134	142	149	155	165	169	173	176	180	182	188	189
194	132	140	148	154	163	167	171	174	179	181	186	187
192	131	139	146	152	162	166	169	172	177	179	184	185
190	130	138	145	151	160	164	168	171	175	177	183	184
188	129	137	144	150	158	162	166	169	173	175	181	182
186	128	136	142	148	157	161	164	167	171	173	179	180
184	126	134	141	147	155	159	162	165	170	172	177	178
182	125	133	139	145	154	158	161	164	168	171	175	176
180	124	132	138	144	152	156	159	162	166	168	173	174
178	123	131	137	143	150	154	157	160	164	166	171	172
176	122	130	135	141	149	153	156	159	162	164	169	170
174	120	128	134	140	147	151	154	157	161	163	167	168
172	119	127	132	138	146	150	152	155	159	161	165	166
170	118	126	131	137	144	148	151	154	157	159	164	165
168	117	125	130	136	142	146	149	152	155	157	162	163
166	116	124	128	134	141	145	148	150	153	155	160	161
164	114	122	127	133	139	143	145	148	152	154	158	159
162	113	121	125	131	138	142	144	147	150	152	156	157
160	112	120	124	130	136	140	142	145	148	150	154	155
158	111	119	123	129	134	138	140	143	146	148	152	153
156	110	118	121	127	133	137	139	142	144	146	150	151
154	108	116	120	126	131	135	137	140	143	145	148	149
152	107	115	118	124	130	134	135	138	141	143	146	147
150	106	114	117	123	128	132	134	137	139	141	145	146
148	105	113	116	122	126	130	132	135	137	139	143	144
146	104	112	114	120	125	129	130	133	135	137	141	142
144	102	110	113	119	123	127	128	131	134	136	139	140
142	101	109	111	117	122	126	127	130	132	134	137	138
140	100	108	110	116	120	124	125	128	130	132	135	136

Tab. 15 Bestimmung der prozentualen Trainingsintensität nach der Methode von Karvonen.

Bearbeitung: Toon Wagemans Deume
Erläuterung:
R (60 %) ist Regenerationstraining + sehr langes extensives Ausdauertraining
DT 1 (70 %) ist Ausdauertraining 1, normales Ausdauertraining
DT 2 (80 %) ist Ausdauertraining 2, intensives Ausdauertraining
DT 3 (85 %) ist Ausdauertraining 3, extensive Wiederholungen (Blocktraining)
TL (90 %) ist langer Tempolauf, extensives Intervalltraining im Bereich des Umschlagpunktes
TK (95 %) ist kurzer Tempolauf, intensives Intervalltraining

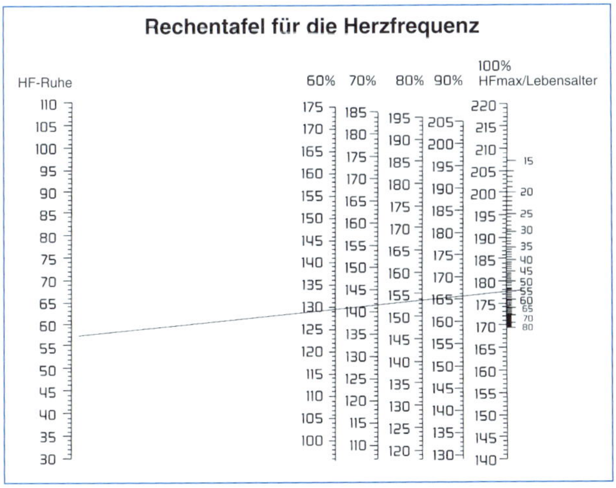

Tab. 16
Nomogramm, das auf der Herzfrequenzreserve basiert. Durch das Ziehen einer Linie von der HF-Ruhe und der HF-max kann die HF bei verschiedenen Trainingsintensitäten abgelesen werden. Wenn die HF-max nicht bekannt ist, dann kann in der rechten Spalte die HF-max über das Lebensalter berechnet werden.

Wenn man davon ausgeht, dass beide Läufer von unserem Beispiel die gleiche Ruheherzfrequenz von 50 Schlägen pro Minute haben, dann beträgt ihre prozentuale Belastung 69 % bzw. 75 %.

Dieser Prozentsatz von Karvonen ist ungefähr 10 % höher als der Prozentsatz von der maximalen Sauerstoffaufnahme (VO_2max). Daher entspricht ein Prozentsatz von 75 % von Karvonen einem VO_2max-Prozentsatz von 65 %.

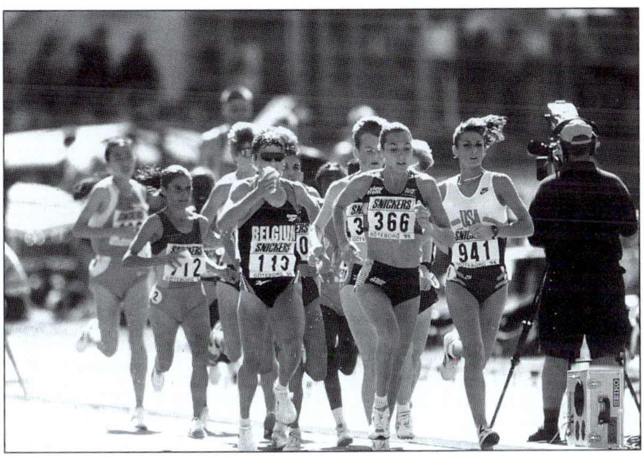

10 000-m-Lauf
Foto: R. Eckert, Bamberg

Die Methode der maximalen HF (HF-max)

Die HF-proz. Tr. wird bei dieser Methode von der HF-max abgeleitet. Als Formel:

HF-proz. Tr. = 0,75 × HF-max.

Bei einer HF-max von 200 ergibt sich für die HF-proz. Tr. 0,75 × 200 = 150 Schläge pro Minute. Die HF-proz. Tr. als Prozentsatz der HF-res und die HF-proz. Tr. als Prozentsatz der HF-max sind nicht gleich. Der unterschiedliche Bezug wird in der nachfolgenden Tabelle wiedergegeben.

HF	% HF-res	% HF-max
186	90	93
180	85	90
173	80	87
166	75	83
160	70	80
153	65	76
146	60	73
HF-Ruhe = 65		HF-max = 200

Tab. 17
Beziehung zwischen HF-, % HF-res und % HF-max.

Je geringer die HF-proz. Tr. wird, desto größer wird der Unterschied zwischen beiden Methoden. Ein HF-proz. Tr. von 60 % HF-res oder 73 % HF-max wird als Schwellenwert bezeichnet. Ein Training einer niedrigeren HF-Schwelle trägt nicht mehr zu einer Verbesserung des aeroben Leistungsvermögens bei. Dafür ist der Trainingsreiz zu schwach. Zur Verbesserung des aeroben Durchhaltevermögens muss die HF-proz. Tr. im Bereich von 60 bis 90 % der HF-res liegen.

Lebensalter	20–29	30–39	40–49	50–59	60–69
HF-max	190	185	180	170	160
Höchste HF 0,9 (HF-max – 75) + 75	179	174	170	161	152
Niedrigste HF 0,6 (HF-max – 75) + 75	144	141	138	132	126
Mittlere HF 0,7 (HF-max – 75) + 75	155	152	149	141	135
HF-Ruhe = 75					

Tab. 18 Beziehung zwischen HF und HF-max.

Globale Trainingsintensitäten

a) **Ausgehend von der HF-res**	
Sehr leichtes Training/Regenerationstraining	50 bis 60 % der HF-res
Leichtes aerobes Training	60 bis 70 % der HF-res
Intensives aerobes Training	70 bis 80 % der HF-res
Anaerobes Training	80 bis 90 % der HF-res
Maximale Wettkampfbelastung	90 bis 100 % der HF-res
b) **Ausgehend von der HF-max**	
Sehr leichtes Training/Regenerationstraining	68 bis 73 % der HF-max
Leichtes aerobes Training	73 bis 80 % der HF-max
Intensives aerobes Training	80 bis 87 % der HF-max
Anaerobes Training	87 bis 93 % der HF-max
Maximale Wettkampfbelastung	93 bis 100 % der HF-max

Tab. 19 Verschiedene Trainingsintensitäten in Bezug zur HF-res (a) bzw. zur HF-max (b).

HF und Umschlagpunkt

Die wichtigste Veränderung, die sich nach einer Ausdauertrainingsperiode ergibt, ist eine Verschiebung des Umschlagpunktes in einen höheren HF-Bereich. In unserem Beispiel hat der nicht trainierte Athlet seinen Umschlagpunkt bei einer HF von 130. Nach einer Ausdauertrainingsperiode verschiebt sich der HF-Umschlagpunkt von 130 in den Bereich einer HF von 180 Schlägen pro Minute. Belastungen mit einer Intensität über die HF des Umschlagpunktes hinaus führen zu einem Milchsäureanstieg. Bei gut trainierten Ausdauersportlern ist die HF-Strecke, in der die aerobe Energiebereitstellung stattfindet, stark vergrößert. Die größere HF-Strecke, in der die Energiebereitstellung nur aerob abgedeckt wird, ist parallel mit einer großen aeroben Leistung. Durch diese große aerobe Leistung kann eine Ausdauerbelastung lange und mit größerer Geschwindigkeit durchgehalten werden. Der Sportler besitzt eine große Ausdauerleistungsfähigkeit. Nur bei Belastungen mit hoher Intensität wird das anaerobe System angesprochen. Negative Begleiterscheinung ist dabei die Bildung von Milchsäure.

Herzfrequenz-Milchsäure-Kurve

Die Herzfrequenz-Milchsäure-Kurve ist bei jeder Person unterschiedlich. Vor allem ein veränderter Trainingszustand hat Einfluss auf die Form der Kurve (siehe Abb. 23). Die linke Kurve stammt von einer untrainierten Person. Ihr Umschlagpunkt liegt bei einer HF von 130 Schlägen pro Minute. Die rechte Kurve zeigt, dass sich der HF-Umschlagpunkt nach einer Trainingsperiode in den Bereich von 180 Schlägen pro Minute verschoben hat. Der Untrainierte kann bei einer HF von 130 eine Belastung über längere Zeit gerade noch durchstehen. Der trainierte Athlet kann über längere Zeit bei einer HF von 180 Leistung bringen. Diese Belastungsintensität korrespondiert mit einem Milchsäuregehalt von vier mmol Milchsäure/Liter.

Diese Grenze wird auch als anaerobe Schwelle bezeichnet. Belastungen über dem Niveau der anaeroben Schwelle bewirken einen starken Anstieg des Milchsäuregehalts.

Die linke Kurve ist von einer untrainierten Person. Ihr Umschlagpunkt befindet sich bei einer Herzfrequenz von 130 Schlägen pro Minute. Die rechte Kurve lässt erkennen, dass die HF beim Umschlagpunkt nach einer Trainingsperiode auf 180 Schläge/Minute verschoben wurde.

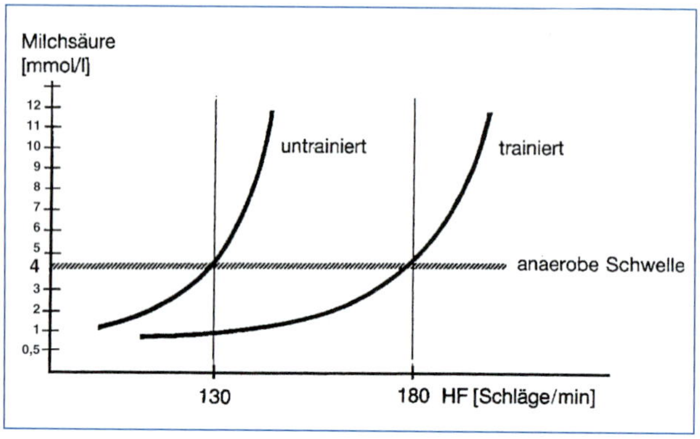

Abb. 23
Herzfrequenz-Milchsäure-Kurve bei zwei Personen unterschiedlichen Trainingszustandes.

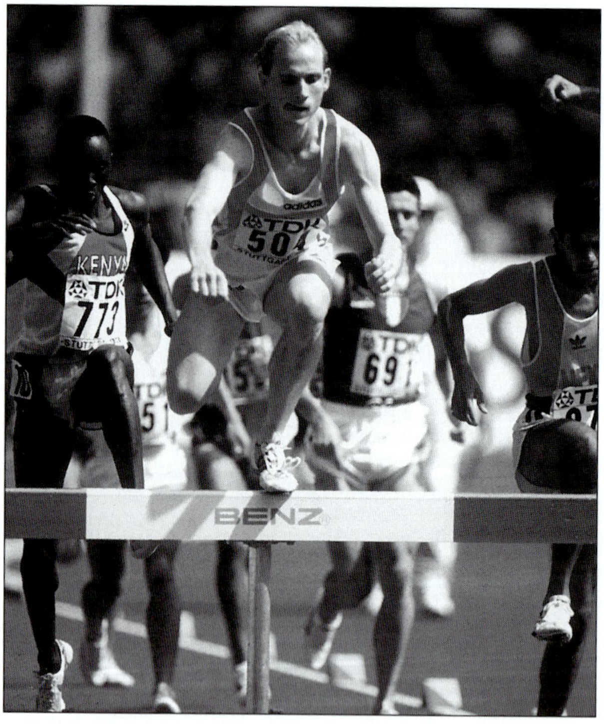

3 000-m-Hürdenlauf: S. Brand
Foto: R. Eckert, Bamberg

HF und der Begriff der VO_2-max

Die VO_2-max ist die maximale Sauerstoffaufnahme während einer maximalen Belastung, die länger als 2 und kürzer als 5 Minuten dauert. Die VO_2-max wird in Litern pro Minute angegeben.

Während Belastungen im Bereich der VO_2-max ist die Energielieferung sowohl aerob als auch anaerob. Da die anaerobe Energielieferung nur eine beschränkte Kapazität hat, wird die Testperson gezwungen, langsamer zu laufen oder zu fahren. Eine Dauerbelastung muss sich also auf einem Niveau abspielen, das unter dem der VO_2-max liegt.

Durch Trainingseinfluss kommt es zu einer VO_2-max-Zunahme. Viel wichtiger aber ist die Tatsache, dass unter dem Einfluss des Trainings die Energie bei zunehmender Belastung länger aerob geliefert werden kann, wodurch der anaerobe Stoffwechsel erst bei einem höheren Prozentsatz der VO_2-max eine Rolle spielt.

Das bedeutet, dass unter Trainingseinfluss Milchsäure bei einer Belastung gebildet wird, die mit einem höheren Prozentsatz der VO_2-max übereinstimmt. Durch Training kommt es also nicht nur zu einer Zunahme der VO_2-max, sondern auch zu einem beachtlichen Anstieg des Prozentsatzes der VO_2-max, mit der eine Belastung über längere Zeit durchgehalten werden kann (siehe Abb. 24).

Die VO_2-max kann durch Training maximal bis um etwa 30 % verbessert werden.

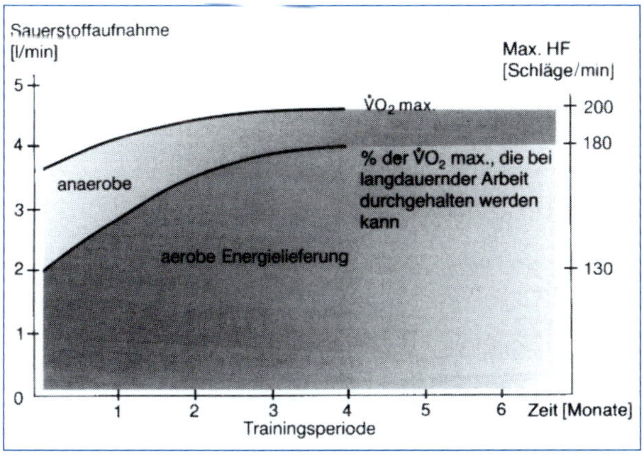

Abb. 24
Zunahme der VO_2-max unter Trainingseinfluss.

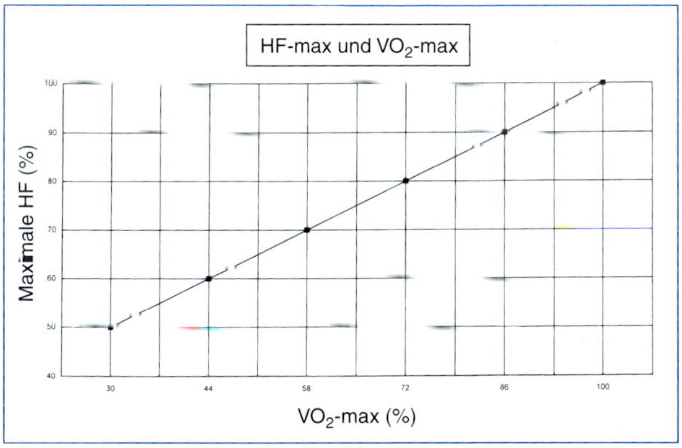

Abb. 25
Die Beziehung zwischen VO_2-max und HF-max.

Weil Belastungen auf dem Niveau der VO_2-max kaum mehr als 5 Minuten durchgehalten werden können, deshalb ist die VO_2-max kein gutes Maß für das Leistungsvermögen des Ausdauersportlers. Ein besseres Maß für den Ausdauersportler ist die anaerobe Schwelle oder Laktatschwelle.

Die anaerobe oder Laktatschwelle steht in enger Verbindung mit der maximalen Belastung, die ein Athlet über einen längeren Zeitraum durchhalten kann, ohne dass es zu einem Anstieg des Laktatgehalts im Blut kommt.

Prozentsatz der HF-max	**Prozentsatz der VO_2-max**
50	30
60	44
70	58
80	72
90	86
100	100

Tab. 20
Die Beziehung zwischen HF-max (in %) und VO_2-max.

Zählen der Herzfrequenz

Die beste Stelle zur Ermittlung der Herzfrequenz ist der Puls im linken Brustkorbbereich direkt über der Herzgegend oder am Hals.

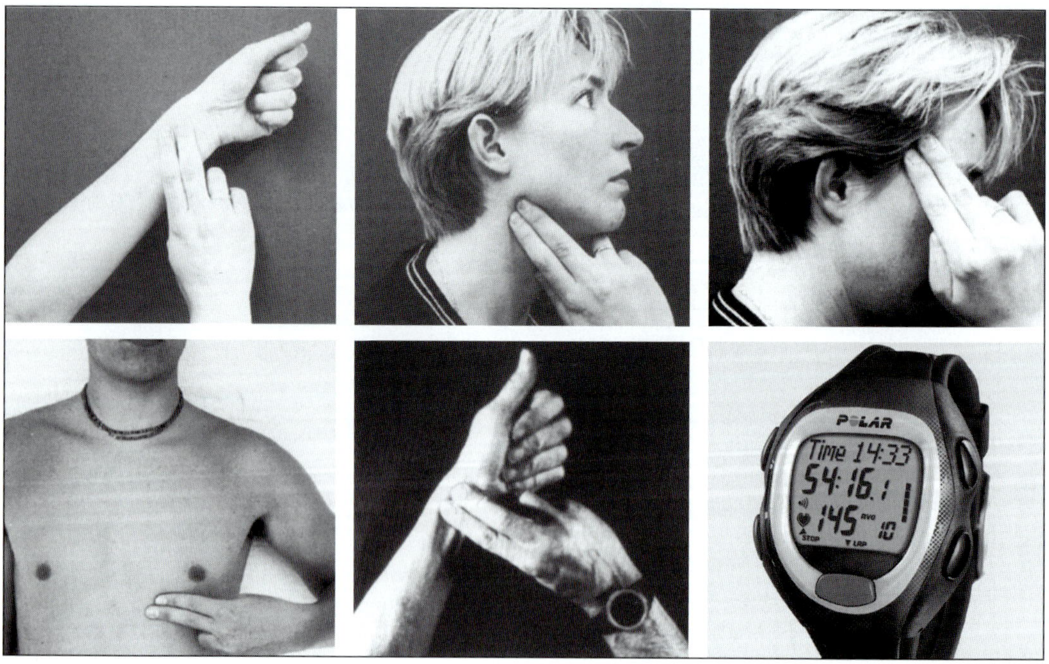

Zählen des Ruhepulses

Der Ruhe- oder Morgenpuls wird beim morgendlichen Aufstehen gezählt. Dadurch sind die Umstände, unter denen gezählt wird, immer gleich. Die Daten werden in einer Kurve festgehalten (siehe Abb. 26).

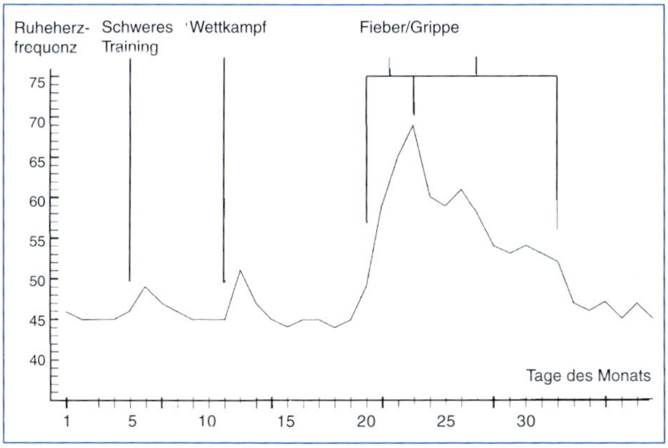

Abb. 26
Ruhepulskurve.

Die 15-Schläge-Zählmethode

Zählen Sie 15 Pulsschläge. Die Stoppuhr wird in dem Moment in Gang gesetzt, wenn Sie den ersten Pulsschlag gefühlt haben. Aber aufgepasst: Sie beginnen erst mit dem zweiten Pulsschlag zu zählen. Im Moment des 15. Pulsschlages wird die Uhr gestoppt. Angenommen die Zeit für 15 Schläge beträgt 20,3 Sekunden. Die Anzahl der Herzschläge pro Minute ist dann:

$(15/20,3) \times 60 = 44$ Schläge pro Minute.

Die 15-Sekunden-Zählmethode

Diese Methode ist bequemer, aber weniger genau. Zählen Sie die Herzschläge während 15 Sekunden und multiplizieren Sie die Zahl mal 4, um die Zahl der Herzschläge pro Minute zu bekommen. Werden nach 15 Sekunden 12 Herzschläge gezählt, dann ist die HF/Min. demnach $4 \times 12 = 48$ Schläge/Min.

Zählen des Pulses nach einer Belastung

Die Belastungsherzfrequenz kann am besten ermittelt werden, wenn man die Zeit für zehn Schläge festhält. Direkt nach der Belastung stoppt man die Zeit von zehn aufeinanderfolgenden Herzschlägen. Aus der gewonnenen Tabelle kann man dann die HF pro Minute ablesen (siehe Tab. 21).

Starten Sie die Stoppuhr beim ersten Schlag (= 0) und zählen Sie 0, 1, 2, ... bis zum zehnten Schlag, stoppen Sie dann die Uhr.

Zeit [s]	HF [Schläge/ min]	Zeit [s]	HF [Schläge/ min]	Zeit [s]	HF [Schläge/ min]
3,1	194	4,1	146	5,1	118
3,2	188	4,2	143	5,2	115
3,3	182	4,3	140	5,3	113
3,4	177	4,4	136	5,4	111
3,5	171	4,5	133	5,5	109
3,6	167	4,6	130	5,6	107
3,7	162	4,7	128	5,7	105
3,8	158	4,8	125	5,8	103
3,9	154	4,9	122	5,9	102
4,0	150	5,0	120	6,0	100

Tab. 21
Die HF-Werte geben die Anzahl der Herzschläge während der gemessenen Zeit wieder.

Einfluss des Alters auf die maximale Herzfrequenz

Mit zunehmendem Alter sinkt die maximale Herzfrequenz allmählich ab. Dieser Rückgang ist nicht vom Trainingszustand abhängig. Eine 20-jährige Person kann eine maximale HF von

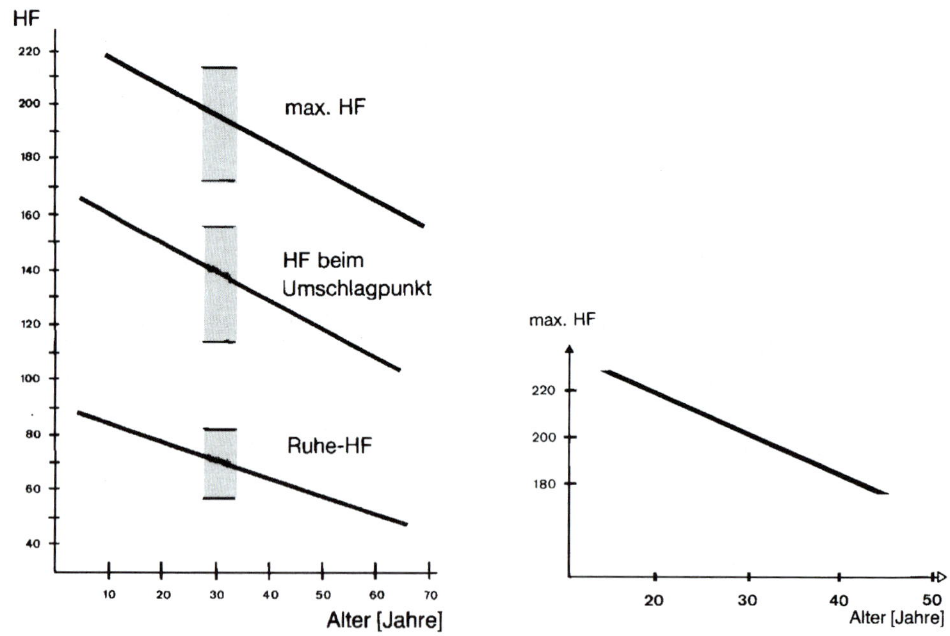

Abb. 27 und 28
Abnahme der Herzfrequenz, der Ruheherzfrequenz und der Herzfrequenz beim Umschlagpunkt mit zunehmendem Alter. Die vertikalen Linien geben an, wie groß die Unterschiede zwischen Personen gleichen Alters sein können.

220 Schlägen pro Minute erreichen. Im vierzigsten Lebensjahr ist die maximale HF, die erreicht werden kann, oft nicht höher als 180 Schläge pro Minute. Zwischen Personen gleichen Alters gibt es ziemlich große Unterschiede in Bezug auf die maximale HF. So ist es möglich, dass ein Vierzigjähriger eine maximale HF von ungefähr 165 Schlägen pro Minute hat, während ein Gleichaltriger eine maximale HF von 185 Schlägen pro Minute hat.

Beim Älterwerden gibt es eine lineare Senkung der maximalen HF.
Als Formel: HF-max = 220 – Alter (in Jahren).

Das bedeutet: Ein Vierzigjähriger hat eine maximale HF von 220 – 40 = 180 Schläge pro Minute. Trotz einiger Ausnahmen ist diese Regel ziemlich zuverlässig. Sie ist jedoch nicht für den individuellen Sportler zu gebrauchen, der mit Hilfe der Herzfrequenz trainieren möchte.

Nicht nur die maximale HF sinkt linear mit zunehmendem Alter. Auch die Ruheherzfrequenz und die HF beim Umschlagpunkt, der anaeroben Schwelle, nehmen linear beim Älterwerden ab (siehe Abb. 27 und 28).

Einfluss des Alters auf die Herzfrequenz beim Umschlagpunkt

Was für die maximale HF zutrifft, gilt auch für die HF beim Umschlagpunkt. Beim Älterwerden sinkt die HF beim Umschlagpunkt allmählich. Aber auch hier gibt es wieder große individuelle Unterschiede (siehe Abb. 29 und 30). Die Belastungsherzfrequenz liegt größtenteils um 160. Bei Labortests erreichte der Triathlet auf dem Fahrradergometer eine maximale HF von 187 Schlägen pro Minute. Seine berechnete HF beim Umschlagpunkt liegt bei 160 Schlägen pro Minute. Für einen 42-Jährigen hat dieser Athlet eine hohe maximale HF.

Der erste Teil des Dauerlaufs, bis ungefähr 50 Minuten, kann intensiver gelaufen werden. Die HF beim Umschlagpunkt, die bei diesem Athleten mit 160 ermittelt wurde, wird während der ersten 50 Minuten überhaupt nicht erreicht. Die Intensität des Dauerlaufs zwischen 50 und 150 Minuten ist optimal. Die HF liegt immer sehr nah am Umschlagpunkt. Am Ende des Dauerlaufs hat der Athlet noch Energie übrig. Er kann dann noch längere Zeit mit einer HF, die über dem Umschlagpunkt liegt, laufen (siehe Abb. 29). Der berechnete Umschlagpunkt dieses Athleten wurde mittels eines sportspezifischen Tests festgelegt. Genauere Angaben werden später gemacht

Die maximale HF des Marathonläufers, ermittelt bei einem sportspezifischen Test, beträgt 167 Schläge pro Minute (siehe Abb. 30). Die berechnete HF beim Umschlagpunkt liegt bei 142 Schlägen. Im Gegensatz zu dem Athleten von Abbildung 29 hat dieser Marathonläufer für sein Alter eine niedrige maximale HF. Der berechnete Umschlagpunkt liegt dann auch entsprechend niedriger. Der Marathonläufer hat ein ausgezeichnetes Ausdauertraining absolviert mit einer HF, die immer im Bereich von 140 Schlägen pro Minute lag. Er läuft also knapp unter seiner HF beim Umschlagpunkt (siehe Abb. 30).

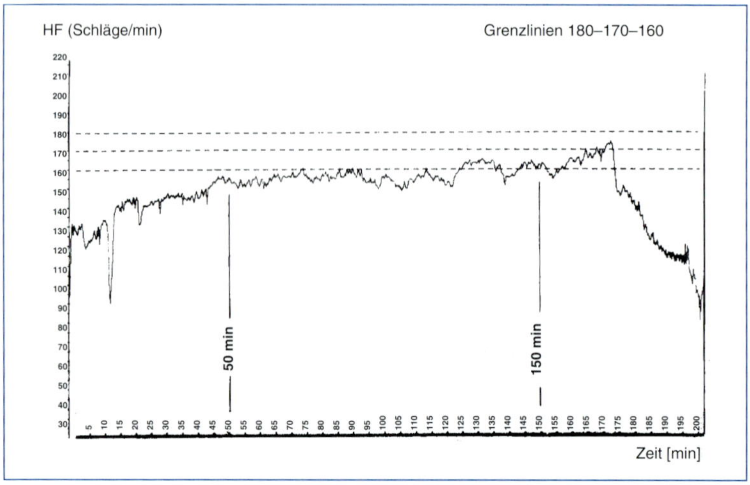

Abb. 29
Registrierung eines dreistündigen Dauerlaufs in Wettkampfgeschwindigkeit bei einem 42-jährigen Triathleten.

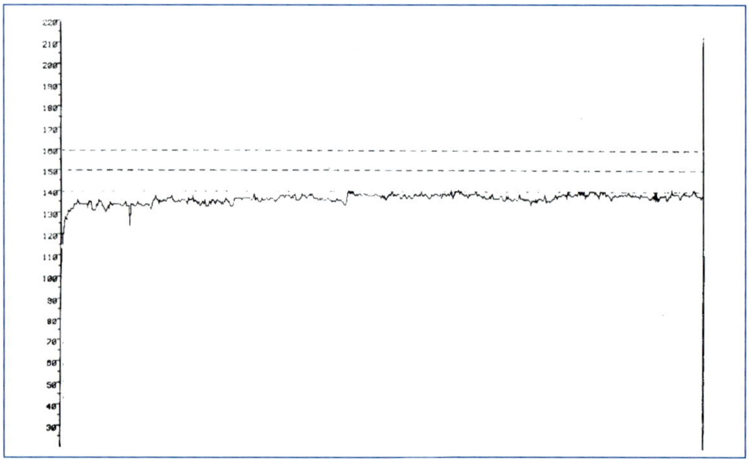

Abb. 30
Registrierung eines einstündigen Laufes in Wettkampfgeschwindigkeit bei einem 42-jährigen Marathonläufer.

Die Daten der zwei gut trainierten Sportler zeigen, wie groß die Unterschiede zwischen gleichaltrigen Personen sein können. Der Triathlet wird seine Ausdauer bei einer anderen HF trainieren müssen als der Marathonläufer.

HF bei Übertraining, unvollständiger Erholung und Krankheit

In Abhängigkeit von der Form des Übertrainings ist der Ruhepuls erhöht oder extrem verlangsamt. Ein Ruhepuls von 25 Schlägen pro Minute ist keine Ausnahme. Während der Belastung steigt die HF exponentiell, also nicht linear, zum Maximalwert an; aber es kann auch so sein, dass die HF bei hohen Belastungen tief bleibt und das normale Niveau nicht erreicht. Auch die maximale HF ist dann nicht mehr haltbar. Durch Übertraining entsteht also ein abweichendes HF-Muster, und zwar sowohl in Ruhe als auch während der Belastung. Durch Standard-Herzfrequenzmessungen kann schnell deutlich werden, dass etwas nicht stimmt und dass eine zusätzliche Ruhepause besser ist als ein weiteres anstrengendes Training. Bei unzureichender Erholung, nach Training oder Wettkampf, während Krankheit oder in der Regenerationsphase nach einer Krankheit, zeigt die HF-Kurve ein abweichendes Verlaufsmuster (s. auch Kapitel 5 Übertraining).

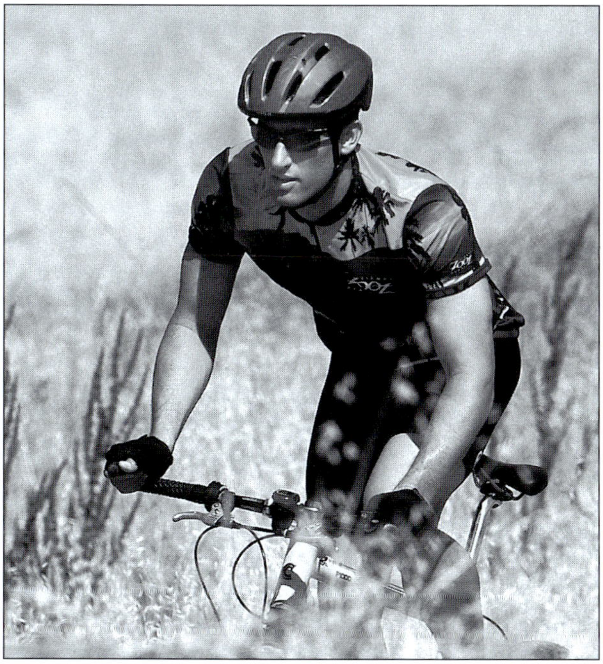

Mountainbiker
Foto: Polar®

Praxisbeispiele für unvollständige Erholung

Nach Krankheit

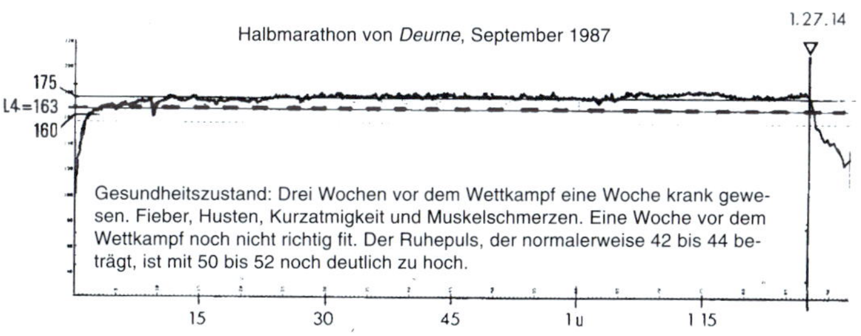

Abb. 31
Wettkampf: nicht locker gelaufen. Bei relativ geringer Laufschnelligkeit sehr hohe Herzfrequenz von 175.
Zeit: 1.27.14
Schlechte Erholung nach dem Wettkampf.

Schlussfolgerung: Bei unzureichender Erholung nach einer Infektionskrankheit sinkt das Leistungsvermögen deutlich ab. Bei Belastung steigt die HF bei relativ geringer Laufgeschwindigkeit höher an als normal.

Schlussfolgerung zu Abb. 32: Die Kondition ist stark verbessert. Es ist nur dann sinnvoll, sich auf Wettkämpfe vorzubereiten, wenn die Wiederherstellung nach einer Infektionskrankheit vollständig erfolgt ist. Eine Belastung, wie sie in Abb. 31 wiedergegeben wird, hat eher schlechte als gute Auswirkungen. Es wäre besser gewesen, diesen Wettkampf nicht zu bestreiten und sich anstelle des Wettkampfes auszuruhen oder höchstens sehr leicht zu trainieren.

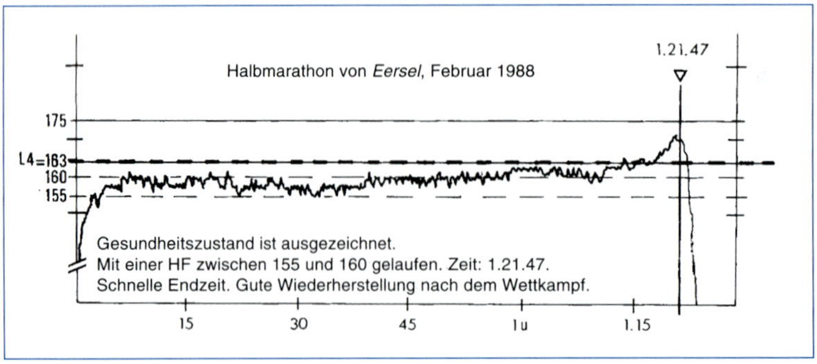

Abb. 32
HF-Messung bei wieder hergestellter Gesundheit.

Bei unvollständiger Erholung

Ein Sportler hat eine maximale HF, eine HF bei einem bestimmten Umschlagpunkt und eine Ruhe-HF. In völlig erholtem Zustand sind diese unterschiedlichen HF-Niveaus ziemlich konstant. Einen Tag nach einer schweren Belastung kann die Ruhe-HF etwas erhöht sein. Das Anzeichen einer erhöhten Ruhe-HF bedeutet, dass der Körper noch nicht ausreichend erholt ist. Es ist besser, an diesem Tag kein schweres Training zu absolvieren, um dem Körper eine ausreichende Erholungszeit zu geben. Das Ergebnis eines schweren Trainings während einer Periode mit unvollständiger Erholung ist stets negativ. Es kommt zu keiner Konditionsverbesserung, und das Leistungsniveau fällt ab. Wenn der Frühpuls um zehn Schläge erhöht ist, so ist das ein Zeichen für eine unvollständige Erholung. Anstrengendes Training während einer Phase unzureichender Erholung führt auf Dauer zu Überlastung und Übertraining.

Nicht nur der Frühpuls erhöht sich, auch die HF beim Umschlagpunkt und die maximale HF ändern sich bei nicht ausreichender Erholung. Beide stellen sich auf ein niedrigeres Ni-

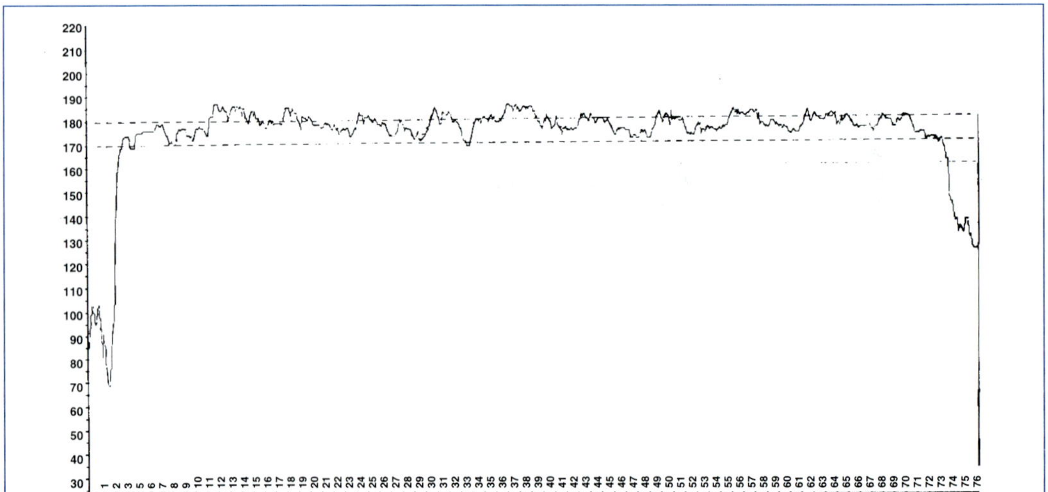

Abb. 33
Querfeldeinwettkampf: *F. v. Bakel,* 1. Platz. Subjektiv: gut gelaufen. In der Zeit vor dem Wettkampf lag der Trainingsakzent auf der Ausdauerschulung mittels Dauermethode. Intervalltraining noch nicht durchgeführt. HF 31 % über 180, HF 57 % über 170. Kein Abfall der Herzfrequenzkurve.

veau ein. Während eines derartigen Zustands kann der Sportler keine maximale Leistung bringen und fühlt sich subjektiv nicht leistungsfähig.

Während der Wettkämpfe I und III war der Sportler gut erholt. Subjektiv fühlte er sich während der Wettkämpfe wohl. Die maximale HF war bei beiden Wettkämpfen sehr hoch (siehe Abb. 33 und 35). Beim Wettkampf II war der Läufer unzureichend erholt. Subjektiv war der Sportler unzufrieden: „Schwere Beine". Die maximale HF wurde deutlich nicht erreicht (siehe Abb. 34).

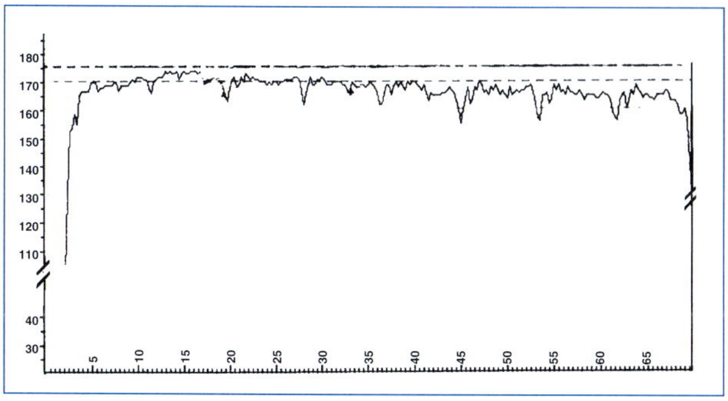

Abb. 34
Querfeldeinwettkampf: *F. v. Bakel*, schlechter Platz. Subjektiv: schlecht gelaufen („schwere Beine"). Diese Aufzeichnung stammt aus einer Periode mit vielen Wettkämpfen. Während der Woche vor dem Wettkampf wurde hart trainiert mit intensiver Intervallarbeit. HF nur 30 % über 170. Die allmähliche Senkung der Herzfrequenzkurve zeigt, dass das Belastungsniveau nicht aufrechterhalten werden kann.

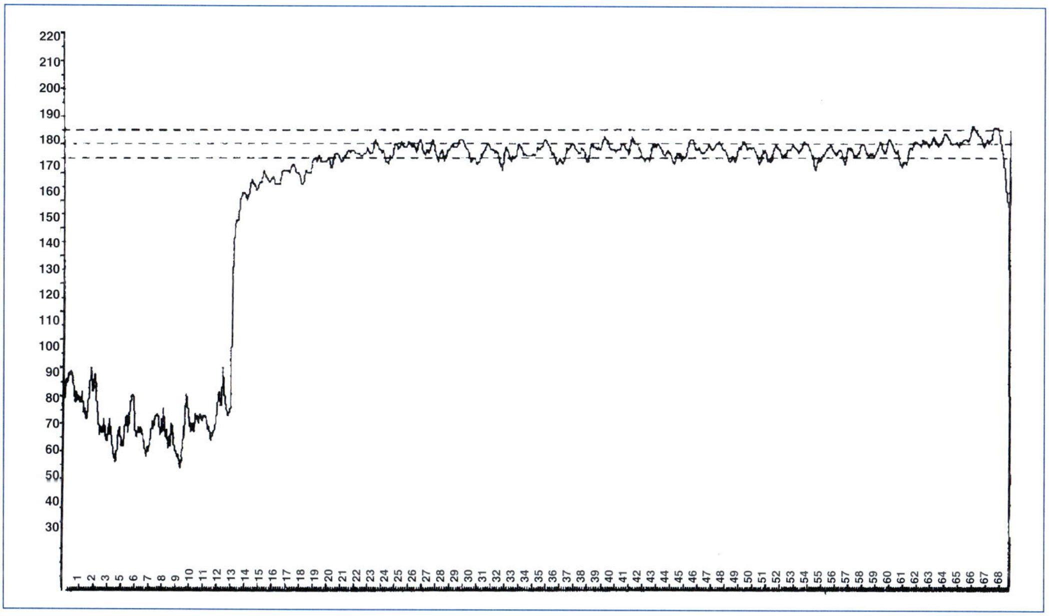

Abb. 35
Querfeldeinwettkampf: *F. v. Bakel*, 3. Platz im Super-Prestigewettkampf. Subjektiv: gut gelaufen, mit Sturz zu Beginn des Wettkampfs. Die Woche vor dem Wettkampf wurde nur lockeres Ausdauertraining durchgeführt. HF 19 % über 180, HF 54 % über 175. Kein Absinken der Herzfrequenz. Am Ende des Wettkampfs war noch eine Steigerung möglich.

Auch Aufzeichnungen während der Tour de France und während der niederländischen Meisterschaften im Mannschaftszeitfahren zeigen deutlich die Senkung der maximalen HF und der HF beim Umschlagpunkt. Während der Tour de France befinden sich alle Radrennfahrer dauernd in einem Übertrainingszustand, oder sie sind zumindest unzureichend erholt. Das zeigt sich in der HF-Kurve (siehe Abb. 206).

Wenn der Ruhepuls um zehn oder mehr Schläge erhöht ist und die normale Ausdauertrainings-HF nur mit viel mehr Mühe und Anstrengung als normal gehalten werden kann, dann ist es besser, keine zu starken Belastungen einzugehen. Die beste Lösung ist ein Regenerationstraining.

Der extrem niedrige Ruhepuls

Eine niedrige HF, auch Sinusbradykardie genannt, wobei die HF 50 Schläge pro Minute beträgt, ist allgemein bekannt als typisches Charakteristikum eines trainierten Herzens. Diese niedrige HF kann vor allem bei Ausdauersportlern extreme Formen annehmen. Während des Schlafes kann die HF in Bereichen zwischen 20 und 30 Schlägen liegen. Eine extrem langsame HF kann dadurch entstehen, dass das Herz einem extremen Ausdauertraining ausgesetzt wird. Die langsame Herzfrequenz ist eine normale Anpassung des Körpers an diese Art von Training und ist deshalb ungefährlich.

Aber eine extrem langsame HF kann auch entstehen, wenn das Herz krank ist. Die langsame HF ist dann ein Ausdruck der Herzkrankheit und kann fatale Folgen haben. Es ist wichtig, beide Formen voneinander zu unterscheiden.

Bei einer physiologischen Anpassung kompensiert das Schlagvolumen die erniedrigte HF. Wenn ein Sporttreibender keine Beschwerden hat und bei der Belastungsuntersuchung eine adäquate HF-Zunahme hat, dann bedarf es sicherlich keiner aggressiven Diagnostik. Wenn aber ein Sporttreibender Beschwerden hat wie Schwindel und Unwohlsein, dann muss eine intensivere Untersuchung erfolgen, um eventuelle pathologische Abweichungen herauszufinden. Es gibt Beispiele von Athleten mit Beschwerden von Unwohlsein, die erst beschwerdefrei werden, wenn sie ihr Ausdauertraining einstellen.

In besonderen Fällen ist sogar ein Schrittmacher notwendig. Diese Sporttreibenden müssen darauf hingewiesen werden, nicht an leistungsorientierten Ausdaueraktivitäten teilzunehmen. Auch von der Teilnahme an Sportarten wie Tauchen, Fliegen oder Bergsteigen muss abgeraten werden.

HF und Umgebungstemperatur

Abbildung 36 gibt die Aufzeichnung eines 43-jährigen Marathonläufers mit einem Umschlagpunkt bei HF 175 wider. Der erste Teil des halben Marathons – bis 40 Minuten – verläuft ausgezeichnet. Es wird beim Umschlagpunkt gelaufen. Ab der 35. Minute fängt es stark zu regnen an. Vorher war es trocken.

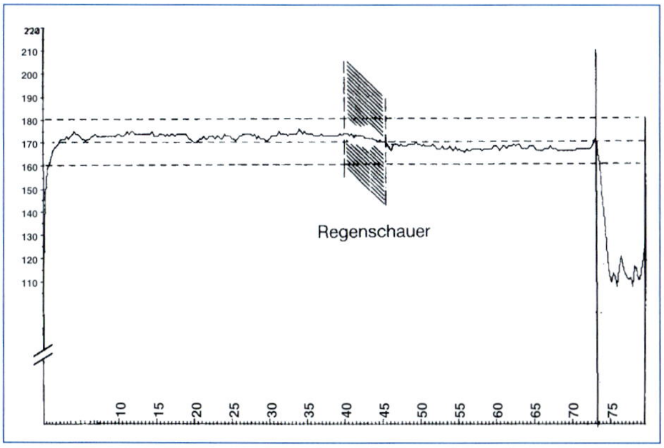

Abb. 36
Einfluss der Außentemperatur auf die Herzfrequenz während eines halben Marathonlaufs.

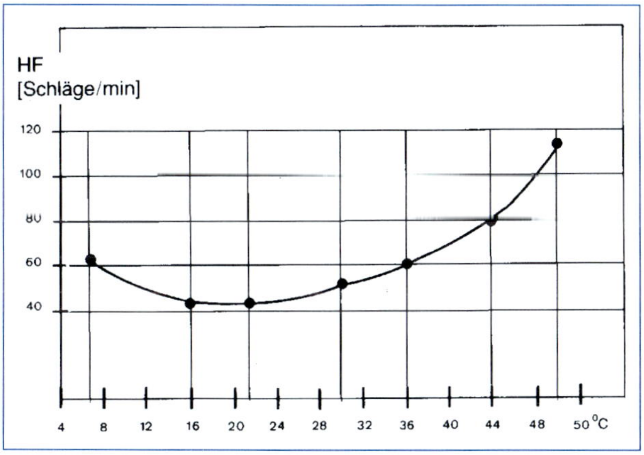

Abb. 37
Herzfrequenz eines Ruderers in Ruhe gemessen bei Temperaturen von 8 bis 48 °C.

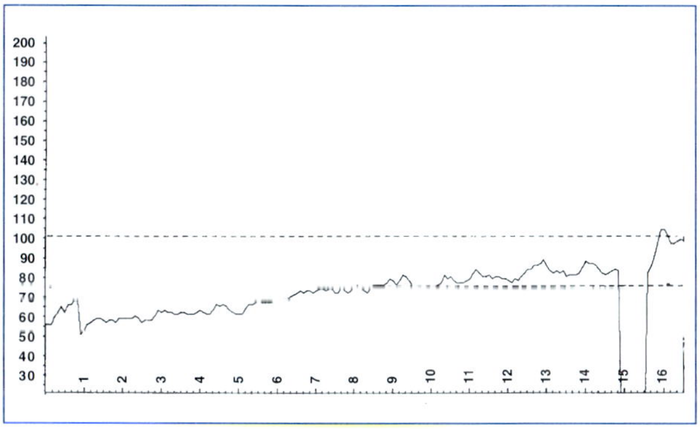

Abb. 38
Anstieg der Herzfrequenz während eines Saunabesuchs.

Durch diesen Regenguss – die Außentemperatur betrug vorher 16 °C – kühlt der Läufer sehr stark ab, wodurch die HF nicht auf dem gleichen Niveau gehalten werden kann.

Die Umgebungstemperatur hat eine beträchtliche Auswirkung auf die Herzfrequenz bei einer gesunden Testperson in Ruhe.

Wird die gleiche Belastung nicht bei einer Körpertemperatur von 37 °C, sondern von 38 °C durchgeführt, dann kommt es zu einer Steigerung der HF um 10 bis 15 Schläge. Abbildung 37 zeigt die beachtlichen Folgen der Umgebungstemperatur auf die HF bei einer gesunden Person in Ruhe.

In Abbildung 38 ist der Verlauf der HF während eines Saunabesuchs von 15 Minuten dargestellt. Die Temperatur betrug 80 °C und der Feuchtigkeitsgrad in der Kabine war hoch. Die Versuchsperson verhielt sich völlig ruhig. Nur durch den Einfluss einer hohen Umgebungstemperatur und einer hohen Feuchtigkeit stieg die HF von 50 Schlägen pro Minute auf 90 Schläge pro Minute.

HF, Luftfeuchtigkeit und Umgebungstemperatur

Die Körpertemperatur

Alle Leistungen werden u. a. auch durch die Umgebungstemperatur und die Luftfeuchtigkeit beeinflusst. Für jede Belastung, unabhängig von Art und Umfang, gibt es physiologische Optima. Dies gilt auch für die Umgebungstemperatur und die Luftfeuchtigkeit. Alle körperlichen Leistungen sind abhängig von komplizierten chemischen Reaktionen in Muskeln und Nerven. Diese chemischen Reaktionen sind sehr empfindlich für Temperaturschwankungen. Änderungen der inneren Körpertemperatur bleiben demnach nicht ohne Folge. Über das Wärmeregulationszentrum kann die innere Körpertemperatur auf Grund von Muskelaktivität bzw. hoher oder niedriger Außentemperatur beeinflusst werden.

Bei einer Erhöhung der Körpertemperatur laufen die Körperprozesse schneller ab, bei niedrigen Temperaturen langsamer. Die HF ist eingebunden in die Wärmeregulation und zeigt die niedrigsten Werte bei einer Außentemperatur von 20 °C. In Ruhe produziert der Körper ungefähr 4,2 kJ (1 kcal) pro Stunde pro kg Körpergewicht. Bei körperlichen Anstrengungen kann die Wärmeproduktion des Körpers bis auf 42 bis 84 kJ (10 bis 20 kcal) pro kg Körpergewicht pro Stunde steigen. Dadurch werden hohe Anforderungen an die Wärmeregulation gestellt. Die HF nimmt zu, es folgen eine erhöhte Durchblutung der Hautgefäße und eine erhöhte Produktion von Schweißflüssigkeit.

Die gleiche Belastung bei einer Körpertemperatur von 37 °C bzw. 38 °C führt zu einer Zunahme der Herzfrequenz von 10 bis 15 Schlägen pro Minute.

Bei einer Körpertemperatur von 41 °C und mehr kann sich ein so genannter Hitzschlag entwickeln. Wichtige Faktoren für die Entstehung eines Hitzschlages durch körperliche Anstrengung können sein: hohe Umgebungstemperatur, hohe Luftfeuchtigkeit, geringe Kühlung des Körpers durch Luftbewegungen und unzureichendes Trinken in den Stunden vor der Belastung. Es ist von großer Wichtigkeit, den Flüssigkeitsverlust in kleinen Zwischenpausen so gut wie möglich durch die Einnahme von kleinen Trinkportionen von 100 bis 200 ml zu kompensieren. Der Flüssigkeitsverlust kann gut durch die Bestimmung des Körpergewichts durch regelmäßiges Wiegen vor und nach dem Training bzw. Wettkampf bestimmt werden. Während einer Ausdauerbelastung in warmer Umgebung kann der Flüssigkeitsverlust bereits nach ein bis zwei Stunden 3 % des Körpergewichts betragen. Für einen Sportler von 70 kg bedeutet dies einen Flüssigkeitsverlust von 2,1 kg. Dieser Flüssigkeitsverlust führt zu einer Verminderung des zirkulierenden Blutes. Dadurch wird das Herz weniger mit Blut versorgt. Diese verminderte Zufuhr wird durch eine Zunahme der (unökonomischen) Herzfrequenz kompensiert.

Umgebungstemperatur und Luftfeuchtigkeit

Durch eine hohe Umgebungstemperatur und einen hohen Luftfeuchtigkeitsgrad werden bei körperlicher Belastung höhere Anforderungen an den Körper gestellt. Bei gleichbleibender Belastung verursachen diese Faktoren eine Steigerung der HF. Wenn die Temperaturen und die Feuchtigkeit steigen, wird die Leistungsreserve für Dauerbelastungen kleiner. Die große Wärmemenge, die während einer Muskelaktivität freigesetzt wird, führt trotz gesteigerter Wärmeregulation zu einer hohen inneren Körpertemperatur. Diese Temperatur wird um so höher, je intensiver die Belastung ist, je länger sie dauert und je weiter die Außentemperatur und die Luftfeuchtigkeit ansteigen. Die Körpertemperatur kann in solchen Situationen bis 42 °C steigen. Diese hohe Temperatur ist ein deutlicher leistungsbegrenzender Faktor. Im Allgemeinen sind Temperaturen bis 20 °C günstig für Ausdauerbelastungen. Höhere Temperaturen zwischen 25 °C und 35 °C sind günstig für Leistungen, bei denen es auf Schnellkraft ankommt, wie im Sprint und in den technischen, leichtathletischen Disziplinen.

Wärmeakklimatisierung

Die hohe Temperatur in den Tropen geht mit einer hohen Luftfeuchtigkeit einher. Sportler, die an einem tropischen Sportereignis teilnehmen wollen, müssen dies entsprechend berücksichtigen.

Eine Akklimatisierungsperiode an die Hitze ist unerlässlich. Beim Sporttreiben mit einer Umgebungstemperatur von 36 °C kann der Körper die Wärme nicht mehr ausreichend abgeben. Durch das Sonnenlicht kann der Körper selbst noch zusätzlich erwärmt werden.

Eine hohe Luftfeuchtigkeit behindert die Schweißverdunstung. Der Schweiß läuft in Strömen vom Körper. Dies ist jedoch in Wirklichkeit nutzlos, da es dadurch nicht zu einer Abkühlung kommt. Durch die minimale Wärmeabgabe kommt es zu einem Anstieg der Körpertemperatur. Das selbe passiert bei Radrennfahrern, die während einer Belastung unter Hitzebedingungen plötzlich abstoppen. Der Schweiß kann durch den Wegfall des kühlenden Luftstromes nicht mehr verdunsten und läuft dadurch in Strömen den ganzen Körper hinab.

Nach einer Akklimationsperiode kann der Körper eher schwitzen, selbst bei einer niedrigen Körpertemperatur. Dadurch erfolgt die Kühlung früher. Die Schweißproduktion nimmt zu.*

* Das Umgekehrte kann ebenfalls passieren: Menschen, die stets in einer Air-conditioning leben, verlernen zu schwitzen. Die Schweißzellen werden inaktiv. Wenn sie sich an einem heißen Tag nach außen begeben, geraten sie in das ernste Problem des Wärmestaus.

Normalerweise können die Schweißdrüsen 1,8 Liter Schweiß pro Stunde produzieren. Durch die Akklimatisierung kann die Schweißproduktion verdoppelt werden auf 3,5 l pro Stunde. Die maximale Schweißproduktion kann sich auf mehr als 10 Liter erhöhen. Es ist bekannt, dass die Tour de France-Fahrer an warmen Tagen einen Flüssigkeitsverlust von 10 bis 15 Litern pro 24 Stunden erleiden. Nach der Akklimatisierung nimmt der Salzgehalt im Schweiß ab, wodurch die Salzbilanz weniger schnell gestört wird. Das wichtigste Ergebnis der Hitzeakklimatisierung ist, dass der Körper resistenter gegen Hitze wird und auch Belastungen besser verträgt. aber auch weiterhin bleibt eine ausreichende Flüssigkeitszufuhr von essenzieller Bedeutung, weil bei Dehydrierung (Flüssigkeitsverlust) die Vorteile der Akklimatisierung schnell verschwinden. Um sich gut zu akklimatisieren, ist eine Zeit von 3 bis 4 Wochen ideal. Aber ein Sportler braucht mindestens 10 Tage. Der beste Ort dafür ist natürlich derjenige, an dem der Wettkampf stattfindet. Welchen Zeitraum man für die Hitzeakklimatisierung in Anspruch nimmt, hängt davon ab, wie lange der Leistungsverlust, der an den ersten Tagen auftritt, anhält. Zu Beginn wird ein normales Trainingsergebnis durch die Hitzebelastung nämlich nicht möglich sein.

Es ist nicht per se notwendig bei hohen Außentemperaturen zu schlafen oder zu ruhen, aber so lange die Nachtruhe unter der Wärme nicht leidet, ist hiergegen nichts einzuwenden. Schläft man hingegen schlecht aufgrund der Wärme, dann sollte man in einem air-conditioning Raum schlafen. Eine gute Nachtruhe ist und bleibt von großer Bedeutung.

Wer nicht in der Lage ist 3 bis 4 Wochen zu akklimatisieren, kann sich auch zu Hause an die Hitze gewöhnen. Das ist in Klimakammern möglich. Ungefähr 90 bis 120 Minuten pro Tag sind dafür notwendig. Auch gut eingestellte Saunen können dafür verwendet werden. Der Vorteil ist dabei, dass viel Zeit übrig bleibt für das normale Training.

Die Effekte einer Akklimatisierung gehen in 4 bis 8 Wochen verloren, wenn man nicht mehr der Hitze ausgesetzt ist.

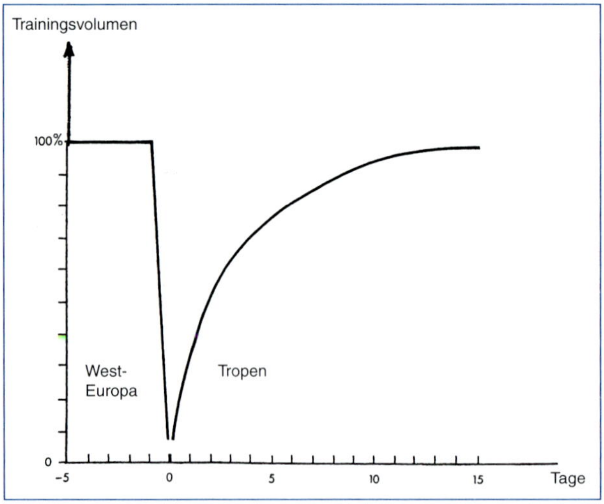

Abb. 39
Durch die Hitzeeinwirkung dauert es einige Tage bis normal trainiert werden kann.

Aufwärmen bei warmen Umgebungstemperaturen

Auf Grund der hohen Temperaturen muss das Aufwärmen kürzer sein als normal und im Schatten eines etwas kühleren Ortes stattfinden. Durch Verhindern des vorherigen Aufwärmens des Körpers kann während des Rennens eine bessere Leistung gebracht werden.

Hitzschlag

Es ist zuallererst wichtig, die richtige Diagnose zu stellen. Miss immer die Körpertemperatur und miss immer rektal.

Es ist wichtig, dass man weiß, dass ein Kollaps des Sportlers zu 85 % nach dem Finish stattfindet und nur zu 15 % während des Wettkampfes.

Sportler, die eine normale Koordination aufweisen und nach dem Finish kollabieren, weisen einen vasovagalen Kollaps auf. Durch das abrupte Stoppen der Muskelaktivität kann es zu einem plötzlichen starken Blutdruckabfall kommen. Bei ihm wird die rektale Temperatur nicht höher als 40 °C betragen. Ein derartiger Kollaps tritt auch bei empfindlichen Personen bei einer Blutabnahme auf. Bei ihnen muss liegend Blut abgenommen werden.

Lege den Sportler mit einem Kollaps waagrecht auf den Boden, mit den Beinen nach oben, um die Sauerstoffzufuhr für das Gehirn zu sichern. Dieser einfache Eingriff ist ausreichend, um diese Art des Kollaps zu bekämpfen. Ein Kollaps vor der Ziellinie ist in den meisten Fällen ein Hitzschlag. Sofortige Kühlung ist dann wichtig. Sprich unter keinen Umständen mit dem Sportler über das nahe Ziel.

Die Zahl der Hitzekollapse nimmt mit dem Trainingsniveau zu. Topathleten weisen das höchste Belastungsniveau auf und erhöhen dadurch ihre Körpertemperatur am meisten.

Die Mehrzahl der Hitzekollapse tritt bei kurzen, hochintensiven Rennen unter warmen und feuchten Begleitumständen auf.

Symptome des Hitzschlages:
- Rektale Temperatur 40 °C oder darüber;
- Der Sportler fühlt sich oft kalt an, weil die Hautdurchblutung vermindert ist;
- Gänsehaut, Kopfweh, Stechen in den Armen, heißer Kopf;
- meist verminderte Schweißproduktion.

Falls der Athlet gleichzeitig dehydriert ist, muss Flüssigkeit zugeführt werden. Wenn diese Flüssigkeitszufuhr nötig ist, sollte dies ausschließlich über eine Infusion erfolgen. Ein Athlet, der noch speien kann, ist nicht dehydriert.

Behandlung des Hitzschlages:
Der Athlet sollte sofort aus dem Hitzebereich entfernt werden. Sofortiges Kühlen einleiten. Eintauchen in ein Bad mit Eiswasser trägt rasch dazu bei, die Körpertemperatur zu senken. Ist dies nicht möglich, dann so viele Eis-Packungen wie möglich auf den Körper legen, ebenso in den Nacken, unter die Achseln und im Leistenbereich deponieren oder den Sportler unter eine kalte Dusche setzen. Fange immer mit der Kühlung an, bis die Tempe-

ratur unter 39 °C abfällt. Höre dann mit dem Kühlen auf, damit die Temperatur nicht zu stark absinkt und zu einer Hypothermie führt. Bleib im Quartier und kontrolliere die Temperatur noch während der ersten Stunde.

Wichtige Hinweise für Sporttreibende unter tropischen Bedingungen

- Akklimatisieren Sie sich bereits im Voraus in warmen Räumen. Beginnen Sie rechtzeitig unter Hitzebedingungen zu trainieren!
- Dehydratation ist durch Gewichtskontrolle und Urinkontrolle zu kontrollieren (Häufigkeit des Wasserlassens, Farbe und Menge des Urins)!
- Alkohol und Koffein entziehen Wasser. Vermeiden Sie also diese Getränke!
- Nehmen Sie nur Getränke zu sich, die Sie gewöhnt sind, mit ausreichenden Kohlehydraten und Elektrolyten! Das Getränk sollte hypoton sein.
- Neben Sie ausreichend Salz und Flüssigkeit mit den Mahlzeiten auf!
- Sorgen Sie für eine erholsame Nachtruhe! Schlafen Sie schlecht bei Hitze, dann sorgen Sie für Kühlung via air-conditioning oder Ventilator!
- Schränken Sie die Dauer des Warmmachens ein, wodurch die Körpertemperatur kaum steigt! Wärmen Sie sich im Schatten oder in einem kühlen Raum auf!
- Passen Sie Ihr Trinkverhalten an die Hitze an! Trinken Sie ausreichend! Wählen Sie gute Sportgetränke aus!
- Experimentieren Sie nicht an Ort und Stelle!
- Diagnose Hitzschlag: Messen Sie immer die Rektaltemperatur!
- Denken Sie bei Kollaps auch an andere Ursachen!

Akklimatisierung an tropische Umweltbedingungen

Ausgangsgegebenheiten:

Erfahrener Marathonläufer
Letzter Umschlagpunkt: HF 174
Regenerationstraining: HF 140 bis 145 (± 13 km/Std.)
Extensive Dauermethode: HF 150 bis 160 (± 14,5 km/Std.)
Intensive Dauermethode: HF 160 bis 170 (± 16 km/Std.)
Stehvermögenstraining: HF 170 bis 180 (± 17,5 km/Std.)
Maximale HF: 185

Ziel

Wettkampf in den Tropen mit zwölf Tagen Anpassungszeit. Äquatorgebiet während feuchter Monsunzeit; keine Sonne, hohe Luftfeuchtigkeit von ± 95 Prozent. Temperaturminimum nachts 24 °C, tagsüber 30 °C bis 37 °C.

Erste Aufzeichnung nach drei Tagen Gewöhnung an das Klima und die Zeitverschiebung mittels kurzer Jogging-Einheiten.

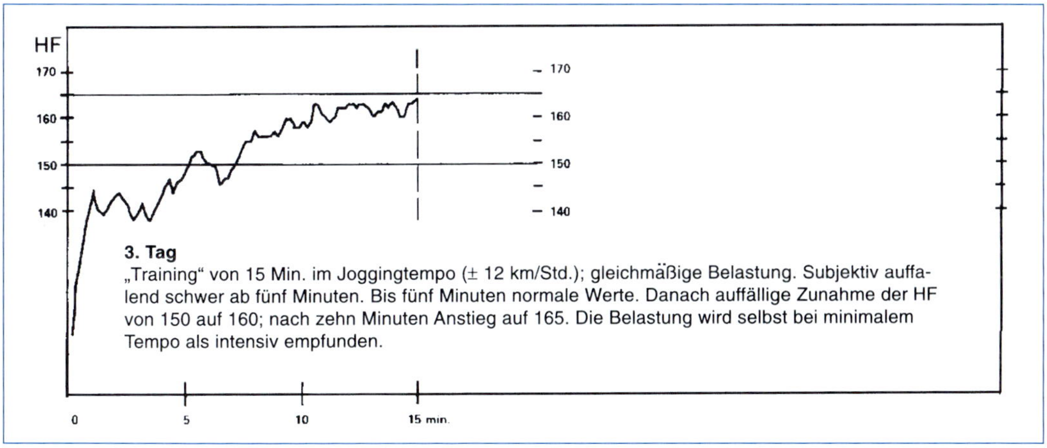

Abb. 40
HF nach 3 Tagen Akklimatisierung.

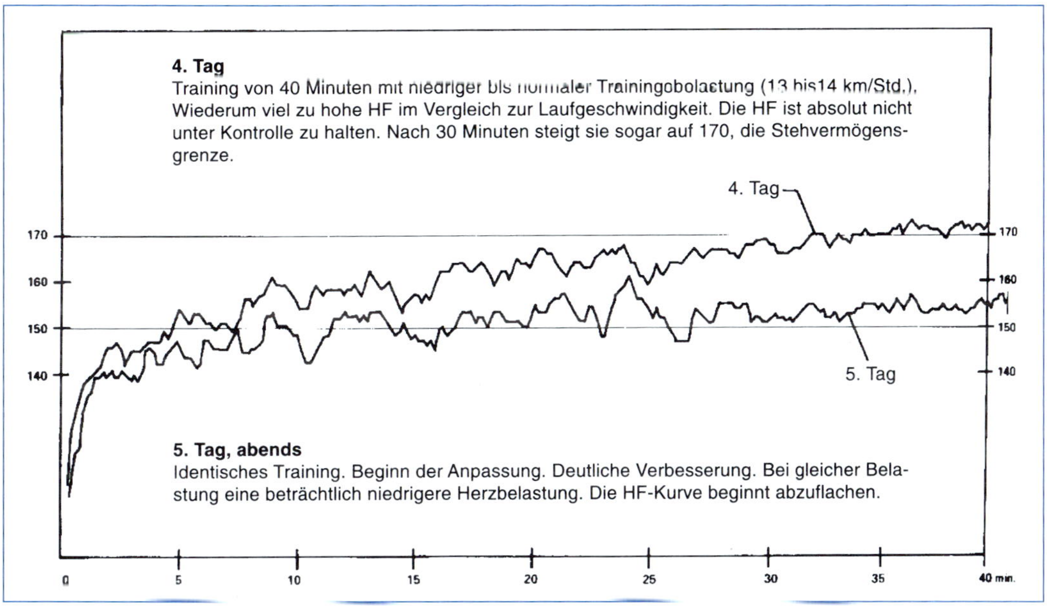

Abb. 41
HF am 4. und 5. Akklimatisierungstag.

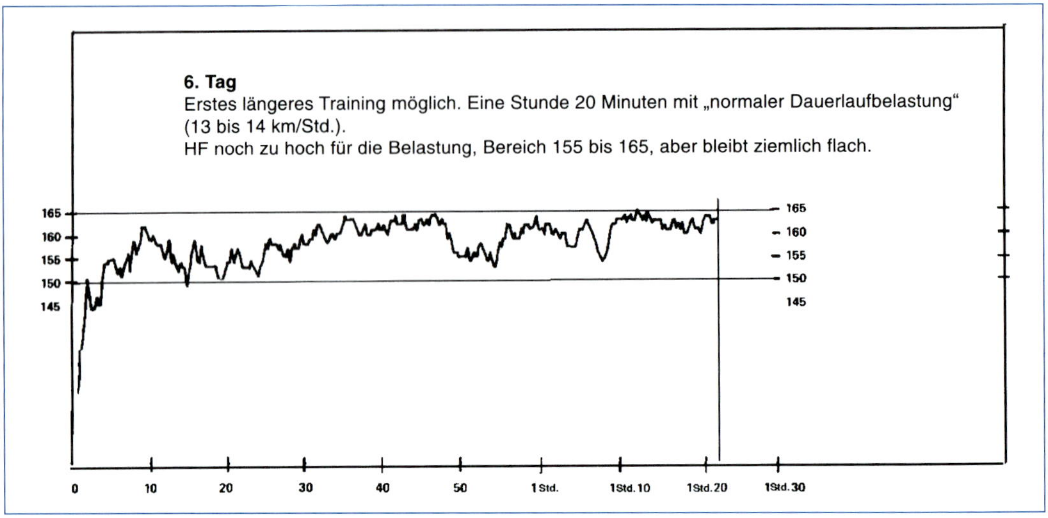

Abb. 42
HF am 6. Tag der Akklimatisierung.

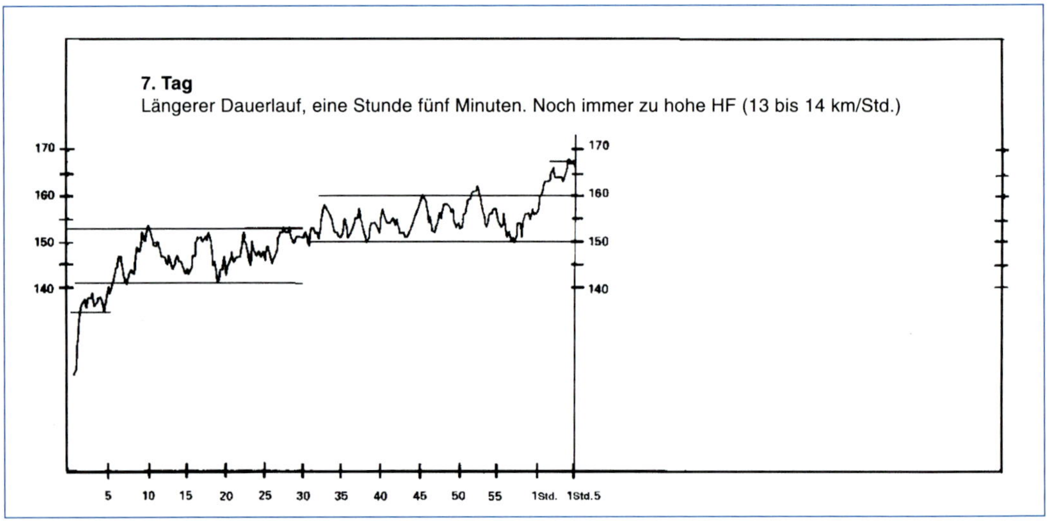

Abb. 43
HF am 7. Akklimatisierungstag.

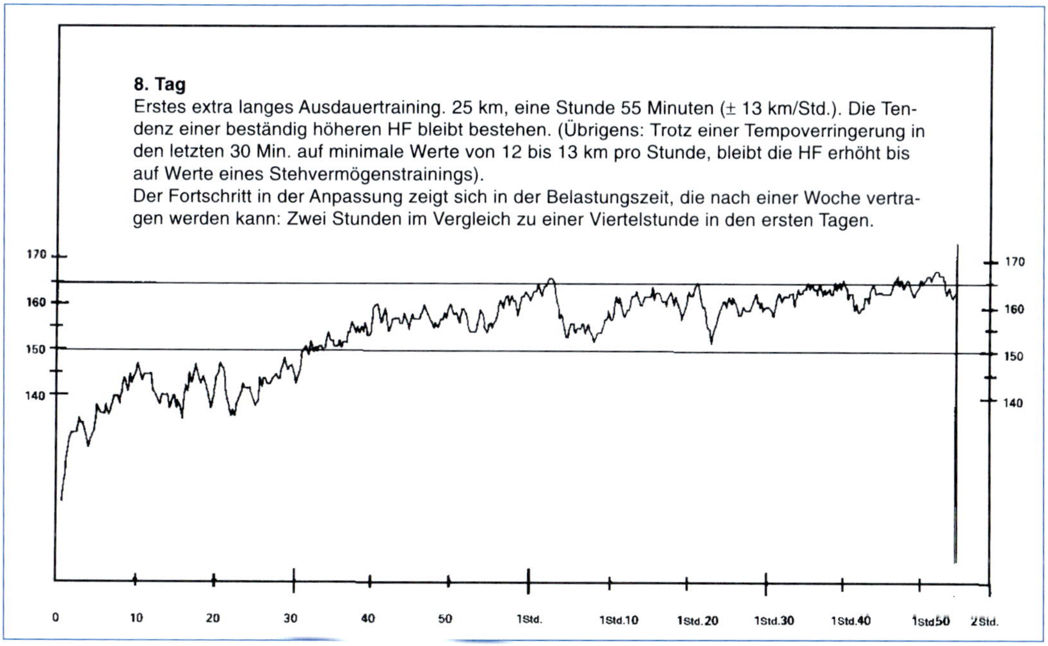

Abb. 44
HF am 8. Akklimatisierungstag.

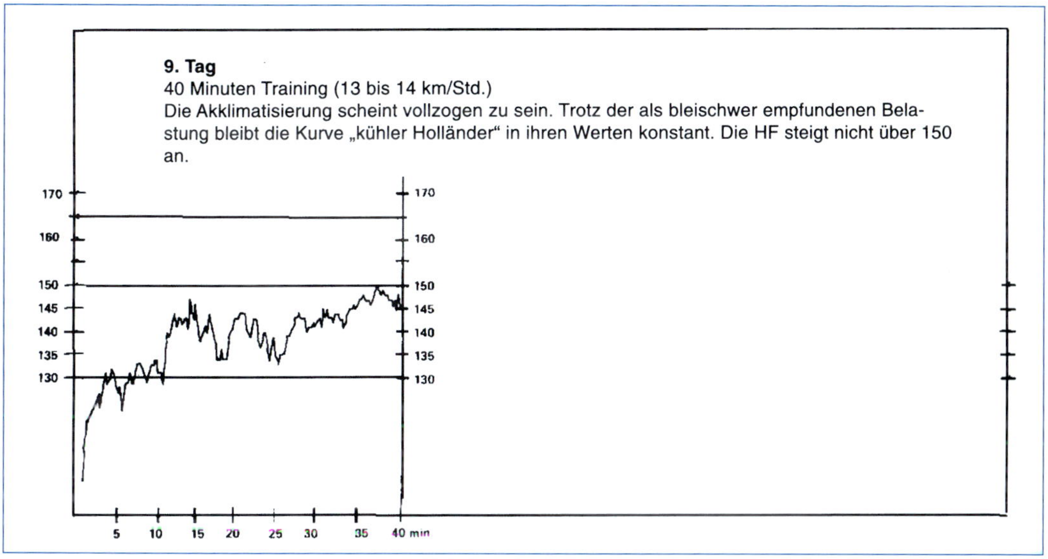

Abb. 45
HF am 9. Akklimatisierungstag.

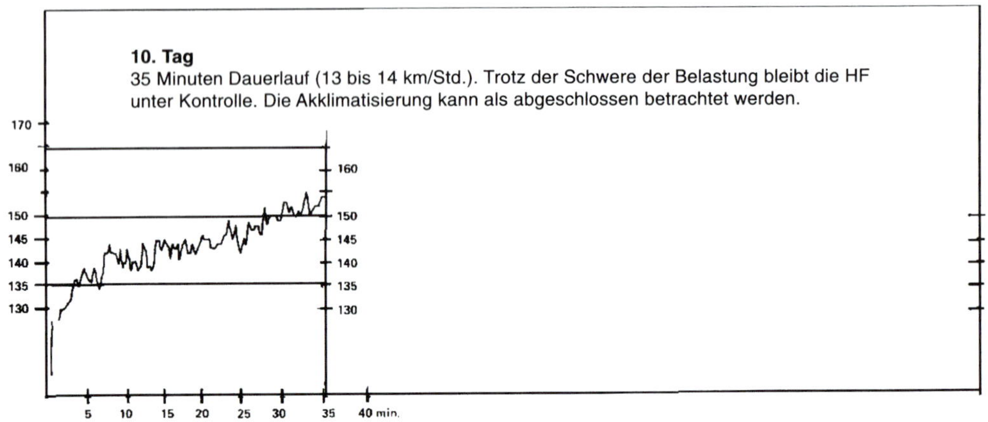

Abb. 46
HF am 10. Akklimatisierungstag.

11. Tag, Ruhetag vor dem Marathonlauf
Auf der Basis der HF-Gegebenheiten von elf Tagen Anpassung, in Verbindung mit der Laufgeschwindigkeit sowie der nicht bekannt hohen Belastung, welche diese erfordert, darf die Wettkampf-HF nicht mehr als 160 betragen, was bedeutet, daß die zu erwartende Laufgeschwindigkeit nicht mehr als vier Minuten pro Kilometer betragen kann.

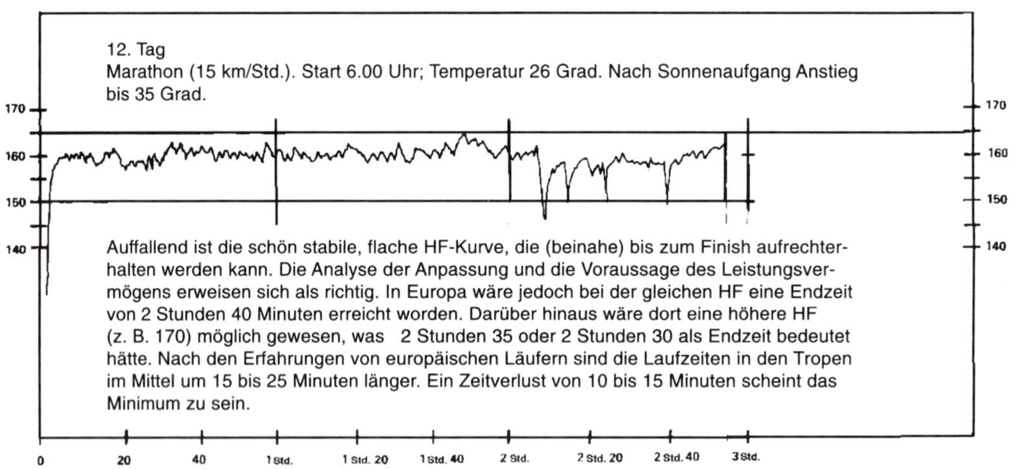

Abb. 47
HF am 12. Akklimatisierungstag.

Schematische Kennzeichen der Akklimatisierung

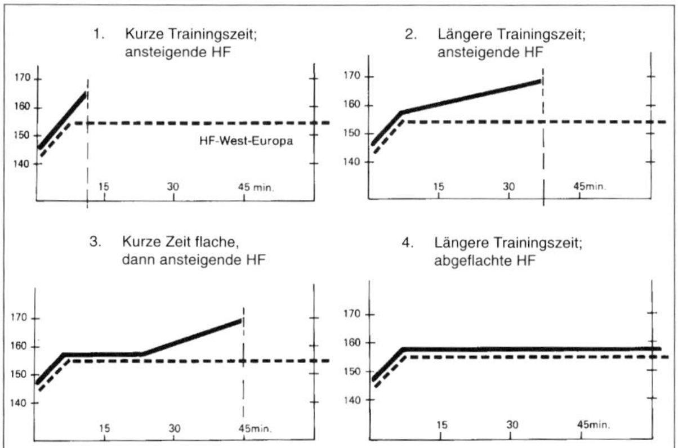

Allgemeine Kennzeichen unter tropischen Umweltbedingungen:
Relativ hohe Belastung bei geringer Laufgeschwindigkeit; auch nach jahrelangem Aufenthalt scheint es nicht möglich, dies zu verbessern.

Abb. 48

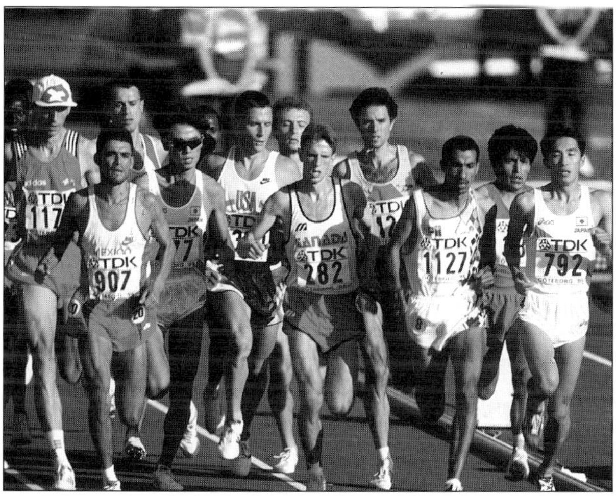

10 000-m-Lauf
Foto: R. Eckert, Bamberg

Flüssigkeitsverlust und Herzfrequenz

Während körperlicher Belastung wird viel Wärme produziert. Schwitzen ist eine wichtige Form der Wärmeabgabe. Übermäßiger Flüssigkeitsverlust kann unangenehme Komplikationen verursachen. Wenn der Flüssigkeitsverlust mehr als drei Prozent des Körpergewichts beträgt, steigt die Körpertemperatur, und es kann eine lebensgefährliche Überhitzung entstehen.

Abbildung 49 gibt die HF während einer Ausdauerbelastung von 70 Prozent der maximalen Sauerstoffaufnahme wieder. Die Temperatur während des Tests war 20 °C. Bei Erschöpfung der Läufer wurde der Test abgebrochen. Nichttrinken während der Anstrengung verursachte eine höhere HF. Der Moment der Erschöpfung wurde eine halbe Stunde früher erreicht. Beim Trinken von 250 ml (halbe Trinkflasche) alle 15 Minuten blieb die Herzfrequenz auf einem konstanten Niveau. Die Durchhaltezeit hat durch Trinken bedeutend zugenommen.

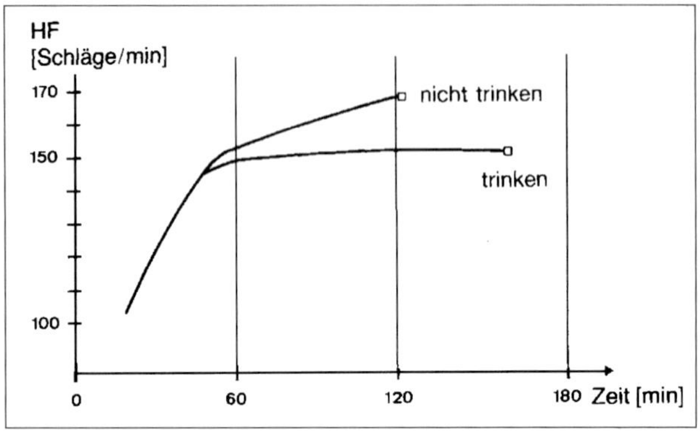

Abb. 49
Einfluss von Flüssigkeitsverlust auf die Herzfrequenz.

Kühlung während der Belastung

Flüssigkeitsverlust wirkt sich nachteilig auf die Leistungsfähigkeit aus. Durch regelmäßiges Trinken kann der Flüssigkeitsverlust kompensiert werden. Auch durch wiederholte Kühlung während der Belastung kann der Flüssigkeitsverlust in warmer Umgebung gebremst werden. Dadurch ist der Leistungsabfall weniger groß.

Aus eigenen Untersuchungen geht deutlich der positive Einfluss von Kühlung während Belastung hervor. Ein und dieselbe Testperson wurde in einem Zeitraum von vier Tagen auf dem Fahrradergometer getestet. Der erste Test ohne Kühlung, der zweite Test mit Kühlung. Die Kühlung bestand aus einem Ventilator und nassen Schwämmen, mit denen der Körper regelmäßig befeuchtet wurde. Die Rahmenumstände während beider Tests waren gleich. Die Temperatur betrug 25 °C, die relative Luftfeuchtigkeit blieb konstant. Die Belastung war gleich. Die Gesamt-Fahrdauer betrug 60 Minuten. Der Verlauf der HF-Kur-

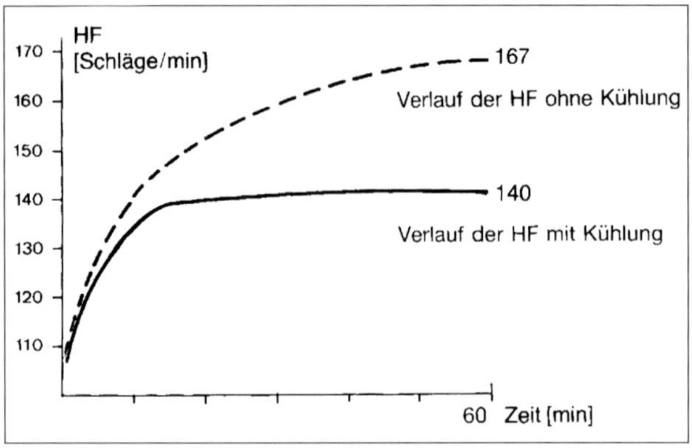

Abb. 50
Einfluss von Kühlung auf die Herzfrequenz.

ve ergab einen deutlichen Unterschied. Beim Test ohne Kühlung steigt die HF allmählich von 135 auf 167 Schläge pro Minute. Während des Tests mit Kühlung stellt sich die HF auf ein Niveau von 140 Schlägen pro Minute ein (siehe Abb. 50). Durch Kühlung kann die Anstrengung länger durchgehalten werden.

Kühlung beim Radfahren oder Laufen

Die Fahrgeschwindigkeit ist größer als die Laufgeschwindigkeit. Während des Fahrradfahrens ist die Luftkühlung also größer. Das ist günstiger für die Leistung, speziell bei warmem Wetter. Die Probleme des Langstreckenläufers sind bei warmem Wetter größer als beim Radrennfahrer. Die geringe Laufgeschwindigkeit ist parallel mit der geringen Kühlung. Vermehrter Flüssigkeitsverlust mit vielen unangenehmen Begleiterscheinungen ist die Folge. Zu schnelles Kühlen mit zu kaltem oder zu viel Wasser hat eine gegenteilige Wirkung. Die Blutgefäße in der Haut kontrahieren sich, wodurch überflüssige Wärme nicht mehr abgegeben werden kann.

Die beste Methode, um die frühzeitige Erschöpfung während einer Anstrengung bei Hitze zu vermeiden, ist regelmäßiges Trinken und regelmäßiges Benässen des Körpers mit einem Schwamm.

HF und Ernährung

Mit guter Ernährung kann im Ausdauersport eine bedeutende Verbesserung des Leistungsvermögens erzielt werden. Diese Verbesserung zeigt sich durch eine Senkung der HF bei gleichbleibender Belastung. Die Leistungsverbesserung beträgt bis zu sieben Prozent.

Aus Abbildung 51 geht hervor, dass bei Aufnahme von 200 g Glukose die HF während des ganzen Tests niedrig bleibt. Wenn die Belastung länger dauert, wird der Unterschied mit der Testgruppe, die keine zusätzliche Glukose zu sich nimmt, immer größer. Die Belastungsintensität während dieses Tests ist 70 Prozent der VO_2-max. Die Leistungsverbesserung beträgt sieben Prozent.

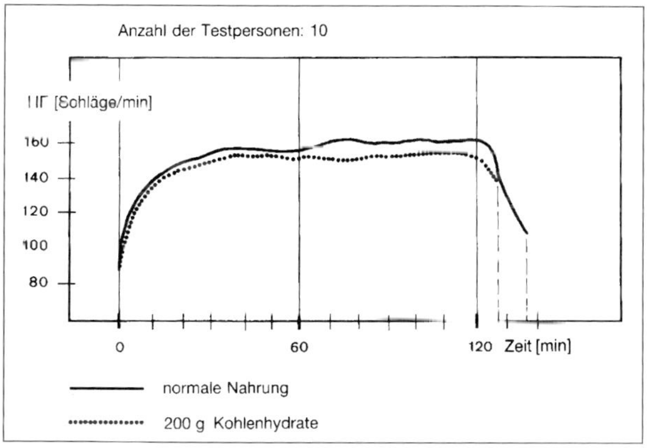

Abb. 51
Verlauf der Herzfrequenz bei einer Belastung von zwei Stunden auf dem Fahrradergometer.

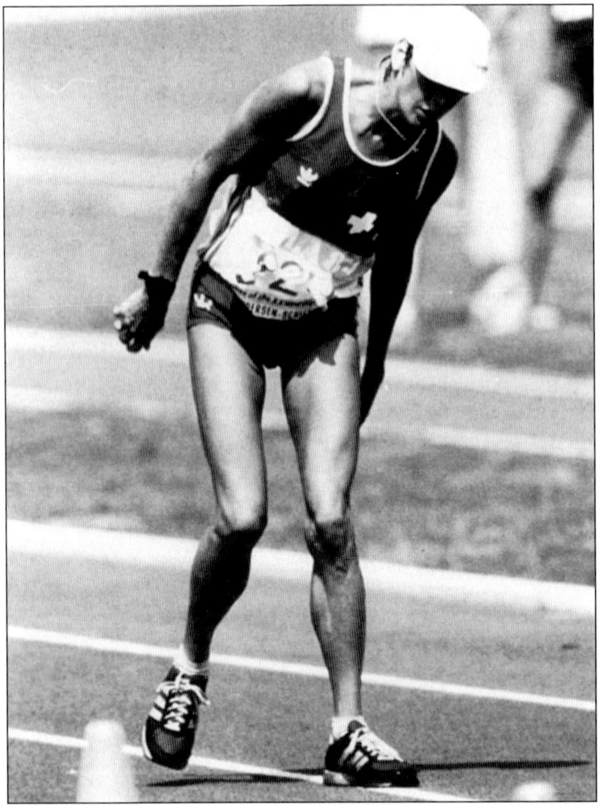

Das bereits symbolisch gewordene Bild von Gabriele Andersen-Scheiss (Schweiz) im Zustand völliger Dehydrierung und mit massiven Koordinationsstörungen am Ende des Marathons bei den Olympischen Spielen von Los Angeles 1984.

Die durchschnittliche HF bei „normaler Ernährung“ = 156 ± 10/min
Die durchschnittliche HF bei 200 g Kohlehydrate = 145 ± 9/min

HF und Höhe

In den ersten Stunden nach Ankunft in der Höhe erniedrigt sich die HF in Ruhe, danach kommt es zu einem Anstieg. Bei 2000 m beträgt dieser zehn Prozent, bei 4500 m 50 Prozent, ausgehend von der individuellen Ruheherzfrequenz auf Meereshöhe.

Nach Ablauf von einigen Tagen (abhängig von der erreichten Höhe) fällt die HF wieder auf ihre normalen Ruhewerte ab und in vielen Fällen sogar unter die Ausgangswerte.

Das Erreichen der individuellen Ruhe-HF in der Höhe ist ein Zeichen für eine gute Akklimatisation.

Da sich die Herzfrequenz problemlos ermitteln lässt, ist auf einfache Weise das Ausmaß der Akklimatisation festzustellen. Für alle, die einige Zeit in großer Höhe verbringen, ist es ratsam, folgende einfache Kontrollmethode zu verwenden:

1. Ermittle während einiger Wochen vor der Abreise den Morgenpuls, um auf diese Weise die individuellen Werte zu bestimmen.
2. Ermittle während des Höhenaufenthalts täglich auf die gleiche Art die HF, um auf diese Weise das Ausmaß der Akklimatisation abschätzen zu können.

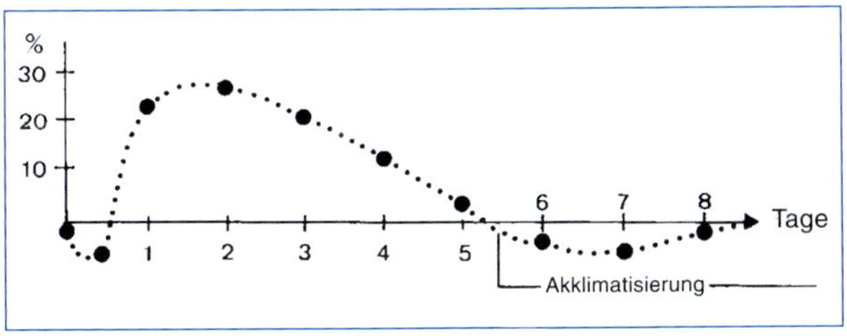

Abb. 52
Verlauf der Ruheherzfrequenz (nach Berghold 1982).

HF und Medikamente

Verschiedene Medikamente haben Einfluss auf die HF. Die bekanntesten sind die Betablocker. Diese Betablocker werden speziell bei Bluthochdruck und Angina pectoris verordnet. Sie senken die Ruhe-HF und auch die maximale HF. (Angina pectoris: Brustschmerzen, die meistens während körperlicher Anstrengung durch Verengung der Herzkranzgefäße entstehen.)

Bei Einnahme von Betablockern kommt es zu einer Senkung der Ausdauerleistungsfähigkeit von ungefähr zehn Prozent. Die Betablocker werden bei bestimmten Sportarten als Doping benutzt, z. B. haben sie beim Schießsport einen leistungsbegünstigenden Einfluss. Nervöses Zittern der Hände wird durch diese Mittel unterdrückt.

HF und Jetlag

Durch das Überfliegen von Zeitzonen wird der Tages- und Nachtrhythmus gestört. Die meisten Prozesse im Körper werden durch den Tag- und Nachtrhythmus beeinflusst. Eine Störung dieses Rhythmus kann das körperliche Leistungsvermögen einige Tage beeinträchtigen. Reisen in Richtung Westen werden besser vertragen als Reisen in Richtung Osten. Als Faustregel gilt, dass pro Stunde Zeitverschiebung ein Tag Akklimatisierung benötigt wird. Demnach beträgt bei einer Zeitverschiebung von 7 Stunden die Anpassungszeit etwa eine Woche. Im Zeitabschnitt vor der Reise kann man schon einige Stunden gewinnen durch extra spät oder früh zu Bett gehen.

Übernehmen Sie nach der Ankunft direkt den Tag-Nacht-Rhythmus von der neuen Umgebung. Kurze Schlafperioden zwischendurch verzögern die Anpassung.

Das Training muss zeitlich angepasst werden. Wenn Sie trotz Müdigkeit wie gewohnt durchtrainieren, dann kann Übertraining die Folge sein. Mit Hilfe der HF-Messung kann die Anpassung kontrolliert werden.

In der Akklimatisierungsperiode ist die HF sowohl während der Ruhe- als auch während der Belastungsperiode höher. Bei der Wiedereinstellung der HF auf das alte Niveau ist die Anpassung beendet und es kann wieder wie gewohnt trainiert werden.

HF und Infektionskrankheiten

Akute Infekte kommen häufig vor und auch Sportler sind in ihrer Sportlerlaufbahn öfter davon betroffen. Es ist erstaunlich, dass diese einfachen, häufig vorkommenden banalen Krankheiten regelmäßig große Probleme verursachen. In der Sportwelt geht man oft nicht in der richtigen Weise damit um. Der Sportler denkt stets, dass es schon nicht so schlimm sein wird. Er neigt deshalb dazu, die Symptome und Signale der Erkrankung zu negieren und zu bagatellisieren. Wenn immer es geht, trainiert er wie gewohnt weiter. Das Begleitteam des Sportlers – die Trainer, die Sponsoren, die Versorger und die Ärzteschaft sieht es im Allgemeinen lieber, dass der Sportler weitermacht, anstatt sich die so notwendige Schonung aufzuerlegen. Diese Mechanismen sorgen dafür, dass eine nicht unerhebliche Zahl an Sportlern eine ganze Saison verliert durch das nicht Auskurieren einer einfachen Grippe.

Für einen Sportler kann ein Infekt katastrophale Folgen haben. Der Büroangestellte, der Verkäufer oder Sportjournalist kann bei einer kräftigen Erkältung wie gewohnt durcharbeiten, aber eine sportliche Leistung ist unter diesen Umständen nicht realisierbar. Stets sinkt – auch bei einer nicht allzu schweren Erkältung – das allgemeine Leistungsvermögen um etwa 20 % ab. Es ist daher auch ungerechtfertigt, Sportler mit dem Prädikat „Versager" zu belegen, wenn sie in einem Wettkampf auf Grund einer Erkältung nicht ihre Leistung bringen. Im allgemeinen sollten Sportler besser daran tun, sich bei Infektionserkrankungen rechtzeitig zu erholen und die Sportaktivität einzustellen oder zumindest drastisch zu reduzieren. Dadurch kann sich der Körper wieder ausreichend erholen. Ein Wettkampf oder ein forciertes Training während eines Infektes hat mehr schlechte als gute Auswirkungen. Bei Fieber ist ein vollständiges Sportverbot notwendig. Während akuten Infekten, vor allem wenn diese mit Fieber einhergehen, steigt die Herzfrequenz um 10 bis 15 Schläge/min an.

Auch in der Wiederherstellungsperiode nach einer Infektionskrankheit ist die Ruheherzfrequenz erhöht. Aber auch die HF während submaximaler Belastungen zeigt ein anderes Verhaltensmuster auf als normal.

Machen Sie zur Kontrolle einige HF-Kurven zu einem Zeitpunkt guter Gesundheit und eines guten Trainingszustandes. Machen Sie diese HF-Registrierung unter gleichen Rahmenbedingungen. Ein Radrennfahrer kann dafür ein Ergometer auswählen, für Läufer ist ein Laufband ideal. Die äußeren Umstände wie Temperatur und Gegenwind sind damit konstant. Machen Sie z. B. 3 Standard-Registrierungen von 10 Minuten bei einer HF von 130, 140 und 150 Schlägen pro Minute.

Registrieren Sie die Strecke und die Geschwindigkeit, die Sie dabei erreichen.

Während Infektionskrankheiten ergeben sich abweichende HF-Messungen, die erkennen lassen, dass das Leistungsvermögen vermindert ist. Wenn die Leistung deutlich unter dem vorherigen Niveau liegt, dann ist der Infekt noch ungenügend auskuriert. Das Trainingsprogramm muss dementsprechend angepasst werden.

Wenn die HF-Kurven sich wieder normalisiert haben und sich der Sportler wieder besser fühlt, dann kann das Training wieder aufgenommen werden. Das Training muss wieder allmählich gesteigert werden. Auch hier lehrt uns die Praxis, dass oft wieder zu schnell und zu hart trainiert wird, mit dem Resultat von Übertraining, Verletzungen und Enttäuschungen.

Bei Wiederaufnahme des Trainings nach einer Infektionskrankheit darf nur mit einer Intensität trainiert werden, die dem Wiederherstellungsprozess dienlich ist und somit ein ruhiges Ausdauertraining beinhaltet. Wenn dies ohne Probleme funktioniert – vergleichen Sie dafür HF-Messungen, die unter vergleichbaren Umständen gemacht wurden – dann kann allmählich die Intensität und die Dauer des Trainings erhöht werden.

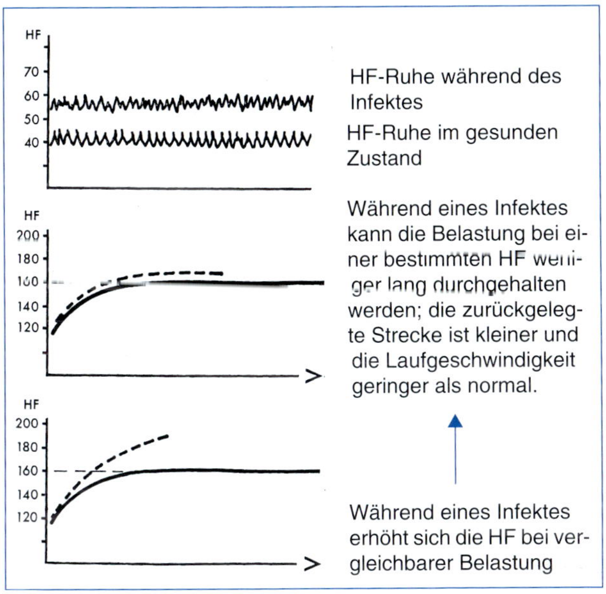

Abb. 53
HF-Kurven bei Infekten.

Der Umschlagpunkt

Der Test von Conconi

Conconi hat eine Methode entwickelt, mit der die anaerobe Schwelle ohne Laktatbestimmung, also ohne Blutentnahme bestimmt wird: die sogenannte unblutige Bestimmung der anaeroben Schwelle nach der Methode *Conconis*.

Der Umschlagpunkt oder die Umschlag-HF können definiert werden als diejenige HF, oberhalb derer die Milchsäureproduktion in zunehmendem Maße ansteigt. Der Milchsäuregehalt beim Umschlagpunkt liegt durchgehend etwa bei 4 mmol Laktat/l. Die Belastungsintensität im Bereich des Umschlagpunktes kann lange durchgehalten werden. Die Produktion und die Eliminierung von Milchsäure ist in diesem Bereich im Gleichgewicht. Aus den Publikationen von Conconi geht hervor, dass eine enge Korrelation zwischen der anaeroben Schwelle und dem Umschlagpuls besteht.

Die anaerobe Schwelle beinhaltet, dass bei Belastungen oberhalb dieses Niveaus ein starker Anstieg des Milchsäuregehalts erfolgt. Der Milchsäuregehalt im Bereich der anaeroben Schwelle liegt bei etwa 4 mmol/l.

Der Test von *Conconi* verläuft wie folgt (*Conconi* benutzte bei seinen Tests gut trainierte Athleten): Während eines Feldtests wurde ein standardisiertes Protokoll der HF und der Laufgeschwindigkeit erstellt. Einem umfassenden Warmlaufen von 15 bis 30 Minuten folg-

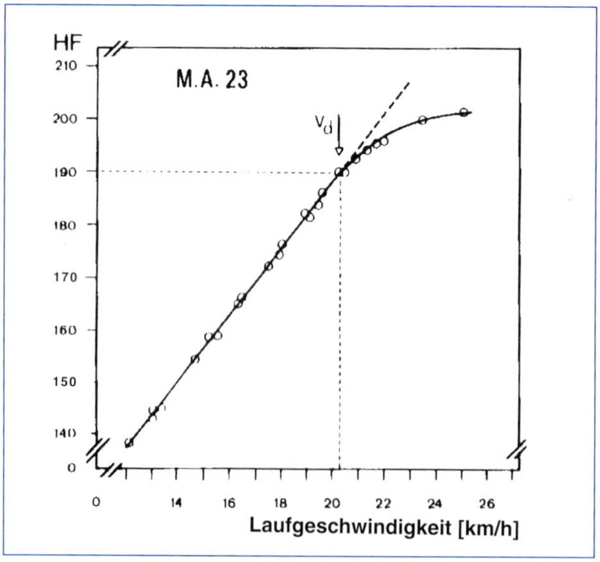

Abb. 54
Zusammenhang zwischen Laufgeschwindigkeit und Herzfrequenz bei einem Langstreckenläufer. Bestzeit über 10 km: 29:04 min.

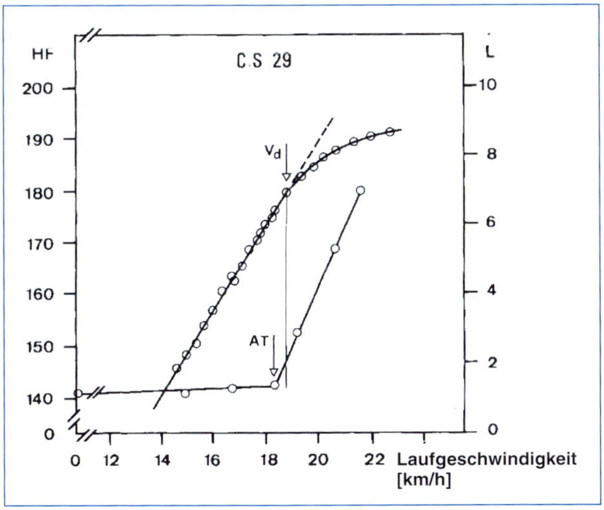

Abb. 55
Zusammenhang zwischen LG-HF-Kurve und Blutlaktatkonzentration bei verschiedenen Geschwindigkeiten. AT = Anaerobe Schwelle.

te ein ununterbrochener Dauerlauf. Während dieses Dauerlaufes wird regelmäßig die Laufgeschwindigkeit progressiv erhöht, jedoch nicht mehr als 0,5 km pro Stunde. Nach dieser Geschwindigkeitserhöhung wird dieses neue Tempo konstant weiter gelaufen. Während der jeweils letzten 50 m wird die HF registriert. Durch die gleichzeitige Registrierung der Laufzeiten kann die Laufgeschwindigkeit berechnet werden. Die zum Schluss erreichte Geschwindigkeit beträgt, je nach Trainingszustand, zwischen 18 und 25 km pro Stunde.

Der nichtlineare Anteil der Laufgeschwindigkeit-HF-Kurve kann am besten dadurch bestimmt werden, dass alle 200 m die Laufgeschwindigkeit erhöht wird. Mit dieser Art Protokoll ist die Anzahl an Messpunkten oberhalb des Umschlagpunktes ausreichend groß, wodurch sich am besten eine Verlaufskurve konstruieren lässt.

Diese Kurve verläuft in Abb. 54 linear bis zur HF 190 bzw. zur Laufgeschwindigkeit 21,1 km/Std. Bei einer höheren Laufgeschwindigkeit erfolgt ein Abbiegen der Kurve. Für den hier gezeigten Athleten liegt der Umschlagpuls bei 190 Schlägen/min. Seine Laufgeschwindigkeit beim Umschlagpunkt – sie wird auch V4-Geschwindigkeit genannt – beträgt 21,1 km/Std.

Die linke Kurve von Abb. 55 gibt die Beziehung zwischen Laufgeschwindigkeit und HF wieder. Die rechte Kurve stellt die Beziehung zwischen Laufgeschwindigkeit und Laktat dar. Der Knick in der HF-Kurve ist der Umschlagpunkt. Dieser stimmt mit einer bestimmten Laufgeschwindigkeit überein. Der Knick in der Laktatkurve ist die anaerobe Schwelle. Aus Abb. 55 geht hervor, dass die anaerobe Schwelle und der Umschlagpunkt bei nahezu derselben Laufgeschwindigkeit liegen. Bei gut trainierten Athleten liegt die HF beim Umschlagpunkt 5 bis 20 (im Mittel 10,6) Schläge/min tiefer als die maximale HF. Bei Untrainierten ist die HF beim Umschlagpunkt 20 bis 27 Schläge/min tiefer als die HF-max.

Wenn dieser Feldtest nach einigen Tagen bei der gleichen Person wiederholt wird, dann werden die gleichen Resultate gefunden. Der Test von Conconi ist demnach gut reproduzierbar (reliabel).

Veränderung der Laufgeschwindigkeits-HF-Kurve

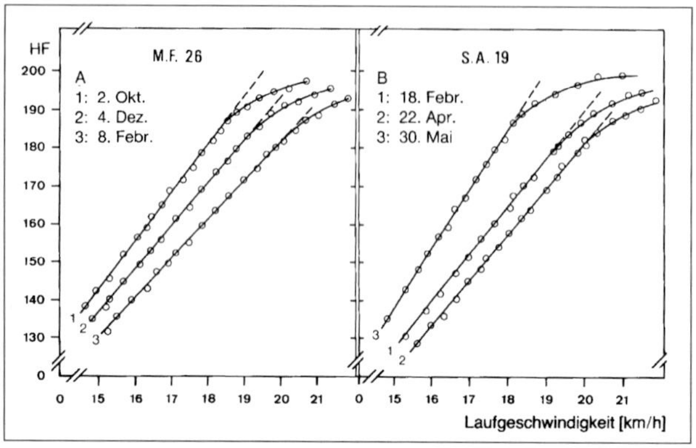

Abb. 56
Einfluss von Trainingszustand, Übertraining auf die LG-HF-Kurve.

Nach einer Trainingsperiode sehen wir bei beiden Läufern eine Veränderung der Kurven. Bei der Verbesserung des Trainingszustandes kommt es zu einer Rechtsverschiebung der Kurve. Die dritte Untersuchung bei S. A. (B) am 30. Mai wurde einige Tage vor dem Ausbruch des Pfeifferschen Drüsenfiebers gemacht. Die Kurve lässt ein verschlechtertes Leistungsvermögen erkennen. Bei Veränderung des Trainingszustandes, bei Übertraining und bei Infektionen entsteht eine veränderte Conconi-Kurve.

Zusammenfassend lässt sich sagen:
Der lineare Zusammenhang zwischen LG und HF geht bei hoher Geschwindigkeit verloren. Es gibt einen deutlichen Zusammenhang zwischen V_d und AT (anaerobe Schwelle). Eine Erhöhung der Geschwindigkeit über V_d und AT geht parallel mit einer schnellen Zunahme der Milchsäurekonzentration. Die Anreicherung der Milchsäure ist ein Hinweis auf Engpässe in der aeroben Energiebereitstellung. Die anaerobe Energiebereitstellung kommt als eine Art Notsystem zu Hilfe. Durch die Methode von *Conconi* kann man auf unblutige Weise beim Läufer die AT feststellen. Der Umschlagpunkt kann verwendet werden, um die Trainingsintensität exakt zu dosieren.

Es besteht eine enge Verbindung zwischen Laufgeschwindigkeit beim Umschlagpunkt und der Laufgeschwindigkeit während eines 5 000-m-Laufes, dem Marathon und dem Ein-Stunden-Lauf. Während eines Ein-Stunden-Lauf-Wettkampfes ist die Laufschnelligkeit fast genau identisch mit der beim Umschlagpunkt.

Während des 5 000-m-Laufes liegt die Laufgeschwindigkeit über der des Umschlagpunktes. Während der 5 000 m wird fortlaufend eine extra Leistung des anaeroben Systems erbracht, wodurch die Laufgeschwindigkeit über der Laufgeschwindigkeit beim Umschlagpunkt liegt. Der Anteil des anaeroben Systems während des 5 000-m-Laufes liegt bezüglich der Energiebereitstellung bei etwa 10 Prozent.

Während des Marathonlaufes liegt die Laufgeschwindigkeit deutlich unter der Laufgeschwindigkeit beim Umschlagpunkt. Aus eigenen und aus internationalen Untersuchungen geht hervor, dass die Laufschnelligkeit während des Marathonlaufes 95 % von der Laufgeschwindigkeit am Umschlagpunkt beträgt.

Praktische Durchführung des Conconi-Tests

Es wird mit einem Aufwärmen von 15 bis 20 Minuten gestartet, danach beginnt der Test. Gelaufen wird auf einer 400-m-Bahn. Die Anfangsgeschwindigkeit ist niedrig. Alle 200 m wird die Laufgeschwindigkeit erhöht, alle folgenden 200 m wird ungefähr zwei Sekunden schneller gelaufen. Am Ende jeder 200-m-Strecke werden die HF und die Laufgeschwindigkeit gemessen. Die neue Geschwindigkeit wird dann 200 m konstant gehalten. Der Test wird solange durchgeführt, bis der Athlet nicht mehr beschleunigen kann (siehe Abb. 57).

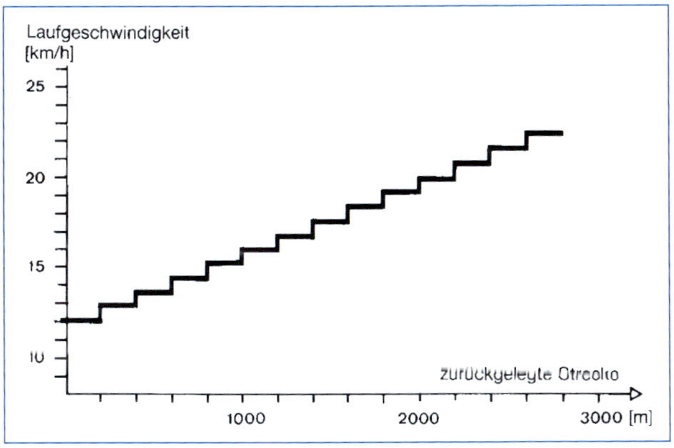

Abb. 57
Stufenförmiger Verlauf der Laufgeschwindigkeit in Relation zur Laufdistanz. Direkt nach jeder 200-m-Strecke wird die Geschwindigkeit erhöht und dann 200 m lang konstant gehalten.

Bei Punkt 1 wird der Test gestartet, bei Punkt 2 bestimmt der Athlet die HF, und der Helfer von Punkt 1 registriert die Zeit für den 200-m-Lauf.

Bei der Rückkehr zu Punkt 1 gibt der Athlet die HF der ersten 200 m und auch die der zweiten 200 m an. Also werden bei Punkt 1 und 2 immer die HF und die Laufgeschwindigkeit registriert.

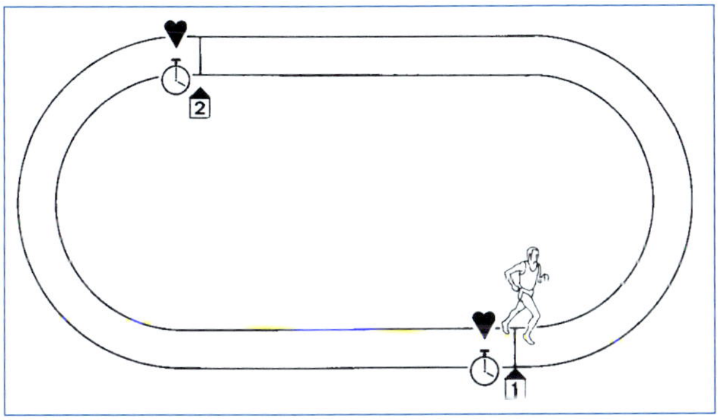

Abb. 58
HF-Registrierung beim Conconi-Test

Ort: ______________ Datum: ______________

Name: ______________ Alter: ______________

Sportart: ______________________________

Zahl	Weg	♥	Zeit	km/h
1	200			
2	400			
3	600			
4	800			
5	1000			
6	1200			
7	1400			
8	1600			
9	1800			
10	2000			
11	2200			
12	2400			
13	2600			
14	2800			
15	3000			
16	3200			
17	3400			
18	3600			

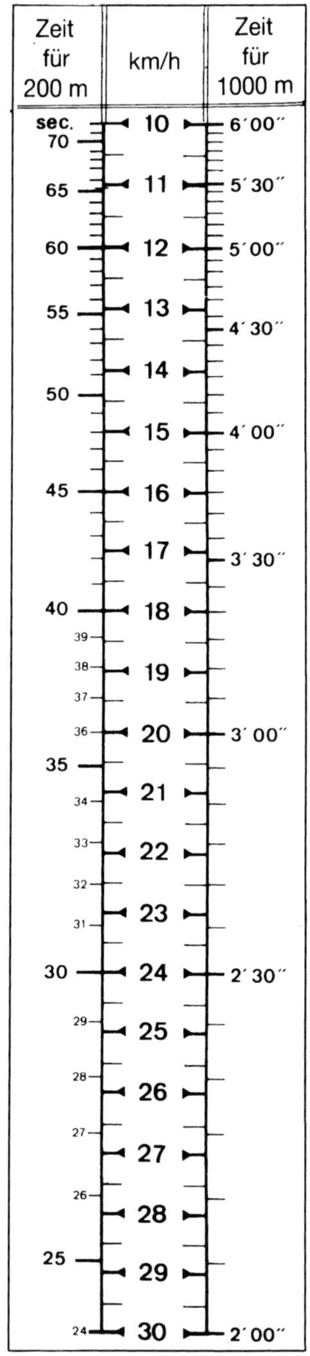

Tab. 22
Musterprotokoll für den Conconi-Test. Zahl: Anzahl der gelaufenen 200 m. Weg: Zurückgelegte Strecke. Zeitnahme: 200-m-Zeit. Mit Hilfe der Umrechnungstabelle (rechts) kann aus der 200-m-Zeit die Geschwindigkeit pro Stunde abgelesen werden.

Anfangsgeschwindigkeit

Die gewählte Anfangsgeschwindigkeit ist abhängig vom Trainingszustand des Athleten. Schlecht trainierte Sportler laufen die ersten 200 m in 70 Sekunden, gut trainierte in 60 Sekunden. Als Faustregel gilt, dass die Laufzeit für alle folgenden 200 m zwei bis drei Sekunden schneller gewählt wird. Bei Testbeginn wird alle 200 m zwei bis drei Sekunden schneller gelaufen, am Ende alle 200 m ein bis zwei Sekunden.

Geräte

Für die Durchführung der Tests benötigt man: HF-Registriergerät, Stoppuhr, Protokollbogen, Schreibzeug und eine 400-m-Bahn.

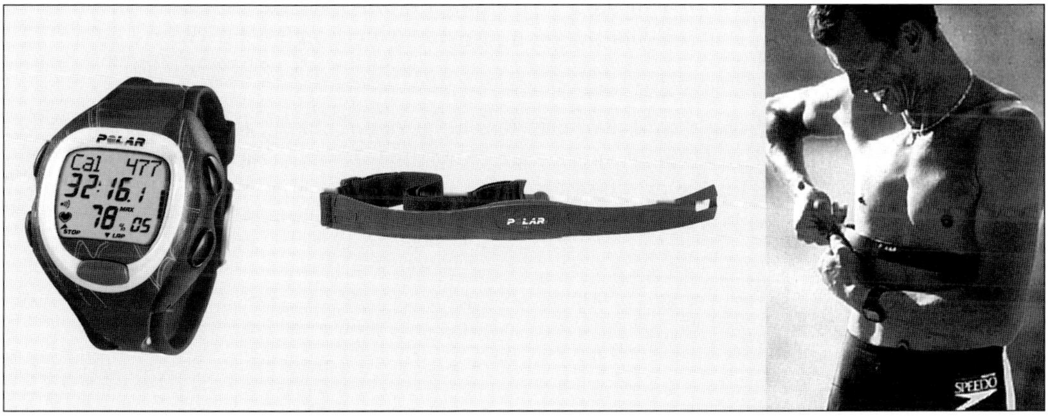

Polar HF-messer S 210 und T31 Brustgurt

Praktische Ausführung

Der Athlet startet von Punkt 1, wo auch sein Helfer steht. Bei Punkt 2 liest der Athlet seine HF ab (siehe Abb. 55). Er kann dann sofort für die nächsten 200 m beschleunigen. Der Helfer misst die Zeit für die 200 m. Bei Wiederankunft am Punkt 1 ruft der Athlet seine HF für die ersten und zweiten 200 m. Diese HF-Werte werden vom Helfer notiert (siehe Abb. 58). Wenn das Protokoll auf diese Weise angefertigt wird, beträgt die Zahl der registrierten Werte 12 bis 16. Die gesamte Laufzeit beträgt zehn bis zwölf Minuten bei einer Laufstrecke zwischen 2 400 und 3 200 m.

Auswertung der Testresultate

Die Zeit der 200 m wird umgerechnet auf die Laufgeschwindigkeit in Kilometer pro Stunde (km/h).
Die Umrechnungsformel hierfür lautet: Geschwindigkeit = 720/t.
t = Laufzeit pro 200 m in Sekunden. Mit Hilfe der Umrechnungstabelle kann die Geschwindigkeit abgelesen werden.

Protokoll

Zählung: Anzahl absolvierter 200-m-Strecken
Weg: zurückgelegte Strecke
Zeit: 200-m-Zeiten

Aus der Umrechnungsskala rechts kann aus der 200-m-Zeit die Geschwindigkeit pro Stunde abgelesen werden.

Beispiel: Die 200-m-Zeit beträgt 50 Sekunden. Gelaufen wird mit einer Geschwindigkeit von 14,4 km/h. Die min/km-Tabelle gibt die Zeit pro km, die mit der gelaufenen Geschwindigkeit übereinstimmt.

Auf Millimeterpapier wird die Grafik aufgezeichnet. Auf der vertikalen oder y-Achse wird die HF aufgetragen. Auf der horizontalen oder x-Achse wird die Geschwindigkeit in km/h notiert. Die HF und die Laufgeschwindigkeit werden eingetragen. HF-Werte unter 120 werden nicht berücksichtigt.

Wenn alle Punkte eingezeichnet sind, wird die Kurve gezogen. Das Erkennen des Knicks erfordert etwas Erfahrung. Ein Hilfshinweis dabei: Der Knick befindet sich normalerweise bei HF von 210 minus Alter. Der Knick stimmt mit der anaeroben Schwelle überein (siehe Abb. 59). Nach dem Test ist also bekannt, welche HF oder Laufgeschwindigkeit mit der anaeroben Schwelle übereinstimmt.

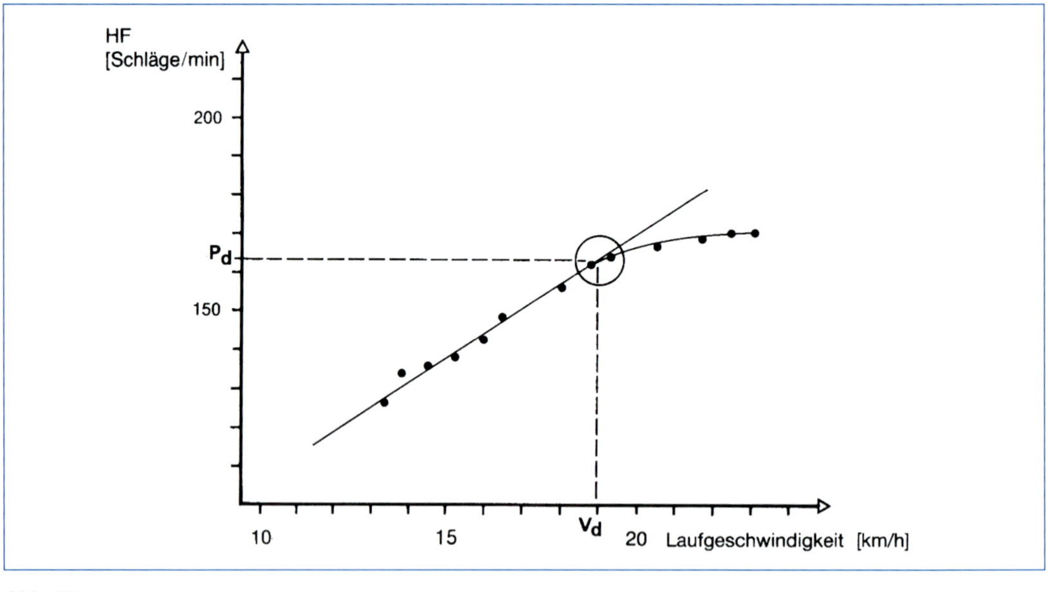

Abb. 59
Die Herzfrequenz in Beziehung zur Laufgeschwindigkeit in km/h. Die Punkte V_d und P_d stimmen mit der anaeroben Schwelle überein.

Allgemeine Auskunft über den Trainingszustand

Trainingszustand	Laufgeschwindigkeit beim Umschlagpunkt (km/Std.)
Sehr schlecht	9,0
Schlecht	10,0
Ausreichend	12,0
Ausgezeichnet	14,0
Marathonmeister der Schweiz	19,0
Marathon-Weltrekordhalter	23,6

Tab. 23
Trainingszustand und Laufgeschwindigkeit (anaerobe Schwelle)

Trainingsratschläge

Hierbei machen wir Unterschiede zwischen Ausdauerläufen im aeroben Bereich und Tempoläufen im anaeroben Bereich. Die Geschwindigkeit bei V_d = 100 Prozent der Belastungsintensität.

Die Trainingsintensität kann als Prozentsatz der V_d ausgedrückt werden. Aus Abbildung 60 kann für jede Trainingsintensität die zugehörige Geschwindigkeit und HF berechnet werden.

Die verschiedenen Trainingsintensitäten können von der Laufgeschwindigkeit beim Umschlagpunkt abgeleitet werden. Siehe Intensitätstabellen für Bahnlaufen S. 99–102.

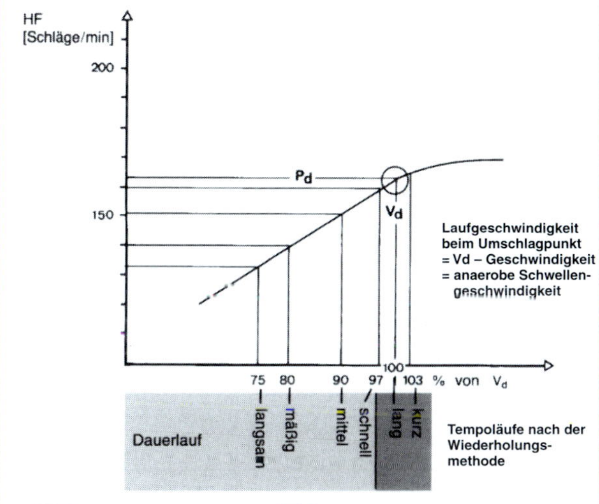

Abb. 60
Bestimmung der zugehörigen Geschwindigkeit und Herzfrequenz aus der Trainingsintensität.

Geschwindigkeit	Intensität [%]	Dauer [min]
Dauerlauf		
Langsam	75	90–120
Mäßig	80	50–90
Mittel	90	30–50
Schnell	97	20–30
Tempoläufe nach der Wiederholungsmethode		
Lang	100	6–12
Kurz	103	3–6

Tab. 24
Allgemeine Trainingshinweise. Beachten Sie: Die Laufgeschwindigkeit beim Umschlagpunkt gilt als 100 %.

Trainingswirksamkeit

Nach einem Monat Training kann der Test unter gleichen Umständen wiederholt werden. Bei Verbesserung der Ausdauerleistungsfähigkeit zeigt die Kurve eine Rechtsverschiebung. Die V_d ist also größer geworden. Hat sich das Ausdauervermögen verschlechtert, und ist die V_d kleiner geworden, dann verschiebt sich die Kurve nach links (siehe Abb. 61).

Der Test von Conconi ist nur sinnvoll, wenn sich der Athlet maximal belasten kann. Die Kondition muss wirklich gut sein, und ein Dauerlauf von 45 Minuten sollte durchgehalten werden können.

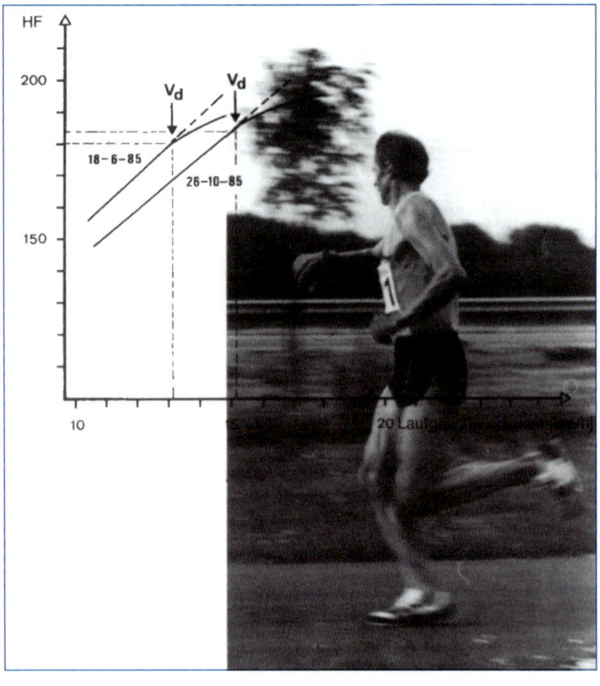

Abb. 61
Veränderung der V_d nach einer Trainingsperiode von drei Monaten.

Lauf-angepasster Test von Conconi

In der Praxis bedarf es einiger Erfahrung, um das Gefühl dafür zu bekommen, alle 200 m etwa 2 Sekunden schneller zu laufen. Aus diesem Grunde wird der Test von Conconi „verbraucherfreundlicher" gemacht, indem ein mit Zeitmarken besprochenes Tonband verwendet wird.

Bedarf:
- eine Laufbahn mit gut sichtbaren Tafeln alle 20 m
- eine Tabelle mit Zeitangaben, die vorgeben, mit welcher Laufgeschwindigkeit eine Markierungstafel passiert werden muss
- ein leichter Walkman mit Kopftelefon
- ein Gummiband, um den Walkman zu befestigen
- ein Tonband mit den entsprechenden Zeitmarken (mit einem einfachen Kassettenrekorder aufnehmbar)
- ein Sporttester PE3000
- Tabellen und Grafiken, um die Daten nach dem Test auszuwerten

Praktische Durchführung

Beginnen Sie mit einem Aufwärmen von 15 bis 20 Minuten. Danach beginnt der Test. Er wird auf einer 400-m-Bahn gelaufen. Die Anfangsgeschwindigkeit ist gering. Nach jeweils 200 m wird die Laufgeschwindigkeit erhöht. Alle 200 m wird 3 bis 1 Sekunde schneller gelaufen.

Testbeginn

Der Athlet, ausgerüstet mit Walkman und Sporttester, startet bei Punkt A. Er läuft mit einem Tempo, das ihm via Kopftelefon vorgegeben wird, so lange, bis er die Kontrolltafeln nicht mehr erreichen kann.

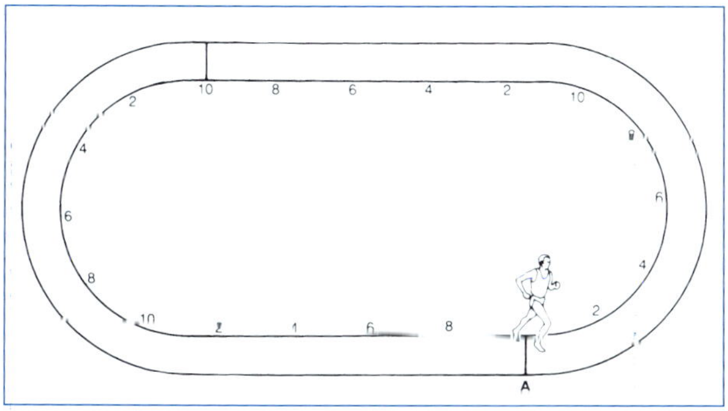

Abb. 62
Eine 400-m-Bahn mit Kontrolltafeln alle 20 m

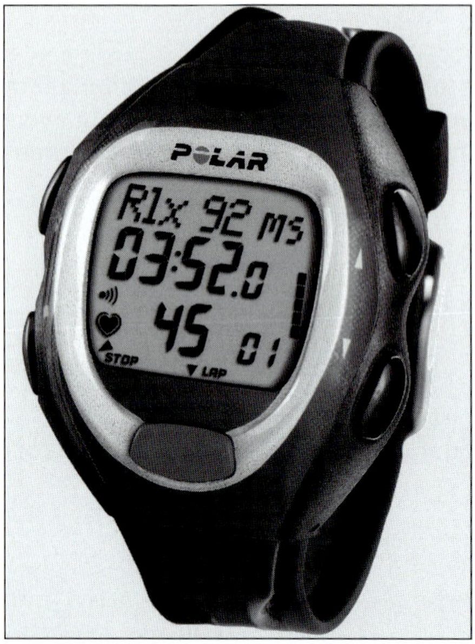

Sporttestuhr: Polar S810; speziell für wissenschaftliche, medizinische und leistungsdiagnostische Untersuchungen konzipiert
Foto: Polar®

Tab. 25
Zeittabelle für die 20-m-Intervalle der verschiedenen Streckenmarkierungen

Zu Beginn des Tests wird alle 200 m 3 bis 2 Sekunden schneller gelaufen. Im weiteren Verlauf des Tests wird alle 200 m 2 bis 1 Sekunde schneller gelaufen

Streckenmarkierung	Zeit	Streckenmarkierung	Zeit	Streckenmarkierung	Zeit	Streckenmarkierung	Zeit
2	6	2	3.47.5	2	6.48.4	2	9.18.4
4	12	4	3.52.4	4	6.52.4	4	9.21.8
6	18	6	3.57.3	6	6.56.5	6	9.25.2
8	24	8	4.02.2	8	7.00.5	8	9.28.6
10	30	10	4.07.1	10	7.04.5	10	9.32.0
2	36	2	4.11.9	2	7.08.5	2	9.35.3
4	42	4	4.16.8	4	7.12.5	4	9.38.7
6	48	6	4.21.7	6	7.16.6	6	9.42.1
8	54	8	4.26.6	8	7.20.6	8	9.45.5
10	60	10	4.31.5	10	7.24.6	10	9.48.9
2	1.05.7	2	4.36.2	2	7.28.4	2	9.52.2
4	1.11.4	4	4.40.8	4	7.32.3	4	9.55.4
6	1.17.1	6	4.45.5	6	7.36.1	6	9.58.7
8	1.22.8	8	4.50.1	8	7.40.0	8	10.02.0
10	1.28.5	10	4.54.8	10	7.43.8	10	10.05.3
2	1.34.2	2	4.59.4	2	7.47.6	2	10.06.5
4	1.39.9	4	5.04.1	4	7.51.5	4	10.11.8
6	1.45.6	6	5.06.7	6	7.55.3	6	10.15.1
8	1.51.3	8	5.13.4	8	7.59.2	8	10.18.3
400	1.57.0	1.200	5.18.0	2.000	8.03.0	2.800	10.21.6
2	2.02.4	2	5.22.4	2	8.06.7	2	10.24.8
4	2.07.8	4	5.26.9	4	8.10.4	4	10.27.9
6	2.13.2	6	5.31.3	6	8.14.0	6	10.31.1
8	2.18.7	8	5.35.7	8	8.17.7	8	10.34.3
10	2.24.1	10	5.40.1	10	8.21.4	10	10.37.4
2	2.29.5	2	5.44.6	2	8.25.1	2	10.40.6
4	2.34.9	4	5.49.0	4	8.28.7	4	10.43.8
6	2.40.3	6	5.53.4	6	8.32.4	6	10.46.9
8	2.45.7	8	5.57.8	8	8.36.1	8	10.50.1
10	2.51.2	10	6.02.3	10	8.39.8	10	10.53.3
2	2.56.3	2	6.06.5	2	8.43.3	2	10.56.3
4	3.01.4	4	6.10.1	4	8.46.8	4	10.59.4
6	3.06.6	6	6.14.9	6	8.50.3	6	11.02.5
8	3.11.7	8	6.19.7	8	8.53.9	8	11.05.6
10	3.16.9	10	6.23.3	10	8.57.4	10	11.08.6
2	3.22.0	2	6.27.5	2	9.00.9	2	11.11.7
4	3.27.2	4	6.31.8	4	9.04.4	4	11.14.8
6	3.32.3	6	6.35.0	6	9.08.0	6	11.17.9
8	3.37.5	8	6.40.2	8	9.11.5	8	11.20.9
800	3.42.6	1.600	6.44.4	2.400	9.15.0	3.200	11.24.0

Testdaten zum Conconi-Test

Zeit	HF	Zeit	HF	Zeit	HF	Zeit	HF	Zeit	HF
0´00´´	101	2´00´´	137	4´00´´	151	6´00´´	164	8´00´´	180
5´´	107	5´´	138	5´´	150	5´´	164	5´´	180
10´´	111	10´´	139	10´´	150	10´´	166	10´´	181
15´´	112	15´´	141	15´´	151	15´´	172	15´´	182
20´´	116	20´´	143	20´´	153	20´´	170	20´´	181
25´´	121	25´´	144	25´´	153	25´´	170	25´´	180
30´´	123	30´´	144	30´´	155	30´´	169	30´´	183
35´´	124	35´´	143	35´´	155	35´´	169	35´´	184
40´´	125	40´´	143	40´´	155	40´´	170	40´´	185
45´´	126	45´´	143	45´´	154	45´´	170	45´´	188
50´´	128	50´´	142	50´´	154	50´´	172	50´´	188
55´´	129	55´´	142	55´´	156	55´´	172	55´´	185
1´00´´	130	1´00´´	142	1´00´´	156	1´00´´	172	1´00´´	185
5´´	132	5´´	143	5´´	155	5´´	178	5´´	186
10´´	132	10´´	143	10´´	156	10´´	175	10´´	187
15´´	131	15´´	143	15´´	158	15´´	175	15´´	187
20´´	131	20´´	144	20´´	157	20´´	175	20´´	175
25´´	131	25´´	145	25´´	158	25´´	175	25´´	188
30´´	131	30´´	146	30´´	159	30´´	177	30´´	188
35´´	132	35´´	146	35´´	162	35´´	177	35´´	188
40´´	133	40´´	146	40´´	163	40´´	177	40´´	188
45´´	136	45´´	147	45´´	164	45´´	178	45´´	188
50´´	136	50´´	148	50´´	165	50´´	178	50´´	188
55´´	137	55´	150	55´´	166	55´´	180	55´´	188

Conconi-Test-Kurve

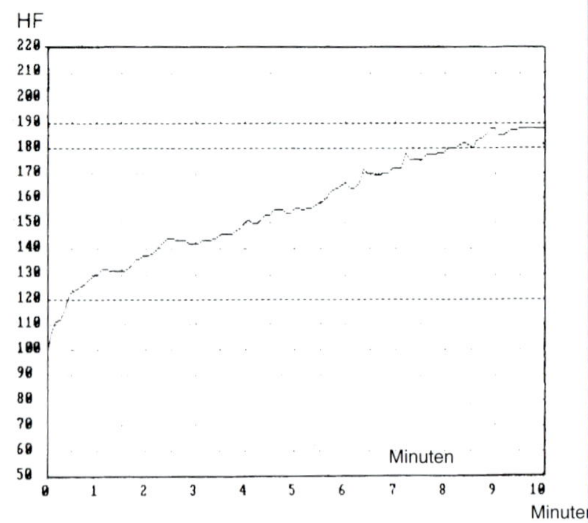

Tab. 26
Protokoll der HF bei verschiedenen Laufzeitpunkten

Kontrollieren Sie vor dem Start, ob alles richtig eingestellt ist und optimal arbeitet. Es ist günstig, den Sporttester schon während des Warmmachens anzulegen, um sicher zu sein, dass er richtig funktioniert.

Auswertung der Testergebnisse

Die 200-m-Zeiten werden umgerechnet nach der Laufschnelligkeit in Kilometer pro Stunde (km/Std.).

Die Formel hierfür lautet: Laufgeschwindigkeit = 720/Zeit (t). t = Laufzeit pro 200 m in Sekunden.

Auf Millimeterpapier wird die Grafik erstellt. Auf der Ordinate (Vertikale) wird die HF angegeben, auf der Abszisse (Horizontale) die Laufgeschwindigkeit in km/Std. Die HF und die zugehörige Laufgeschwindigkeit werden eingetragen. HF-Werte unter 120 werden nicht verwendet. Wenn alle Punkte eingetragen sind, wird die Kurve dargestellt. Das Auffinden des Umschlagpunktes bedarf einiger Erfahrung. Ein Hilfsmittel dabei ist: der Knickpunkt befindet sich normalerweise bei einer HF von 210 minus Lebensalter. Der Umschlagpunkt stimmt mit der anaeroben Schwelle überein. Nach dem Test lässt sich dann feststellen, welche HF bzw. Laufgeschwindigkeit mit der anaeroben Schwelle zusammenfällt.

	Strecke	HF	200-m-Zeit	km/Std.		Strecke	HF	200-m-Zeit	km/Std.
1	200	130	60.0	12.0	10	2 000	180	38.4	18.75
2	400	137	57.0	12.6	11	2 200	185	36.8	19.6
3	600	142	54.2	13.3	12	2 400	187	35.3	20.4
4	800	146	51.5	14.0	13	2 600	188	33.9	21.2
5	1 000	155	48.9	14.7	14	2 800		32.7	22.0
6	1 200	157	46.5	15.5	15	3 000		31.7	22.7
7	1 400	164	44.3	16.3	16	3 200		30.8	23.4
8	1 600	170	42.2	17.1	17	3 400			
9	1 800	175	40.2	17.9	18	3 600			

Tab. 27
Angabe der Strecke, der HF, der 200 m Zeit und der km/Std.

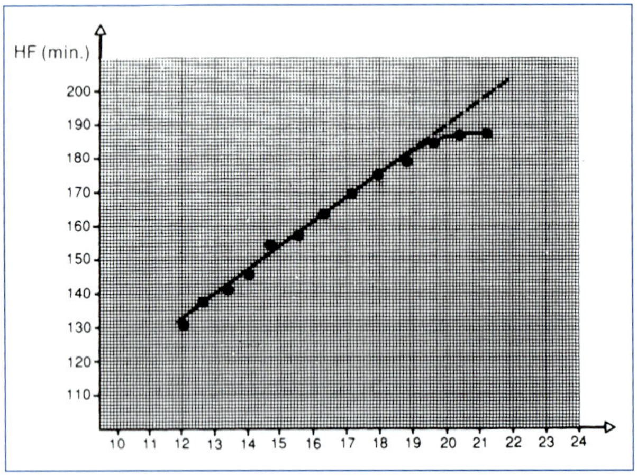

Abb. 63
P_d und V_d stimmen mit der anaeroben Schwelle überein. V_d = Laufgeschwindigkeit beim Umschlagpunkt

Der Test von Conconi für Radrennfahrer: ein praktisches Beispiel

Das Protokoll

Dieser Test beginnt mit einem Aufwärmen von 2 Minuten, währenddessen der Widerstand in Abhängigkeit vom Trainingszustand auf 200 bis 250 Watt ansteigt. Danach wird 6 Minuten lang mit 200 bzw. 250 Watt gefahren. Mit der HF, die nach 6 Minuten festgestellt wird, ist mit Hilfe von Tabellen die VO_2-max abzuschätzen; daraus lässt sich der Konditionszustand berechnen. Dies ist der vielverwendete Åstrand-Test (siehe S. 244).

Nach dem Åstrand-Test wird 2 Minuten ausgefahren bei 75 Watt. Danach beginnt der Maximaltest. Bei diesem Test wird pro Zeitblock stets die gleiche Arbeitsmenge geleistet. Aus diesem Grunde werden die Belastungsblöcke fortlaufend kürzer. In unserem Protokoll dauert der erste Belastungsblock 90 Sekunden, der letzte lediglich 32 Sekunden. Während der Belastung wird die HF kontinuierlich gemessen. Darüber hinaus werden gemessen: das Gewicht, die Größe, der prozentuale Fettanteil – ermittelt über die Bestimmung der Hautfaltendicke (Kalipermessung) – und der Blutdruck vor und nach der Belastung. Auch die HF wird notiert, bei der die Testperson außer Atem ist. Der Test wird auf einem Lode-Ergometer ausgeführt, wobei eine konstante Trittgeschwindigkeit von 90 Umdrehungen pro Minute genau eingehalten wird.

Der Test endet, wenn die Person nicht mehr in der Lage ist, die geforderte Belastung zu leisten. Der Test wird ebenfalls beendet, wenn die Trittgeschwindigkeit nicht mehr gehalten werden kann.

Conconi-Test
Åstrand-Test
Maximaltest
Anaerober Schwellentest

Conconi-Test-Protokoll für einen Radrennfahrer

Name:	Sportart:
Vorname:	Kategorie:
Adresse:	Datum der Untersuchung:
Postleitzahl:	Zeit:
Wohnort:	
Geb.-datum:	Alter:

Blutdruck in Ruhe:	mmHg
Blutdruck nach der Belastung:	mmHg
HF in Ruhe:	Schläge/min
HF bei	Schläge/min
HF-max	Schläge/min
HF 1 min nach Belastung	75 Watt
HF 5 min nach Belastung	75 Watt

Hautfaltendicke	
Biceps:	mm
Triceps:	mm
Subscap:	mm
Suprail:	mm

Nr. Sporttester:
File-Nummer:

Åstrand-Test		
0–2te Min. Belastung steigt linear		
bis 200/250 Watt	**Ergebnisse des Åstrandtestes**	
3. min HF:	VO_2-max:	l/min
4. min HF:		
5. min HF:	Konditionszahl:	ml/min/kg
6. min HF:	Gewicht:	kg
7. min HF:	Größe:	cm
8. min HF:	Körperfettanteil:	%
	Gesamtfett:	kg
	fettfreie Masse:	kg
Bis zur 10. min 2 Minuten „Ruhe" (75 Watt)		

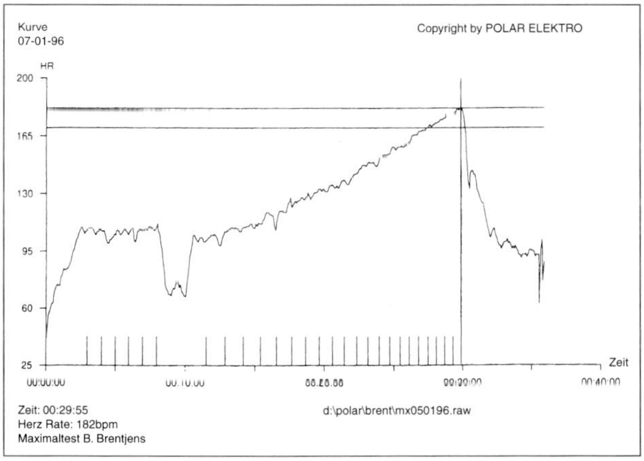

Abb. 64
HF-Frequenzaufzeichnung der Gesamtbelastung

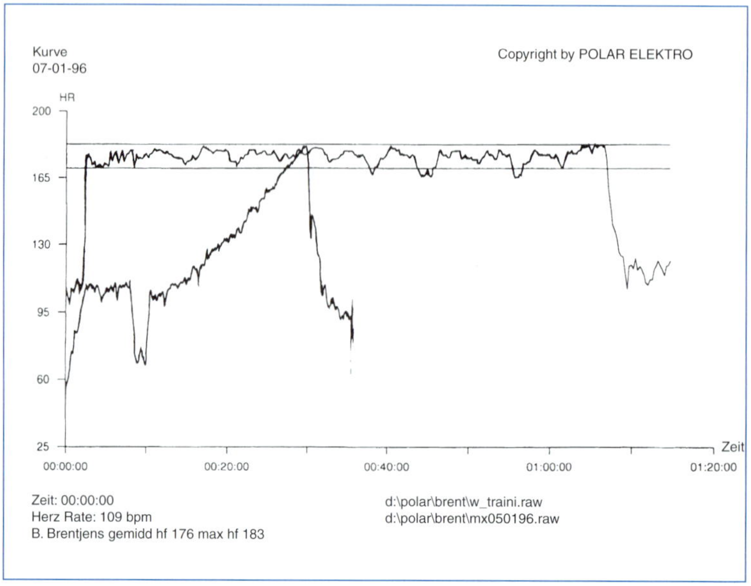

Abb. 65
HF-Aufzeichnung bei einem Maximaltest auf dem Fahrradergometer und einem Bahn-Ein-Stunden-Wettkampf
HF-max = 183. Mittlere HF 176
Während des Wettkampfes lag seine Leistung im Mittel bei 96 % seiner VO_2-max

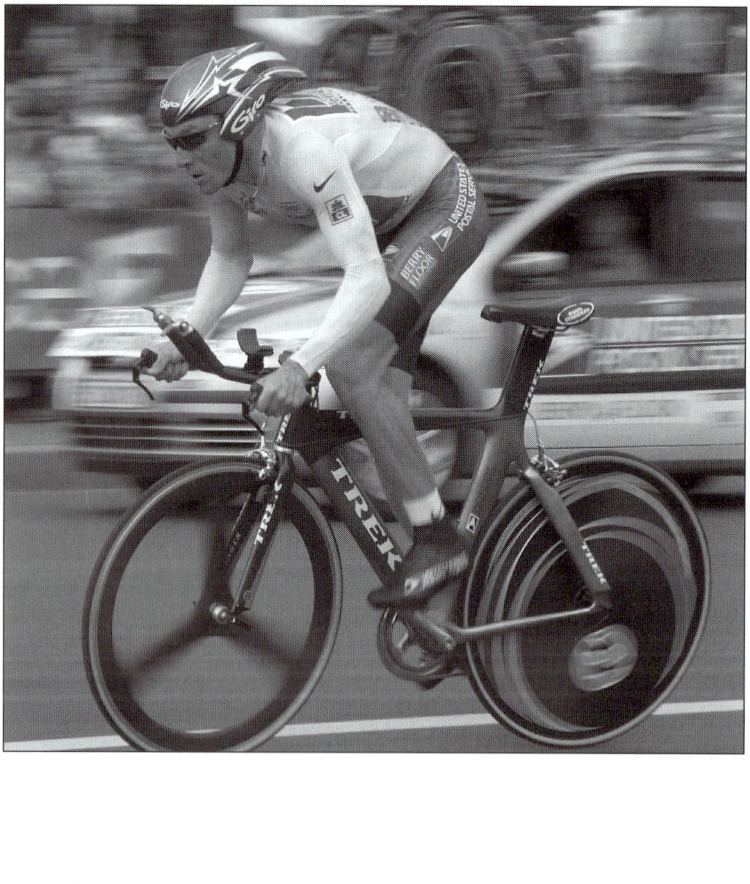

Lance Armstrong (USA), Prolog, Tour de France 2003, 5-facher Tour de France Sieger
Foto: J. Burkhardt, www.radsportfoto.de

Fahrzeit (Minuten)	Belastungs-dauer (Sek.)	Leistung (Watt)	HF (Schläge/ min)
11.30	90	200	
12.54	84	215	
14.12	78	230	
15.25	73	245	
16.34	69	260	
17.39	65	275	
18.41	62	290	
19.40	59	305	
20.36	56	320	
21.30	54	335	
22.21	51	350	
23.10	49	365	
23.57	47	380	
24.43	46	395	
25.27	44	410	
26.09	42	425	
26.50	41	440	
27.30	40	455	
28.08	38	470	
28.45	37	485	
29.21	36	500	
29.56	35	515	
30.30	34	530	
31.03	33	545	
31.35	32	560	

Tab. 28
Fahrzeit, Belastungsdauer, Leistung und HF

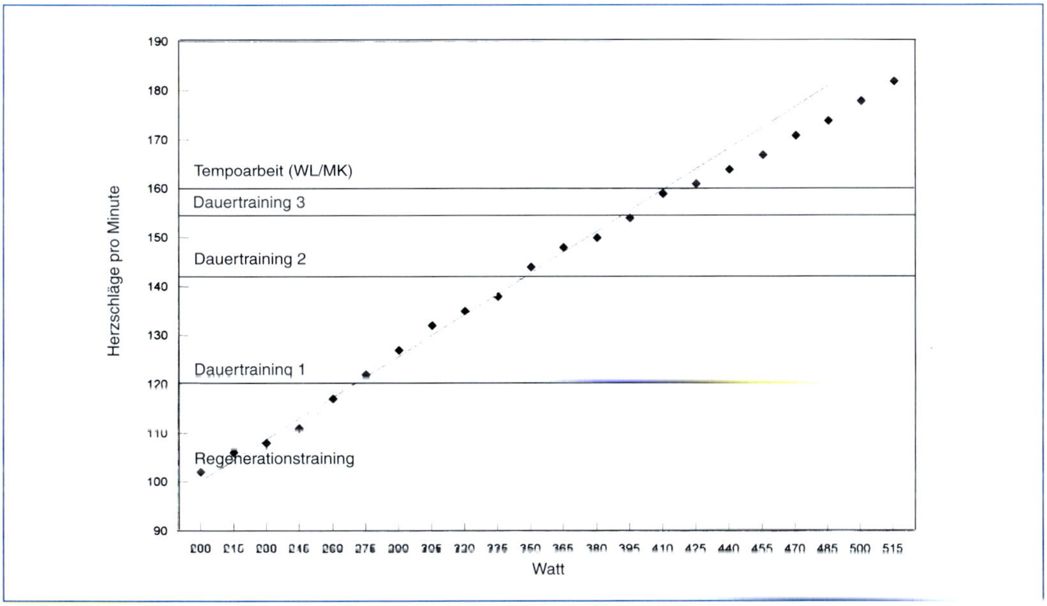

Abb. 66
Ergebnisse des Maximaltests von Bart Brentjens

Trainingsintensitäten

Regenerationstraining (RT): HF unter 120
Dauertraining 1 (DT 1): HF zwischen 120–142
Dauertraining 2 (DT 2): HF zwischen 142–155
Dauertraining 3 (DT 3): HF zwischen 155–160
Tempo lang (TL): HF zwischen 158–162
Tempo kurz (TK): HF zwischen 160 und maximal

Testresultate

Name: Bart Brentjens
Geburtsdatum: 10/10/1968
Testdatum: 05/01/1998
Zeit: 13.00 Uhr
Alter: 30 Jahre
Geschlecht: männlich

Sportart: ATB
Kategorie: Profi
Größe: 185 cm
Gewicht: 78,4 kg
Summe der Hautfaltenmessung: 24,8 mm
Körperfettanteil: 10,6 %
Gesamtkörperfett: 8,3 kg
Fettfreie Masse: 70,1 kg

VO_2-max: 9,58 l/min
Konditionszahl: 122,19 VO_2-max ml/min/kg

Blutdruck in Ruhe: 120/70 mmHg
Blutdruck bei Testende: 180/75 mmHg

HF-Ruhe: 36 Schläge/min
HF-Umschlagpunkt: 160 Schläge/min
HF-max: 182 Schläge/min

HF 1 min nach Belastung: 137 Schläge/min bei 75 Watt 5 % > Mittelwert
HF 3 min nach Belastung: 101 Schläge/min bei 75 Watt 9 % > Mittelwert
HF 5 min nach Belastung: 92 Schläge/min bei 75 Watt 10 % > Mittelwert

Maximale Leistung (absolut):	515 Watt
Maximale Leistung (relativ):	6,57 Watt pro kg Körpergewicht
Leistung beim Umschlagpunkt (absolut):	455 Watt
Leistung beim Umschlagpunkt (relativ):	5,80 Watt pro kg Körpergewicht

Trainingshinweise

1. *Aufwärmen*
   a) 1 Min. Einfahren mit einer Übersetzung 42 × 19
   b) 2 Min. 42 × 21; 90–110 Umdr./min
   c) 2 Min. 42 × 19; 90–110 Umdr./min
   d) Erholung E
      Danach 3–5 × Antritte 42 × 23 (5 Sek.)
      Danach 3–5 × Antritte 52 × 14 (5 Sek.)
   e) 2 Min. 42 × 19; 90–110 Umdr./min
   f) 2 Min. 42 × 17; 90–110 Umdr./min
2. *Regenerationstraining* (RT), HF unter 120
   Ziel: Entfernen von Abfallstoffen, Steigerung der allgemeinen Souplesse
   Intensität: sicher nicht höher als die von DT 1
   Dieses Training erfolgt am Tag nach einem schweren Wettkampf oder Training, wenn Sie noch nicht ganz wiederhergestellt sind oder am Tag vor einem Wettkampf.

3. *Extensives Ausdauertraining* (DT 1), HF 120–142
   Ziel: Verbesserung der allgemeinen Basiskondition: Grundlagenausdauer
   Ausdauertraining mit einer geringen Intensität verbessert:
   - das Fettverbrennungsvermögen;
   - die aerobe Energielieferung, damit die Muskeln mehr Sauerstoff aufnehmen und verarbeiten können;
   - die Muskeldurchblutung.

   DT 1 (Ausdauertraining 1), extensives Ausdauertraining, langes Ausdauertraining, gleichzeitig Intensität des Regenerationstrainings, 42 × 17 und kleiner (16, 15, 14), 90–100 Umdr./Min.

4. *Intensives Ausdauertraining,* DT 2 (HF 142–155) – DT 3 (HF 155–160)
   Ziel: Verbesserung der Grundschnelligkeit, die bei länger dauernden Belastungen durchgehalten werden muss und wobei keine Milchsäure gebildet wird.
   Ausdauertraining mit mittlerer bis hoher Intensität verbessert:
   - das Kohlehydratverbrennungsvermögen
   - das aerobe Durchhaltevermögen

   DT 2 (Ausdauertraining 2), intensives Ausdauertraining, 42 × 15 und kleiner (14, 13), 100–110 Umdr./Min., 2 oder 3 Blöcke von 15 bis 20 Min.; Pause DT 1 10–15 Min.
   DT 3 (Ausdauertraining 3), intensives Ausdauertraining, 42 × 19 und kleiner (18, 17, 16); mindestens 110 Umdr./Min., 3 bis 5 Blöcke von 3–10 Min.; Pause DT 1 3–10 Min.

5. *Stehvermögentraining,* StTL (HF 158–162) – StTK (HF 160 bis max)
   Ziel: Steigerung der Schnelligkeit durch kurze, hohe Belastungen (Ausreißen, Verfolgung).
   Verbesserung des Vermögens, auf Tempowechsel im Wettkampf zu reagieren und Optimierung einer schnellen Erholungsfähigkeit nach kurzen intensiven Belastungen
   Das Training nach der Intervall- und Wiederholungsmethode verbessert:

- das Vermögen, der Ermüdung durch Milchsäureentstehung zu widerstehen;
- das Vermögen, anaerob Kohlehydrate zu verbrennen;
- den speziellen Stoffwechsel und die Bewegungskoordination (Tempogefühl).

StTL (Tempolauf lang), Tempohärte bei hohem Tempo, 52 × 17 und kleiner (16, 15), 5–15 Blöcke von 3 bis 10 Minuten
Pause entsprechend der Belastungsdauer, 3–10 Min. Regeneration (RT), 42 × 17/16
StTK (Tempolauf kurz), Stehvermögenstraining bei submaximaler Schnelligkeit, 42 × 19 und kleiner (18, 17, 16), mindestens 110 Umdr./Min. bis zur Schmerzgrenze
5–15 × 40–50 Sek., 3 Min. Pause RT, oder 3–10 × 60–90 Sek., 5 Min. Pause RT

6. *Kraft- und Schnelligkeitstraining*
   Vor allem Training im Bereich von Defizitgebieten.
   Erst umfassendes Aufwärmen. Nach den Übungen mindestens eine halbe Stunde ausfahren (RT).

   Schnellkraft
   52 × 14/13 Antritte, Sprints in hoher Geschwindigkeit, Pause RT, 3–5 Serien:
   20 Sek. – Pause (= 3 Min.) – 20 Sek. – Pause (= 3 Min.) – 20 Sek. – Pause (6 Min. Serienpause) (= 20 Sek. Belastung, dann 3 Min. Pause – 20 Sek. Belastung etc.)
   Also 20 Sekunden voller Antritt, Pause 3 Minuten RT. Zwischen jeder Serie 6 Minuten Pause RT.

   Trittkraft
   52 × 14/13 Antritte, Zwischenspurt einlegen (bergauf oder Gegenwind 52 × 15/16) 5–15 × 5–10 Sek., Pause 1 Minute RT, oder: 20–25 Sek., Pause 3 Minuten RT

   Submaximale Kraftausdauer
   52 × 15, zunehmende Intensität, Intervalle mit abnehmender Pause, Pause RT, 2–3 mal:
   50 Sek. – Pause 7 Min. – 50 Sek. – Pause 5 Min. – 50 Sek. – Pause 3 Min. – 50 Sek. – Pause 1 Min. – Serienpause 9 Min.
   (= 50 Sekunden Belastung – 7 Minuten aktive Erholungspause – 50 Sekunden Belastung – 5 Minuten aktive Erholungspause etc.)

   Maximale Kraftausdauer
   20 Minuten DT 1, dann bergauf, Viaduct oder Gegenwind
   3 bis 10 × 1 oder Übersetzung mit einem Zahnkranz der 1–2 Zähne mehr hat, 3 Minuten „volles Rohr“, 5 Minuten Pause RT (= Regenerationstraining)

Kommentar zum Conconi-Test

Der Conconi-Test ist eine ausgezeichnete Methode, um auf einfache Weise Sportler zu testen. In der Praxis gibt die Durchführung des Tests und die Interpretation der Testergebnisse in manchen Fällen einige Probleme auf. Das ist der Grund, warum er in der internationalen Literatur ziemlich unterschiedliche Kommentare ausgelöst hat. Für diese Kommentare gibt es zwei wichtige Ursachen:

1. Bei einer Anzahl von Sportlern ist in der Kurve der Umschlagpunkt nicht genau feststellbar. Nach unserer Einschätzung ist die Bestimmung des Umschlagpunktes nach der Conconi-Methode bei einem technisch gut ausgeführten Test bei etwa 25 % der getesteten Athleten problematisch. Aber auch wenn der Umschlagpunkt – der Knick in der HF-Kurve – nicht bestimmbar ist, gibt der Test, wenn er gut ausgeführt ist, doch einen Schatz an Informationen.
2. Die Durchführung des Conconi-Tests ist nicht einfach. Es bedarf einer gewissen Erfahrung und der Test muss gewissenhaft ausgeführt werden. Daran hapert es in der Praxis oftmals.
   In unserer praktischen Arbeit sind wir seit Jahren mit diesem Test zufrieden. Manchmal kombinieren wir den Test mit anderen Bestimmungsmethoden, um sicher zu gehen, den Umschlagpunkt auch richtig zu bestimmen.

Vorzugsmethode bei der Bestimmung des Umschlagpunktes

Es gibt viele Möglichkeiten, um den Umschlagpunkt festzustellen. Die HF-res- und die HF-max-Methoden sind einfach und unproblematisch im Gebrauch. Ohne Hilfe von Laboratorien und komplizierter Tests kann man selbst den Umschlagpunkt bestimmen. Die gleichmäßige Dauerbelastung von 30 bis 60 Minuten und die IAS-Methode sind hierbei besonders günstig. Auch die aktuelle Zeit und Laufgeschwindigkeit auf 5 und 10 km sind aussagekräftige Ausgangswerte.

Hier muss betont werden, dass es bisweilen nicht möglich oder problematisch ist, alleine herauszufinden, wo der Umschlagpunkt oder die anaerobe Schwelle liegt. In diesem Fall ist es empfehlenswert, einen einmaligen Laboratoriumstest zu machen, um alle bestehenden Zweifel auszuräumen. Die Bestimmung der anaeroben Schwelle oder des Umschlagpunktes mit Hilfe des Laktattestes und einem Conconi-Test erfordert ein sportmedizinisches Institut mit ausreichender Erfahrung auf diesem Gebiet.

Wenn Sie mit einem Herzfrequenzmesser trainieren möchten, bedenken Sie dabei, dass es dann einige Zeit dauert, bis Sie damit umgehen können.

Gönnen Sie sich die Zeit, um sich die Möglichkeiten des Herzfrequenzmessers zu erarbeiten. Ihr Training wird dadurch effektiver, besser und interessanter.

Feststellung des Umschlagpunktes ohne Milchsäurebestimmung

Bestimmung des Umschlagpunktes auf dem Fahrradergometer

Hierbei handelt es sich um einen einfachen Test, der viele Informationen verschafft. Der Umschlagpunkt ist einfach abzuschätzen und eine Verbesserung bzw. Verschlechterung des Trainingszustandes ist einfach zu objektivieren. Sie benötigen kein Laboratorium, um selbst zurecht zu kommen. Der Test muss sehr sorgfältig durchgeführt werden, also immer unter gleichen Umständen.

Benötigtes Material:

- Ergometer oder Laufband, auf denen die Arbeitsleistung genau eingestellt werden kann;
- Herzfrequenzmesser, um die HF-Kurve zu ermitteln.

Testausführung:
Aufwärmen von 5 bis 10 Minuten

Wählen Sie eine Belastung, die 10 bis 15 mal durchgehalten werden kann, z. B. 15 × 3 Minuten 325 Watt, mit stets der gleichen Trittfrequenz, z. B. 100 Umdrehungen pro Minute. Die Erholungszeiten betragen auch stets 1 Minute.

Behalten Sie bei dieser aktiven Erholungsperiode auch stets die gleiche Trittfrequenz bei, z. B. eine Trittfrequenz von 60 bei 100 Watt.

Halten Sie das Zeitschema genau ein. Versuchen Sie bei der nachfolgenden Belastung stets so schnell als möglich in den Trittrhythmus von 100 Umdrehungen pro Minute zu kommen.

Beim Ausdrucken der Kurve ist deutlich zu sehen, dass die Herzfrequenz auf einem bestimmten Niveau nicht mehr weiter ansteigt. Hier befindet sich der Umschlagpunkt.

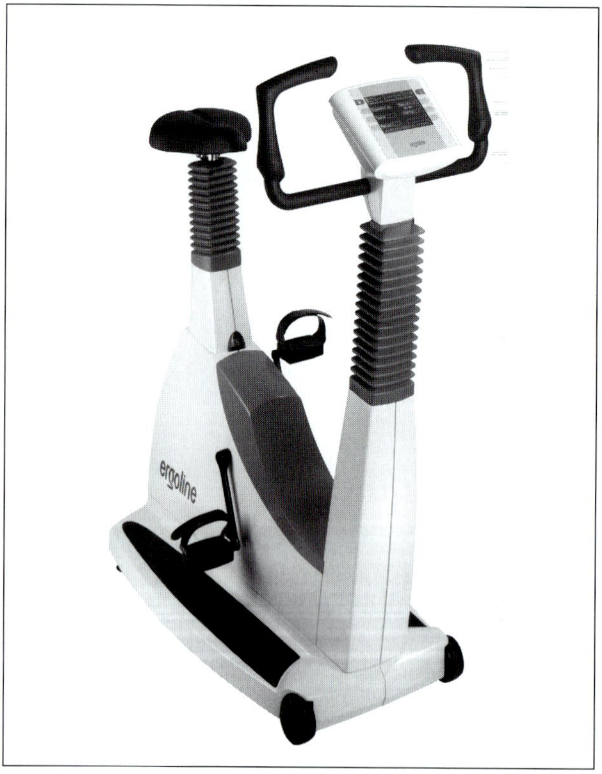

Ergometer, est 200k
Foto: www.ergoline.com

Bestimmung des Umschlagpunktes auf dem Fahrrad

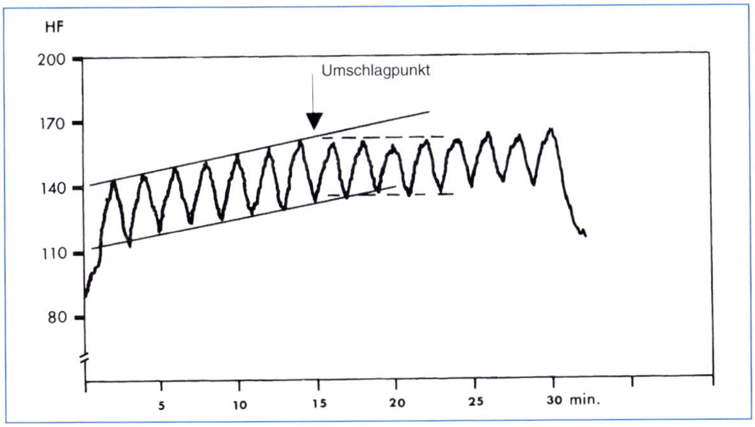

Abb. 67
15 × 3 Minuten bei 325 Watt mit einer Trittfrequenz von 110 Umdrehungen pro Minute. Erholungszeit: 1 Minute bei einer Trittfrequenz von 60 bei genau 100 Watt.

Zeitfahren oder Zeitlaufen über 30 bis 60 Minuten

Der Sportler liefert während maximal 30 bis 60 Minuten eine möglichst intensive Leistung. Diese Belastung muss auf einem gleichbleibenden Niveau gehalten werden, also ohne Tempowechsel. Die HF bei dieser Belastung wird vorgegeben und stimmt in etwa mit der des Umschlagpunktes überein.

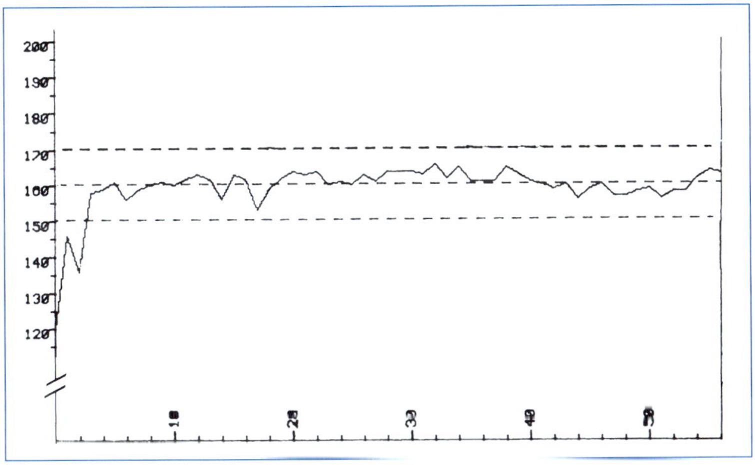

Abb. 68
Maximale, gleich bleibende Belastung während 60 Minuten.

Radtraining auf der Straße während 60 Minuten mit einem konstant hohen Tempo. Die mittlere HF beträgt 160. Der festgestellte Umschlagpunkt für diesen Sportler liegt bei einer HF von 160. Beim Labortest betrug die HF am Umschlagpunkt ebenfalls 160.

Der Test auf der Straße lässt den gleichen Umschlagpunkt erkennen wie der Laktattest auf dem Ergometer.

Steigerung der Schnelligkeit durch Blöcke von 10 Minuten

Es ist ziemlich einfach, mit Hilfe eines Herzfrequenzmessers dem Umschlagpuls abzuschätzen. Nach einem Aufwärmen von 10 Minuten wird danach 10 Minuten ein konstantes Tempo gelaufen oder gefahren. Halten Sie die HF konstant bei 140. Nach 10 Minuten wird das Tempo etwas erhöht auf 150, nach Verlauf von 10 Minuten auf 160 und danach 10 Minuten auf HF 170. Der Pulsschlag während dieser 10 Minuten, die mit viel Mühe oder gerade eben nicht mehr geleistet werden können, liegt ungefähr 5 Schläge über dem Umschlagpunkt. Der Pulsschlag bei der letzten Belastung minus 5 Schläge ist dann der Umschlagpunkt. Für Radrennfahrer ist dieser Test auch gut auf einem Hometrainer oder Ergometer auszuführen.

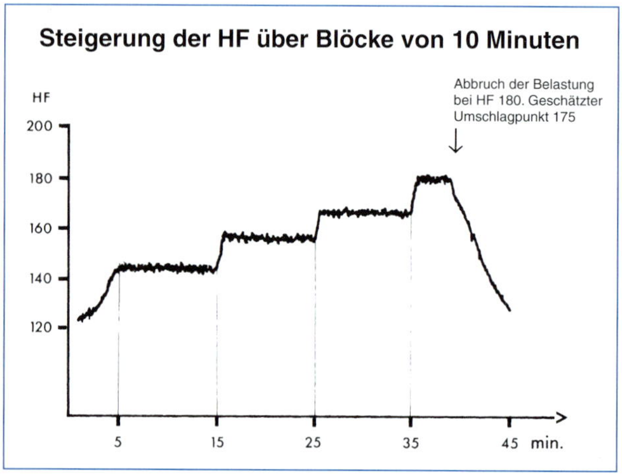

Abb. 69
HF-Steigerung durch 10-Minuten-Blöcke mit steigender Belastungsintensität

Steigerung der Fahrgeschwindigkeit durch Blöcke von 10 Kilometer

Markieren Sie auf einer festen Trainingsrunde vier Mal eine Runde von 10 Kilometer. Die erste Runde mit einer HF von 145, die zweite mit einer HF von 155, die dritte mit einer HF von 165 und die letzte Runde mit der HF vom Umschlagpunkt. Die Geschwindigkeit und die Herzfrequenz werden registriert und in eine Kurve eingetragen. Diese Kurve ist ein ausgezeichnetes Maß für die aktuelle Kondition und zugleich eine praktische Art, um den Umschlagpunkt abzuschätzen. Wiederholen Sie diesen Test alle paar Wochen, um zu sehen, ob sich die Kondition verbessert hat und der Umschlagpunkt in eine höhere HF gestiegen ist.

Exakt der gleiche Test ist gut auf einer Bergstrecke von 5 km auszuführen.

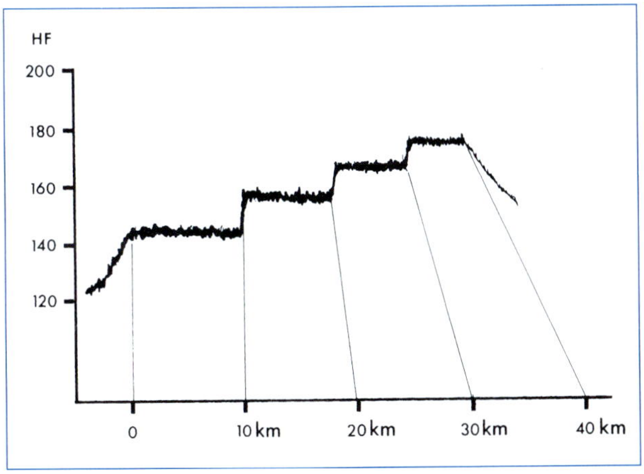

Abb. 70
Steigerung der HF über 10-km-Blöcke

Bestimmung des Umschlagpunktes und der Kletterkapazität eines Rennfahrers

Der Umschlagpunkt und das Klettervermögen eines Rennfahrers kann auf einfache Weise bestimmt werden. Der Höhenunterschied, den ein Rennfahrer in einer bestimmten Zeit erzielt, wird umgerechnet auf den Höhenunterschied pro Stunde.

Dieser Test verschafft Auskunft über das Klettervermögen, die Kondition und den Umschlagpunkt des einzelnen Rennfahrers. Wenn regelmäßig in vergleichbarer Weise Testfahrten gemacht werden, dann lässt sich eine Verbesserung des Klettervermögens und der Kondition feststellen.

Ein weiterer Vorteil besteht darin, dass Rennfahrer untereinander in ihrer Kletterfähigkeit zu vergleichen sind. Ein Amateur mit Ambitionen ein Profi zu werden, kann so für sich selbst bestimmen, ob er bei den Berufsrennfahrern in der Disziplin Klettern Erfolg haben kann.

Ausführung des Klettertests

Wählen Sie eine gleichmäßige Steigung aus, wofür Sie 30 bis 45 Minuten brauchen. Fahren Sie so schnell wie möglich nach oben. Tony Rominger fuhr seine Trainings-Kletterstrecke in der Schweiz – den Col de Madone mit einem Höhenunterschied von 903 Metern – in 31 Minuten. Pro Stunde sollte er mit dieser Geschwindigkeit einen Höhenunterschied von 1.748 m schaffen. Diese 1.748 m sind das Maß für das Klettervermögen von Tony Rominger. Das beste Klettervermögen hat Pantani, der auf Alpe d'Huez 1 850 m Höhenunterschied pro Stunde schaffte.

Der Anstieg nach Alpe d'Huez beginnt auf einer Höhe von 600 m und endet auf 1 850 m. Der Höhenunterschied, der demnach überwunden werden muss, beträgt 1 250 m.

Gert-Jan Theunisse hat den Aufstieg nach Alpe d'Huez 10-mal gefahren. Seine schnellste Zeit, während der Tour de France von 1988, war 42 Minuten und 50 Sekunden. Er wurde damals Zweiter hinter Steven Rooks. Die schnellste Zeit während eines Trainings war 42

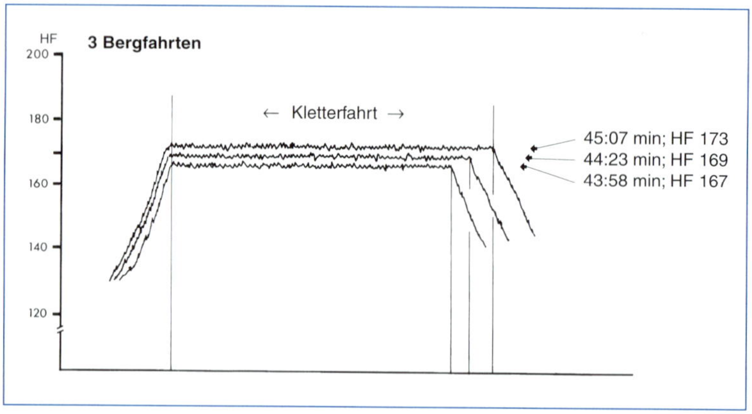

Abb. 71
3 Bergfahrten. Bei Verbesserung des Trainingszustandes wird die Kletterzeit kürzer und der Umschlagpunkt steigt an. Wenn der Höhenunterschied bekannt ist, dann ist das Klettervermögen leicht zu berechnen.

Minuten und 3 Sekunden. Während des Rennens fuhr er die folgenden Übersetzungen: 42 × 18, 42 × 17 und 42 × 16.

Klettervermögen Tour de France 1988: 1 751 m.
Klettervermögen beim schnellsten Training: 1 783 m.

Elefantino tanzt wieder über die Bergflanken

So, als ob er die verlorene Zeit wieder einholen wollte, so hart fuhr Marco Pantani am Samstag, den 19. Juli 1997, den Aufstieg nach Alpe d'Huez hoch. Pantani legte die 14,5 km Kletterstrecke in einer Rekordzeit von 37 Minuten und 35 Sekunden zurück. Das entspricht 25,7 km pro Stunde bei einer mittleren Steigung von 7,9 %. Der Rekord sagt an sich nicht viel aus. Die Radrennfahrer hatten am Samstag bei der 13. Etappe der Tour de France weiter keinen Gipfel zu bezwingen und konnten daher ziemlich frisch am Berg beginnen. Aber es drückt doch aus, dass Radrennfahrer heute unglaublich schnell nach oben fahren. Ein gar nicht schlechter Radtourist sollte froh sein, wenn er nach Alpe d'Huez mit einer mittleren Geschwindigkeit von 10 km/Stunde hinaufkommt.

Pantani verbesserte an diesem Samstag seinen eigenen Alpe d'Huez-Rekord um eine halbe Minute. „Aber ich denke, dass ich noch schneller kann. Ich bin immer noch nicht bei 100 %!" (Quelle: Volkskrant, 21. Juli 1997).

Bestimmung des Umschlagpunktes für Radrennfahrer, abgeleitet von der HF-max

Hat man keine Gelegenheit, eine Laktatkurve erstellen zu lassen, so kann die HF-max doch umfassende Informationen verschaffen. Ausgehend von der HF-max können die verschiedenen Trainingsintensitäten genau angegeben werden. Tabelle 29 ist nur für gut trainierte Radrennfahrer geeignet. Die HF-max kann jedoch nur bestimmt werden, wenn man gut ausgerüstet ist.

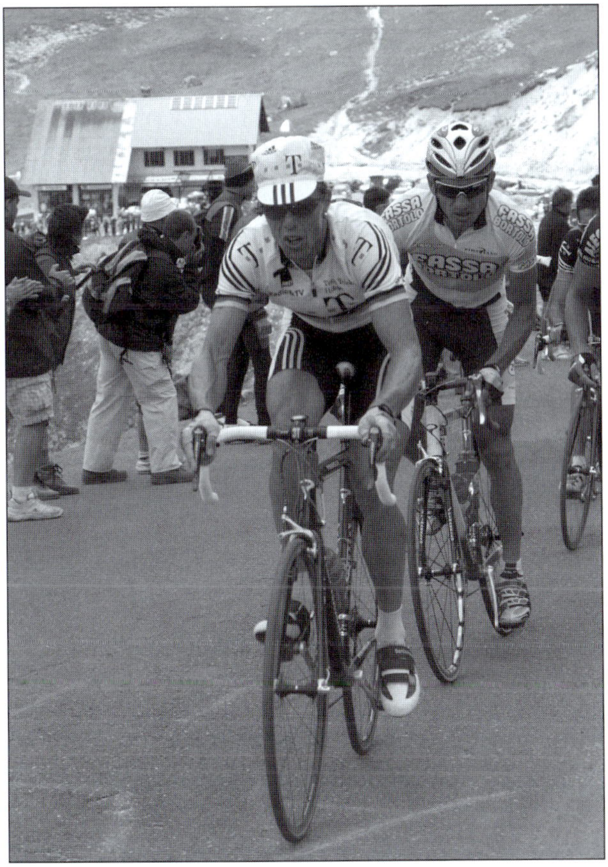

Danilo Hondo, 16. Etappe Les Alpes–La Plagne, Tour de France 2002
Foto: J. Burkhardt, www.radsportfoto.de

Die Bestimmung geht folgendermaßen:
Einem Zeitabschnitt von etwa 10 Minuten Einfahren folgt eine maximale Zeitfahrbelastung von 3 bis 4 Minuten. Die letzten 20 bis 30 Sekunden werden sprintend absolviert. Auf dem Herzfrequenzmesser kann die maximale HF abgelesen werden. Gehen Sie bei der Bestimmung der HF-max nicht von einer einzigen Bestimmung aus.

Mehrere Versuche, am besten unter Wettkampfbedingungen, sind nötig, um die exakte HF-max festzustellen.

Laktatwerte abgeleitet von der HF-max für Radrennfahrer

HF-max	L 4	L 3	L 2,5	L 2	HF-max	L 4	L 3	L 2,5	L 2
150	137	133	129	124	180	165	159	155	149
151	138	133	130	125	181	166	160	155	150
152	139	134	131	126	182	167	161	156	150

Tab. 29
Laktatwerte abgeleitet von der HF-max.

HF-max	L 4	L 3	L 2,5	L 2	HF-max	L 4	L 3	L 2,5	L 2
153	140	135	131	127	183	168	162	157	151
154	141	135	132	127	184	168	163	158	152
155	142	137	133	128	185	169	163	159	153
156	143	138	134	129	186	170	164	160	154
157	144	139	135	130	187	171	165	161	155
158	145	140	136	131	188	172	166	161	155
159	146	140	137	131	189	173	167	162	156
160	147	141	137	132	190	174	168	163	157
161	147	142	138	133	191	175	169	164	158
162	148	143	139	134	192	176	170	165	159
163	149	144	140	135	193	177	171	166	160
164	150	145	141	136	194	178	171	167	160
165	151	146	142	136	195	179	172	167	161
166	152	147	143	137	196	179	173	168	162
167	153	148	143	138	197	180	174	169	163
168	154	148	144	139	198	181	175	170	164
169	155	149	145	140	199	182	176	171	165
170	156	150	146	141	200	183	177	172	165
171	157	151	147	141	201	184	178	173	166
172	158	152	148	142	202	185	178	173	167
173	158	153	149	143	203	186	179	174	168
174	159	154	149	144	204	187	180	175	169
175	160	155	150	145	205	188	181	176	170
176	161	156	151	146	206	189	182	177	170
177	162	156	152	146	207	190	183	178	171
178	163	157	153	147	208	190	184	179	172
179	164	158	154	148	209	191	185	179	173

Tab. 29
Fortsetzung

Bestimmung der individuellen anaeroben Schwelle (IAS) für Ausdauersportler

Die Geschwindigkeit beim Umschlagpunkt (= V4-Geschwindigkeit).
Die Laufintensität im Abstand von 100 m bis zum Marathon hinsichtlich der Geschwindigkeit beim Umschlagpunkt (= V4-Geschwindigkeit).

Abb. 72 lässt die Beziehung zwischen Laufintensität und Streckenlänge erkennen. Die V4-Geschwindigkeit wird als 100 % gesetzt. Die 5000 m werden mit einer Intensität von 109,3 % gelaufen; der Marathonlauf mit einer Intensität von 94,3 %.

Ist von einem gut trainierten Athleten die V4-Geschwindigkeit bekannt, dann ist mit Hilfe dieser Prozentangabe die optimale Endzeit auf den verschiedenen Strecken zu berechnen.

Zwei Rechenbeispiele:
Ein Athlet mit einer bekannten V4-Geschwindigkeit von 16 km/Std. läuft 3,45 Minuten auf 1 km. Er kann einen optimalen Marathon mit 94 % von V4 laufen, also 15 km/Std., oder 4 Minuten pro Kilometer, demnach 2:48 Std. für die Gesamtstrecke. Seinen halben Marathon bei 98,4 % von V4, also mit 15,7 km/Std. in 1:20 Stunden.

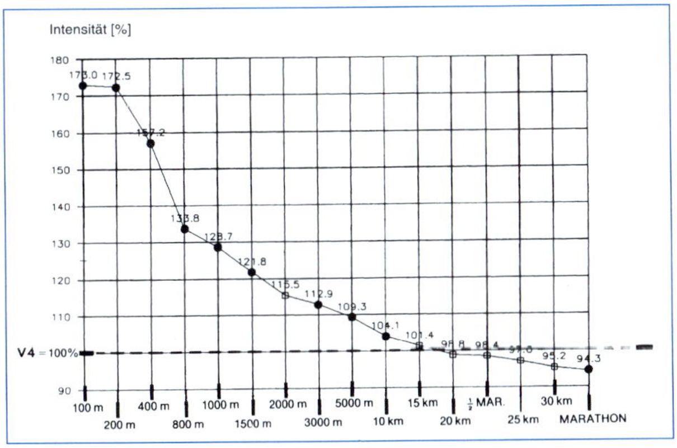

Abb. 72
Die Laufintensität in Abhängigkeit von der Laufstrecke. Berechnet nach den Weltrekorden von 1996.

Ausgehend von den besten Laufzeiten über 5 und 10 km ist die Geschwindigkeit beim Umschlagpunkt zu berechnen. Diese Laufgeschwindigkeit wird als V4-Geschwindigkeit bezeichnet, aber auch als die Schwellengeschwindigkeit. Die HF, die mit dieser Schwellengeschwindigkeit korrespondiert, ist die HF vom Umschlagpunkt. Die V4-Geschwindigkeit wird als 100 % gesetzt.

Ein Läufer mit einer Zeit von 18 Minuten 30 Sekunden über 5 000 m hat eine berechnete V4-Geschwindigkeit oder Schwellengeschwindigkeit oder IAS von 4,00 Minuten pro km = 15 km/Std. Der 5.000-m-Lauf wird immer mit einer Intensität + 109 % gelaufen, die 10 000 m mit 104 %.

Die V4-Geschwindigkeit abgeleitet von der 5-km-Zeit und der 10-km-Zeit

5-km-Zeiten	V4-Geschwindigkeit in Zeit pro km
22:45	5:00 (= 12 km/Std.)
22:34	4:54
22:22	4:48
21:41	4:42
21:00	4:37 (= 13 km/Std.)
21:10	4:37 (= 13 km/Std.)
20:52	4:33
20:34	4:29
20:16	4:25
19:58	4:21
19:40	4:17 (= 14 km/Std.)
19:25	4:14
19:10	4:10
18:55	4:07
18:40	4:03
18:25	4:00 (= 15 km/Std.)
18:30	4:00 (= 15 km/Std.)
18:16	3:57

10-km-Zeiten	V4-Geschwindigkeit in Zeit pro km
33:30	3:32 (= 17 km/Std.)
32:45	3:26
32:00	3:20 (= 18 km/Std.)
31:15	3:15
30:30	3:10
29:45	3:05
29:00	3:00 (= 20 km/Std.)

Tab. 30
Ableitung der V4-Laufgeschwindigkeit von den 5- und 10-km-Zeiten.

5-km-Zeiten	V4-Geschwindigkeit in Zeit pro km	10-km-Zeiten	V4-Geschwindigkeit in Zeit pro km
18:02	3:54		
17:48	3:51		
17:34	3:48		
17:20	3:45 (= 16 km/Std.)		
17:07	3:42		
16:54	3:40		
16:41	3:37		
16:28	3:34		
16:15	3:32 (= 17 km/Std.)		

Tab. 30
Fortsetzung

Der IAS-Lauftest

Dieser Test besteht aus 5 bis 6 nacheinander folgenden Läufen. In Abhängigkeit von dem Niveau werden Strecken über 800, 1 000 oder 1 200 m gelaufen. Bei einer zu erwartenden Schwellengeschwindigkeit zwischen 13 und 15 km/Std. sind die Testläufe 800 m lang, bei 15 bis 17 km/Std. sind die Testläufe 1 000 m lang und bei 17 bis 20 km/Std. 1 200 m lang.

Der Test kann am besten auf einer Leichtathletikbahn oder auf einem ausgemessenen Parcours mit Markierungen alle 200 m durchgeführt werden, wobei jeder folgende Lauf um 2 Sekunden schneller absolviert werden muss als der vorhergehende. Zwischen jedem Lauf erfolgt eine Erholungspause von genau 50 Sekunden. Diese Erholungspause wird gehend absolviert. Beim 4. oder 5. Lauf wird die V4-Geschwindigkeit erreicht. Die dabei vorliegende HF ist die HF beim Umschlagpunkt.

Testläufe über 800, 1 000 und 1 200 m	Laufschnelligkeit pro 200 m bei verschiedenen Schwellengeschwindigkeiten							
	13 km/Std.	14 km/Std.	15 km/Std.	16 km/Std.	17 km/Std.	18 km/Std.	19 km/Std.	20 km/Std.
Lauf 1	63,5	59,5	56	53	50	48	46	44
Lauf 2	61,5	57,5	54	51	48	46	44	42
Lauf 3	59,5	55,5	52	49	46	44	42	40
Lauf 4	57,5	53,5	50	47	44	42	40	38
Lauf 5 IAD	55,5	51,5	48	45	42	40	38	36
Lauf 6	53,5	49,5	46	43	40	38	36	34

Tab. 31
Testläufe über verschiedene Strecken und ihre zugehörigen Schwellengeschwindigkeiten

Der Athlet, der die 5 000 m in 18.30 Min. läuft, absolviert 6 Testläufe von 800 bis 1 000 m. Seine V4-Geschwindigkeit oder Schwellengeschwindigkeit beträgt 4 Minuten pro km bzw. 15 km/Std. Seine berechnete IAS-Zeit pro 200 m ist 48 Sekunden. Diese Laufgeschwindigkeit von 200 m in 48 Sekunden muss während des 5. Laufes erreicht werden. Jeder vorhergehende Lauf ist 2 Sekunden langsamer. Lauf 5 beträgt 48 Sek., Lauf 4 ist 50 Sek., Lauf 3 ist 52 Sek., Lauf 2 ist 54 Sek. und Lauf 1 ist 56 Sek.

Um ein gutes Testresultat zu erreichen, müssen mehrere Tests unter gleichen Bedingungen durchgeführt werden. Die gute Testdurchführung ist ein Lernprozess, der einige Zeit in Anspruch nimmt. Der Test ist nur dann von Wert, wenn er gut und genau ausgeführt wird. Beginnen Sie mit einem Aufwärmen, das direkt vom ersten Lauf gefolgt wird. Nach jedem Lauf genau 50 Sekunden im Gehtempo anhalten. Lassen Sie sich während dieser 50 Sekunden Erholung nicht ablenken. Die Erholungsphasen sind wichtig, da die HF am Ende dieser 50 Sekunden die wichtigste Information für diesen Test ist. Jeder Testlauf muss mit der richtigen Laufgeschwindigkeit ausgeführt werden. Lassen Sie einen Helfer die 200-m-Zeiten kontrollieren oder verwenden Sie das System, das beim Conconi-Test verwendet wird, wobei mittels eines Begleitsignals das richtige Tempo vorgegeben wird.

Lauf	Zeit	HF nach jedem Lauf	Erholungs-HF nach 50 Sek.
Lauf 1	5´19´´	148	122
Lauf 2	3´25´´	153	120
Lauf 3	3´17´´	160	130
Lauf 4	3´08´´	165	136
Lauf 5	2´59´´	173	146
Lauf 6	2´54´´	177	150
Lauf 7	1´23´´	170	147

Tab. 32
Lauf 1 bis 7 mit Zeit, HF nach jedem Lauf und nach 50 Sek. aktiver Erholung.
Vorgaben für IAS-Test: Lauf 1 = 1 200 m; Lauf 2–6 = 800 m; Lauf 7 = 400 m.

Durch das Ziehen einer Linie durch die untersten Punkte der Erholungskurve wird deutlich, dass nach Lauf 5 die Erholung der HF verschlechtert ist. Die IAS befindet sich in diesem Beispiel zwischen Lauf 4 und Lauf 5. Die geschätzte Schwellengeschwindigkeit bei der IAS liegt zwischen 3:08 Min. und 2:59 Min. = + 3:05 Min. auf 800 m bzw. 3:51 Min. auf 1 000 m bzw. 15,6 km/Std. Der geschätzte Umschlagpunkt liegt zwischen HF 165–173 = 170.

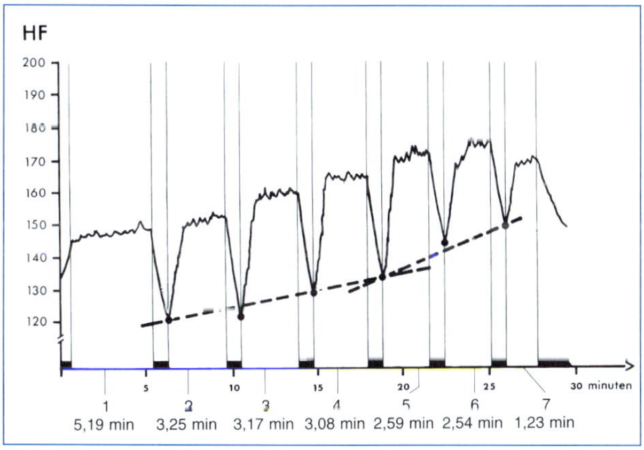

Abb. 73
Die HF-Kurve beim IAS-Lauftest.

Intensität bei der IAS	Lauf-Trainingsformen	
120 %	Tempolauf kurz (TLK)	Intervall kurz
110 %		Intervall mittel
103 %	Tempolauf lang (TLL)	Intervall lang
100 % IAS	anaerob (IAS)	Schwellentraining
97 %	Dauerlauf 3 (DT 3)	Intensive Dauermethode
95 %		Flotter Dauerlauf
91 %	Dauerlauf 2 (DT 2)	Dauerlauf mit flottem bis
85 %		mittlerem Tempo
80 % aerobe Schwelle	aerober Dauerlauf 1 (DT 1)	Langsamer Dauerlauf (ext. Dauermethode)
75 %	Regenerationslauf (Rtr)	Regenerationslauf

Tab. 33
Intensitätsskala in Bezug zur individuellen anaeroben Schwelle (IAS)

Bestimmung des Umschlagpunktes für Bahnläufer, abgeleitet vom 1-Stunden-Lauf

Athleten, die keinen HF-Messer haben, können mit Hilfe dieser Tabelle zielgerichteter und damit effektiver trainieren. Dafür muss die Laufgeschwindigkeit am Umschlagpunkt bestimmt werden. Nach dem Laktattest oder dem *Conconi*-Test ist die Laufgeschwindigkeit eines in der Ebene gelaufenen Dauerlaufes von etwa 1 Stunde ein zuverlässiger Indikator. Siehe Abb. 72 (Laufintensität in Abhängigkeit von der Strecke).

Die Formel für die Berechnung der V4-Geschwindigkeit ist:
zurückgelegte Strecke in Meter/Zeit in Sekunden

Zum Beispiel:
Die zurückgelegte Strecke während eines auf ebener Strecke gelaufenen 1-Stunden-Laufes beträgt 16 200 m. Die Geschwindigkeit beim Umschlagpunkt in Meter pro Sekunde ist demnach: 16 200 : 3 600 = 4,50 m/Sek.

Diese Laufgeschwindigkeit beim Umschlagpunkt wird auch die V4-Geschwindigkeit genannt. In der Tabelle stimmt dies überein mit 16 220 km/Std.

Diese 4,50 m/Sek. oder 16 220 km/Std. ist die Geschwindigkeit beim Umschlagpunkt. Diese Geschwindigkeit wird als 100 % festgelegt und ist der Ausgangswert für die Bestimmung der übrigen Trainingsintensitäten. Ist der Umschlagpunkt einmal bekannt, dann können die übrigen Intensitäten aus der nachfolgenden Tabelle abgelesen werden.

R	= Regenerationstraining	= 70–80 %	= Dauer 30–45 Minuten
DT 1	= Dauerlauftempo 1	= 80–90 %	= Dauer 50–90 Minuten
DT 2	= Dauerlauftempo 2	= 90–95 %	= Dauer 30–50 Minuten
DT 3	= Dauerlauftempo 3	= 95–100 %	= Dauer 20–30 Minuten

Tab. 34 a) Trainingsintensitäten bei verschiedenen Laufformen in Abhängigkeit von der Laufgeschwindigkeit beim Umschlagpunkt = 100 % = V4-Laufgeschwindigkeit
TLL = Tempolauf lang = 100–110 % = Wiederholungsmethode
TLK = Tempolauf kurz = 110–120 % = Wiederholungsmethode

So ist bekannt, dass der Marathonlauf mit einer Intensität von ±95 % von der V4-Geschwindigkeit gelaufen wird. In diesem Beispiel kommt die vorhergesagte Marathonzeit auf 166 Minuten.

Da die Werte in der Tabelle abhängig von täglich wechselnden Begleitumständen sind, gelten sie nur in Annäherung. Der Läufer von unserem Beispiel kann 16 200 ± 400 m wählen.

Nehmen Sie während des Trainings regelmäßig die Zeit, die Sie über 200 m laufen. Wie es im obigen Beispiel gehandhabt wurde (15 800–16 600 km/Std.), liegt das DL 1-Tempo entsprechend der Tabelle zwischen 3:51 und 3:69 m/Sek.

Umgerechnet auf 200 m:
200 : 3,51 = 56,9 Sek.
200 : 3,69 = 54,2 Sek.

Das DL 1-Tempo liegt zwischen diesen Werten. Die gleiche Formel kann für die anderen Belastungsniveaus entsprechend angepasst werden.

Bestimmung des Umschlagpunktes für Bahnläufer, abgeleitet von der besten Zeit über 10 km

Die Bestzeit eines Athleten auf 10 000 m beträgt 30 Minuten. Seine Laufgeschwindigkeit entspricht 20 km/Std. Die 10 km werden mit einer Laufgeschwindigkeit von 104 % der Umschlagpunkt-Geschwindigkeit gelaufen. Die V4-Geschwindigkeit oder Schwellengeschwindigkeit (sie wird als 100 % festgelegt) ist dann einfach nach der Tabelle auszurechnen und beträgt 19,2 km/Std. Ausgehend von dieser V4-Geschwindigkeit können die übrigen Trainingsintensitäten und Wettkampfgeschwindigkeiten abgelesen werden. Auch mit den Bestzeiten über 5 000 und 21 000 m können die gleichen Berechnungen gemacht werden.

800 m	=	134 % V4	DT 3	=	95–100 % V4
1 500 m	=	122 % V4	DT 2	=	90–95 % V4
3 000 m	=	113 % V4	DT 1	=	80–90 % V4
5 000 m	=	109 % V4	RT	=	70–80 % V4
10 000 m	=	104 % V4	TL lang	=	70–80 % V4
15 000 m	=	101 % V4	TL kurz	=	110–120 % V4
21 000 m	=	98 % V4			
25 000 m	=	97 % V4			
30 000 m	=	95,2 % V4			
Marathon	=	94,3 % V4			

Tab. 34 b)
Die Beziehung zwischen Laufstrecke und V4-Geschwindigkeit (links) sowie der Trainingsintensität bezüglich der V4-Geschwindigkeit (rechts).

Intensität					Umschlagpunkt		Dauerlauf			Regeneration		Marathon-Zeit in min
125 %	120 %	115 %	110 %	103 %	100 %	100 %	DL 3 97 %	95 %	DL 2 91 %	DL 1 80 %	R 75 %	
3,82	3,67	3,51	3,36	3,15	11,000	3,06	2,96	2,90	2,78	2,44	2,29	244
3,89	3,73	3,58	3,42	3,20	11,200	3,11	3,02	2,96	2,83	2,49	2,33	240
3,96	3,80	3,64	3,48	3,26	11,400	3,17	3,07	3,01	2,88	2,53	2,38	236
4,03	3,87	3,71	3,54	3,32	11,600	3,22	3,13	3,06	2,93	2,58	2,42	231
4,10	3,93	3,77	3,61	3,38	11,800	3,28	3,18	3,11	2,98	2,62	2,46	288
4,17	4,00	3,83	3,67	3,43	12,000	3,33	3,23	3,17	3,03	2,67	2,50	224
4,24	4,07	3,90	3,73	3,49	12,200	3,39	3,29	3,22	3,08	2,71	2,54	220
4,31	4,13	3,96	3,79	3,55	12,400	3,44	3,34	3,27	3,13	2,76	2,58	217
4,38	4,20	4,03	3,85	3,61	12,600	3,50	3,40	3,33	3,19	2,80	2,63	213
4,44	4,27	4,09	3,91	3,66	12,800	3,56	3,45	3,38	3,24	2,84	2,67	210
4,51	4,33	4,15	3,97	3,72	13,000	3,61	3,50	3,43	3,29	2,89	2,71	207
4,58	4,40	4,22	4,03	3,78	13,200	3,67	3,56	3,48	3,34	2,93	2,75	203
4,65	4,47	4,28	4,09	3,83	13,400	3,72	3,61	3,54	3,39	2,98	2,79	200
4,72	4,53	4,34	4,16	3,89	13,600	3,78	3,66	3,59	3,44	3,02	2,83	197
4,79	4,60	4,41	4,22	3,95	13,800	3,83	3,72	3,64	3,49	3,07	2,88	195
4,86	4,67	4,47	4,28	4,01	14,000	3,89	3,77	3,69	3,54	3,11	2,92	192
4,93	4,73	4,54	4,34	4,06	14,200	3,94	3,83	3,75	3,59	3,16	2,96	189
5,00	4,80	4,60	4,40	4,12	14,400	4,00	3,88	3,80	3,64	3,20	3,00	186
5,07	4,87	4,66	4,46	4,18	14,600	4,06	3,93	3,85	3,69	3,24	3,04	184
5,14	4,93	4,73	4,52	4,23	14,800	4,11	3,99	3,91	3,74	3,29	3,08	181
5,21	5,00	4,79	4,58	4,29	15,000	4,17	4,04	3,96	3,79	3,333	3,13	179
5,28	5,07	4,86	4,64	4,35	15,200	4,22	4,10	4,01	3,84	3,38	3,17	177
5,35	5,13	4,92	4,71	4,41	15,400	4,28	4,15	4,06	3,89	3,42	3,21	174
5,42	5,20	4,98	4,77	4,46	15,600	4,33	4,20	4,12	3,94	3,47	3,25	172
5,49	5,27	5,05	4,83	4,52	15,800	4,39	4,26	4,17	3,99	3,51	3,29	170
5,56	5,33	5,11	4,89	4,58	16,000	4,44	4,31	4,22	4,04	3,56	3,33	168
5,63	5,40	5,18	4,95	4,64	16,200	4,50	4,36	4,28	4,10	3,60	3,38	166
5,69	5,47	5,24	5,01	4,69	16,400	4,56	4,42	4,33	4,15	3,64	3,42	164
5,76	5,53	5,30	5,07	4,75	16,600	4,61	4,47	4,38	4,20	3,69	3,46	162
5,83	5,60	5,37	5,13	4,81	16,800	4,67	4,53	4,43	4,25	3,73	3,50	160
5,90	5,67	5,43	5,19	4,86	17,000	4,72	4,58	4,49	4,30	3,78	3,54	158
5,97	5,73	5,49	5,26	4,92	17,200	4,78	4,63	4,54	4,35	3,82	3,58	156
6,04	5,80	5,56	5,32	4,98	17,400	4,83	4,69	4,59	4,40	3,87	3,63	154
6,11	5,87	5,62	5,38	5,04	17,600	4,89	4,74	4,64	4,45	3,91	3,67	153
6,18	5,93	5,69	5,44	5,09	17,800	4,94	4,80	4,70	4,50	3,96	3,71	151
6,25	6,00	5,75	5,50	5,15	18,000	5,00	4,85	4,75	4,55	4,00	3,75	149
6,32	6,07	5,81	5,56	5,21	18,200	5,06	4,90	4,80	4,60	4,04	3,79	148
6,39	6,13	5,88	5,62	5,26	18,400	5,11	4,96	4,86	4,65	4,09	3,83	146
6,46	6,20	5,94	5,68	5,32	18,600	5,17	5,01	4,91	4,70	4,13	3,88	144
6,53	6,27	6,01	5,74	5,38	18,800	5,22	5,07	4,96	4,75	4,18	3,93	143
6,60	6,33	6,07	5,81	5,44	19,000	5,28	5,12	5,01	4,80	4,22	3,96	141
6,67	6,40	6,13	5,87	5,49	19,200	5,33	5,17	5,07	4,85	4,27	4,00	140
6,74	6,47	6,20	5,93	5,55	19,400	5,39	5,23	5,12	4,90	4,31	4,04	138
6,81	6,53	6,26	5,99	5,61	19,600	5,44	5,28	5,17	4,95	4,36	4,08	137
6,88	6,60	6,33	6,05	5,67	19,800	5,50	5,34	5,23	5,01	4,40	4,13	136
6,94	6,67	6,39	6,11	5,72	20,000	5,56	5,36	5,28	5,06	4,44	4,17	134
7,01	6,73	6,45	6,17	5,78	20,200	5,61	5,44	5,33	5,11	4,49	4,21	133
7,08	6,80	6,52	6,23	5,84	20,400	5,67	5,50	5,38	5,16	4,53	4,25	132
7,15	6,87	6,58	6,29	5,89	20,600	5,72	5,55	5,44	5,21	4,58	4,29	130
7,22	6,93	6,64	6,36	5,95	20,800	5,78	5,60	5,49	5,26	4,62	4,33	129
7,29	7,00	6,71	6,42	6,01	21,000	5,83	5,66	5,54	5,31	4,67	4,38	128
4,22	4,33	4,45	4,58	5,18	11,000	5,27	5,37	5,44	6,00	6,49	7,16	244
4,17	4,28	4,04	4,52	5,12	11,200	5,21	5,31	5,38	5,53	6,42	7,09	240
4,13	4,23	4,35	4,47	5,07	11,400	5,16	5,26	5,32	5,47	6,35	7,01	236

Tab. 35
Intensitätstabelle für Langstreckenläufer umgerechnet in m/Sek.

Intensität					Umschlagpunkt		Dauerlauf			Regeneration		Marathon-Zeit in min
125 %	120 %	115 %	110 %	103 %	100 %	100 %	DL 3 97 %	95 %	DL 2 91 %	DL 1 80 %	R 75 %	
4,08	4,19	4,30	4,42	5,01	11,600	5,10	5,20	5,27	5,41	6,28	6,54	231
4,04	4,14	4,25	4,37	4,56	11,800	5,05	5,15	5,21	5,35	6,21	6,47	288
4,00	4,10	4,21	4,33	4,51	12,000	5,00	5,09	5,16	5,30	6,15	6,40	224
3,56	4,06	4,17	4,28	4,46	12,200	4,55	5,04	5,11	5,24	6,09	6,33	220
3,52	4,02	4,12	4,24	4,42	12,400	4,50	4,59	5,06	5,19	6,03	6,27	217
3,49	3,58	4,08	4,20	4,37	12,600	4,46	4,55	5,01	5,14	5,57	6,21	213
3,45	3,54	4,05	4,16	4,33	12,800	4,41	4,50	4,56	5,09	5,52	6,15	210
3,42	3,51	4,01	4,12	4,29	13,000	4,37	4,45	4,51	5,04	5,46	6,09	207
3,38	3,47	3,57	4,08	4,25	13,200	4,33	4,41	4,47	5,00	5,41	6,04	203
3,35	3,44	3,54	4,04	4,21	13,400	4,29	4,37	4,43	4,55	5,36	5,58	200
3,32	3,41	3,50	4,01	4,17	13,600	4,25	4,33	4,39	4,51	5,31	5,53	197
3,29	3,37	3,47	3,57	4,13	13,800	4,21	4,29	4,35	4,47	5,26	5,48	195
3,26	3,34	3,44	3,54	4,10	14,000	4,17	4,25	4,31	4,43	5,21	5,43	192
3,23	3,31	3,40	3,50	4,06	14,200	4,14	4,21	4,27	4,39	5,17	5,38	189
3,20	3,28	3,37	3,47	4,03	14,400	4,10	4,18	4,23	4,35	5,13	5,33	186
3,17	3,25	3,34	3,44	3,59	14,600	4,07	4,14	4,20	4,31	5,08	5,29	184
3,15	3,23	3,32	3,41	3,56	14,800	4,03	4,11	4,16	4,27	5,04	5,24	181
3,12	3,20	3,29	3,38	3,53	15,000	4,00	4,07	4,13	4,24	5,00	5,20	179
3,09	3,17	3,26	3,35	3,50	15,200	3,57	4,04	4,09	4,20	4,56	5,16	177
3,07	3,15	3,23	3,33	3,47	15,400	3,54	4,01	4,06	4,17	4,52	5,12	174
3,05	3,12	3,21	3,30	3,44	15,600	3,51	3,58	4,03	4,14	4,48	5,08	172
3,02	3,10	3,18	3,27	3,41	15,800	3,48	3,55	4,00	4,10	4,45	5,04	170
3,00	3,08	3,16	3,25	3,38	16,000	3,45	3,52	3,57	4,07	4,41	5,00	168
2,58	3,05	3,13	3,22	3,36	16,200	3,42	3,49	3,54	4,04	4,38	4,56	166
2,56	3,03	3,11	3,20	3,33	16,400	3,40	3,46	3,51	4,01	4,34	4,53	164
2,53	3,01	3,09	3,17	3,31	16,600	3,37	3,44	3,48	3,58	4,31	4,49	162
2,51	2,59	3,06	3,15	3,28	16,800	3,34	3,41	3,46	3,55	4,28	4,46	160
2,49	2,56	3,04	3,13	3,26	17,000	3,32	3,38	3,43	3,53	4,25	4,42	158
2,47	2,54	3,02	3,10	3,23	17,200	3,29	3,36	3,40	3,50	4,22	4,39	156
2,46	2,52	3,00	3,08	3,21	17,400	3,27	3,33	3,38	3,47	4,19	4,36	154
2,44	2,50	2,58	3,06	3,19	17,600	3,25	3,31	3,35	3,45	4,16	4,33	153
2,42	2,49	2,56	3,04	3,16	17,800	3,22	3,29	3,33	3,42	4,13	4,30	151
2,40	2,47	2,54	3,02	3,14	18,000	3,20	3,26	3,31	3,40	4,10	4,27	149
2,38	2,45	2,52	3,00	3,12	18,200	3,18	3,24	3,28	3,37	4,07	4,24	148
2,37	2,43	2,50	2,58	3,10	18,400	3,16	3,22	3,26	3,35	4,05	4,21	146
2,35	2,41	2,48	2,56	3,08	18,600	3,14	3,20	3,24	3,33	4,02	4,18	144
2,33	2,40	2,47	2,54	3,06	18,800	3,11	3,17	3,22	3,30	3,59	4,15	143
2,32	2,38	2,45	2,52	3,04	19,000	3,09	3,15	3,19	3,28	3,57	4,13	141
2,30	2,36	2,43	2,50	3,02	19,200	3,08	3,13	3,17	3,26	3,54	4,10	140
2,28	2,35	2,41	2,49	3,00	19,400	3,06	3,11	3,15	3,24	3,52	4,07	138
2,27	2,33	2,40	2,47	2,58	19,600	3,04	3,09	3,13	3,22	3,50	4,05	137
2,25	2,32	2,38	2,45	2,57	19,800	3,02	3,07	3,11	3,20	3,47	4,02	136
2,24	2,30	2,37	2,44	2,55	20,000	3,00	3,06	3,09	3,18	3,45	4,00	134
2,23	2,29	2,35	2,42	2,53	20,200	2,58	3,04	3,08	3,16	3,43	3,58	133
2,21	2,27	2,33	2,40	2,51	20,400	2,56	3,02	3,06	3,14	3,41	3,55	132
2,20	2,26	2,32	2,39	2,50	20,600	2,55	3,00	3,04	3,12	3,38	3,53	130
2,18	2,24	2,31	2,37	2,48	20,800	2,53	2,58	3,02	3,10	3,36	3,51	129
2,17	2,23	2,29	2,36	2,46	21,000	2,51	2,57	3,00	3,08	3,34	3,49	128

Tab. 35
Fortsetzunq

	104 %	100 %	V4 – OSP	94 %	
Bestzeit über 10 km	Laufgeschwindigkeit 10 km	Schwellengeschwindigkeit		Marathon	
		km/Std.	km/Zeit	Geschwindigkeit	Zeit
Minuten	km/Std.	km/Std.	min/sec	km/Std.	Stunden
29,00	20,7	19,9	3,01	18,7	2,15
29,30	20,3	19,6	3,04	18,4	2,18
30,00	20,0	19,2	3,07	18,0	2,20
30,30	19,7	18,9	3,10	17,8	2,23
31,00	19,4	18,6	3,13	17,5	2,25
31,30	19,0	18,3	3,17	17,2	2,27
32,00	18,7	18,0	3,20	16,9	2,30
33,00	18,2	17,5	3,26	16,4	2,36
34,00	17,6	16,9	3,32	15,9	2,39
35,00	17,1	16,5	3,38	15,5	2,43
36,00	16,6	16,0	3,45	15,1	2,48
37,00	16,2	15,6	3,51	14,7	2,53
38,00	15,8	15,2	3,57	14,3	2,58
39,00	15,4	14,8	4,03	13,9	3,02
40,00	15,0	14,4	4,10	13,6	3,07

Tab. 36
Intensitätstabelle für Langstreckenläufer, abgeleitet von der 10 000-m-Bestleistung.

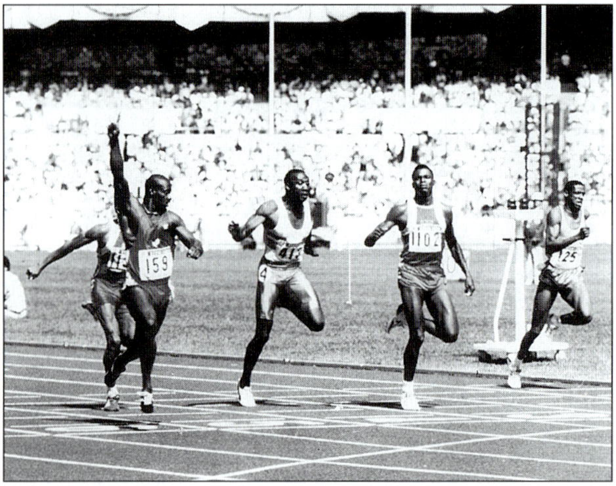

Ben Johnson gewinnt den 100-m-Lauf bei den Olympischen Spielen von Seoul in 9,79 Sekunden. Er wurde später disqualifiziert wegen dem Gebrauch des anabolen Steroids Stenozolon (stromba).

Umschlagpunkt, Training und Wettkämpfe für Langstreckenläufer

Es besteht eine große Übereinstimmung zwischen der HF beim Umschlagpunkt und den anderen Trainingsintensitäten. Wenn einmal der individuelle Umschlagpunkt bekannt ist, dann können die anderen Trainingsintensitäten mit Hilfe der HF-Tabelle für Langstreckenläufer gefunden werden.

HF/L 4	HF/L 3	HF/L 2.5	HF/L 2	HF/ L 1	HF/ L 4	HF/ L 3	HF/ L 2.5	HF/ L 2	HF/ L 1
140	137	134	132	122	171	167	164	162	149
141	138	135	133	122	172	168	165	163	149
142	139	136	134	123	173	169	166	164	150
143	140	137	135	124	174	170	167	164	151
144	141	138	136	125	175	171	168	165	152
145	142	139	137	126	176	172	169	166	153
146	142	140	138	127	177	173	170	167	154
147	143	141	139	128	178	174	171	168	155
148	144	142	140	129	179	175	172	169	156
149	145	143	141	129	180	176	173	170	156
150	146	144	142	130	181	177	174	171	157
151	147	145	143	131	182	178	175	172	158
152	148	146	144	132	183	179	176	173	159
153	149	147	145	133	184	180	177	174	160
154	150	148	146	134	185	181	178	175	161
155	151	149	147	135	186	182	179	176	162
156	152	150	147	136	187	183	180	177	163
157	153	151	148	136	188	183	180	178	163
158	154	152	149	137	189	184	181	179	164
159	155	153	150	138	190	185	182	180	165
160	156	154	151	139	191	186	183	181	166
161	157	155	152	140	192	187	184	181	167
162	158	156	153	141	193	188	185	182	168
163	159	156	154	142	194	189	186	183	169
164	160	157	155	142	195	190	187	184	170
165	161	158	156	143	196	191	188	185	170
166	162	159	157	144	197	192	189	186	171
167	163	160	158	145	198	193	190	187	172
168	164	161	159	146	199	194	191	188	173
169	165	162	160	147	200	195	192	189	174
170	166	163	161	148					

Tab. 37
HF/Laktat-Tabelle für Langstreckenläufer

Bei unserem Beispiel gehen wir von einem Umschlagpunkt bei HF 175 = L4 aus. Daraus folgen die HF bei den verschiedenen Trainingsintensitäten und Wettkämpfen (entsprechend: L3, L2,5; L2, L1)

Die charakteristischen HF-Kurven werden in den nachfolgenden Abbildungen dargestellt.

Trainingsformen und Wettkämpfe in Abbildungen

Abbildungen 74–90: Wiedergabe von verschiedenen Trainingsformen und Wettkämpfen in Verbindung mit der HF und Laktatwerten*

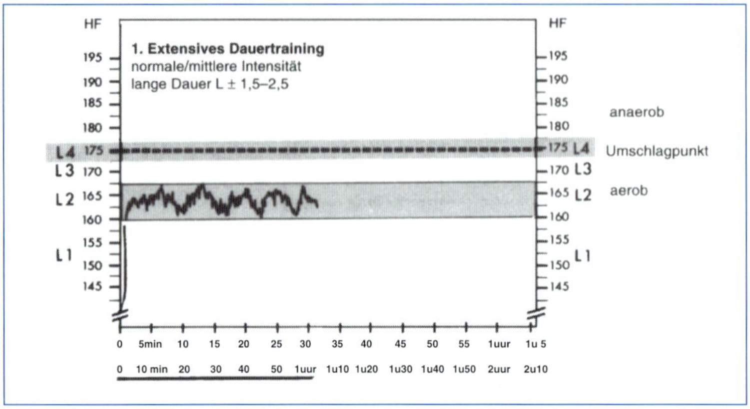

Abb. 74

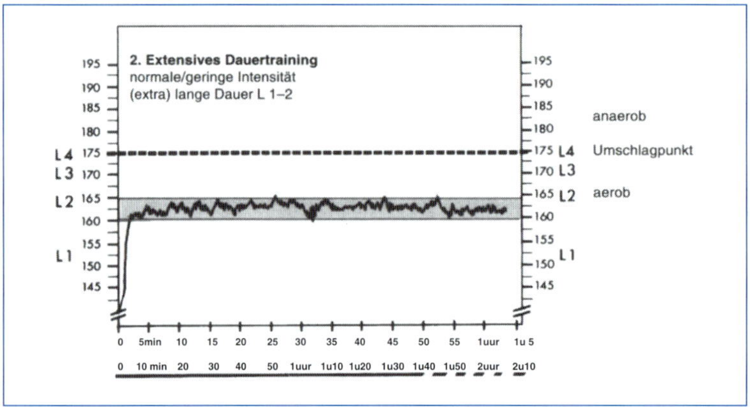

Abb. 75

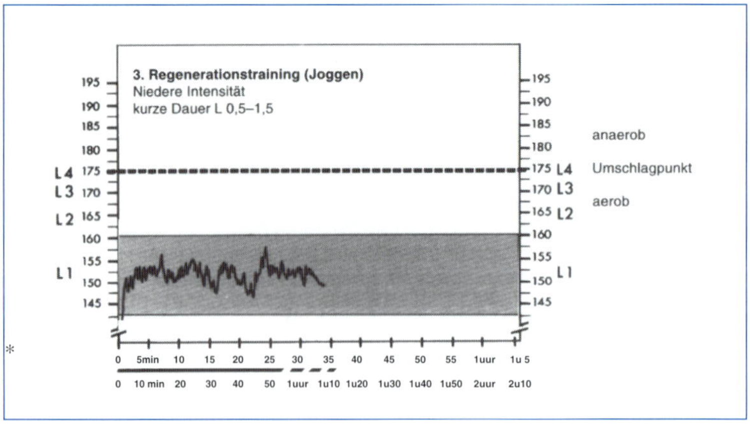

Abb. 76

* Der Umschlagpunkt in den Grafiken liegt bei HF 175. Die Milchsäurewerte basieren auf der HF/Laktat-Tabelle für Langstreckenläufer

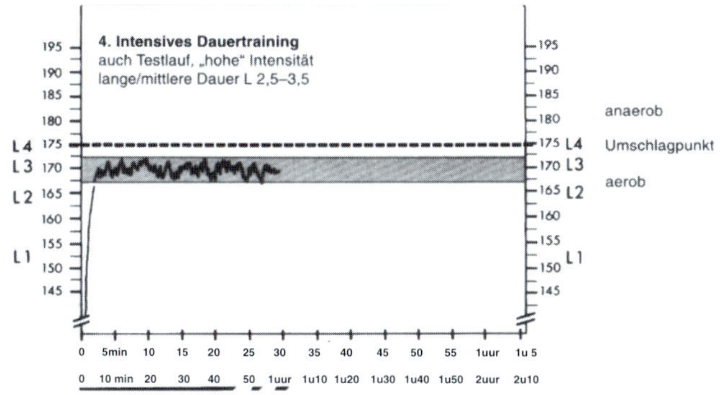

Abb. 77

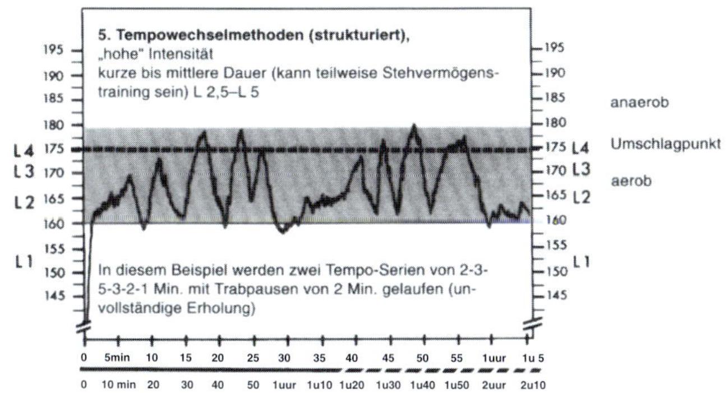

Abb. 78

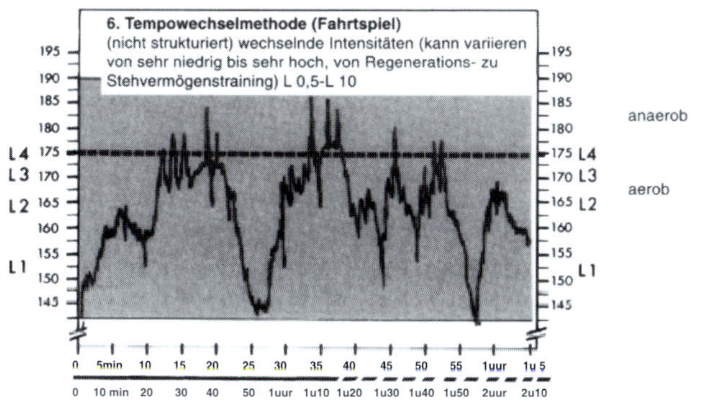

Abb. 79

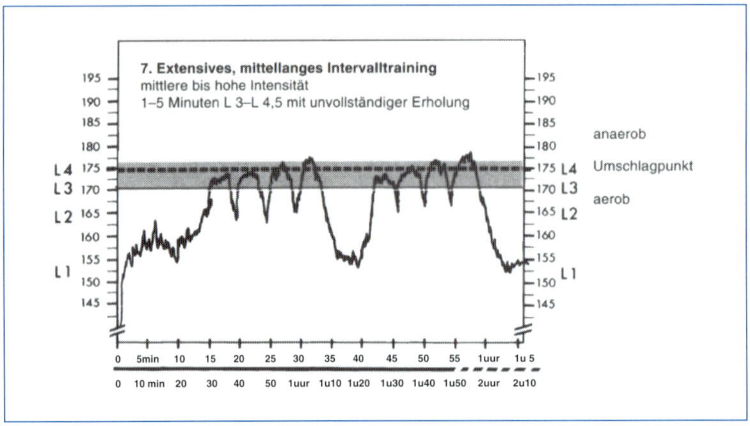

Abb. 80

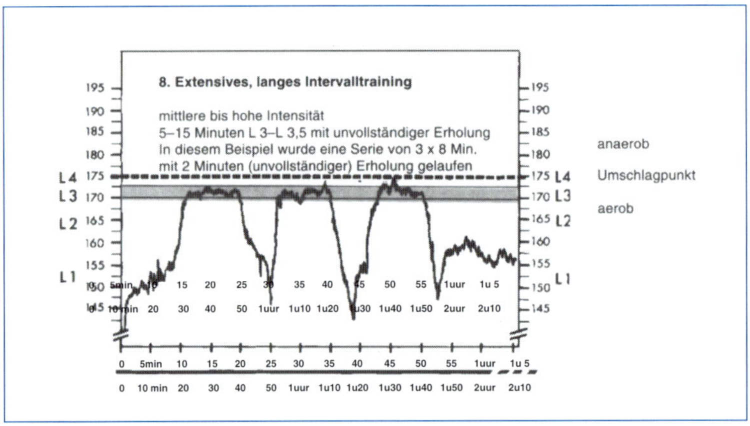

Abb. 81

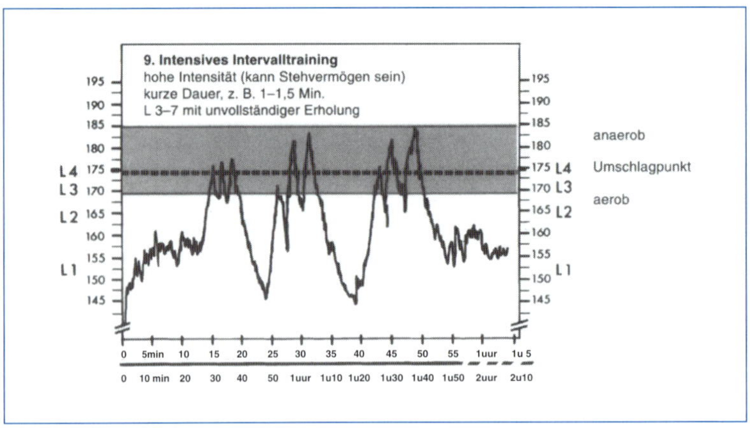

Abb. 82

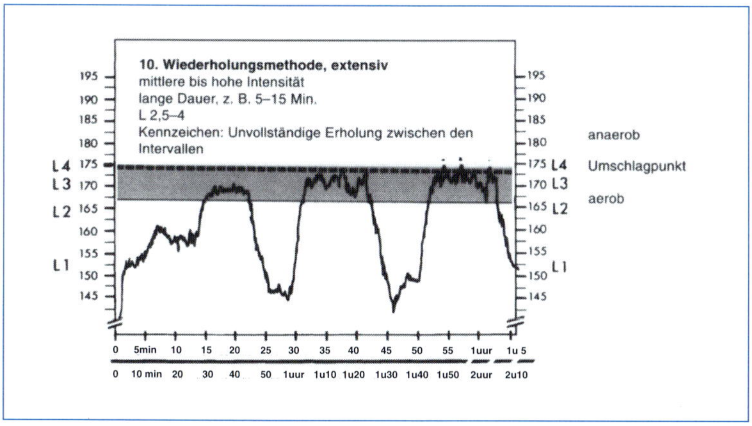

Abb. 83

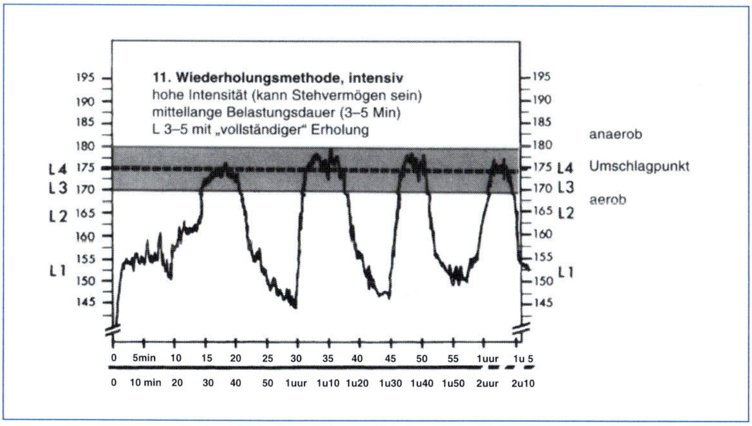

Abb. 84

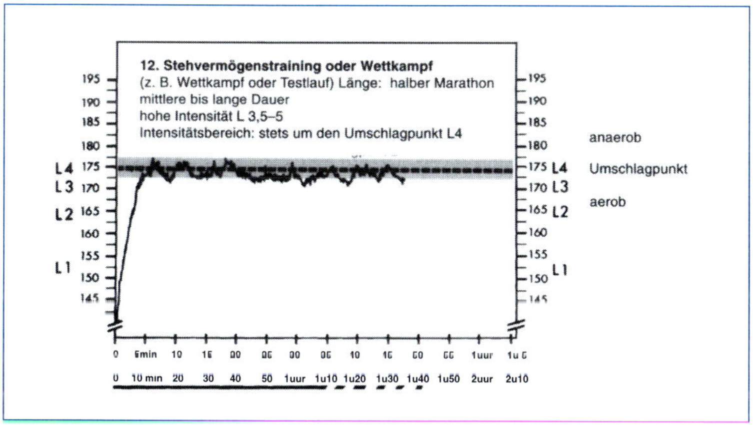

Abb. 85

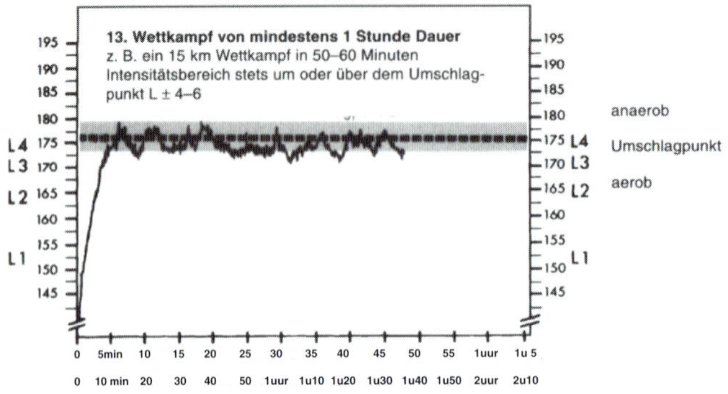

Abb. 86

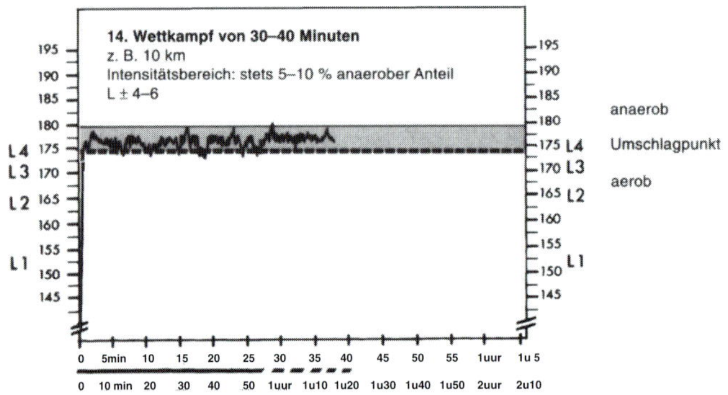

Abb. 87

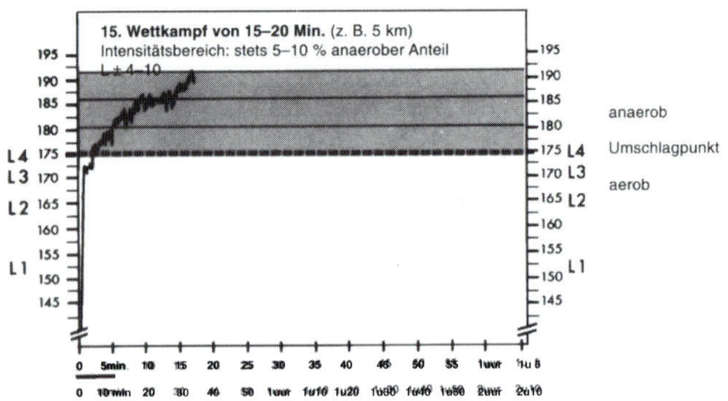

Abb. 88

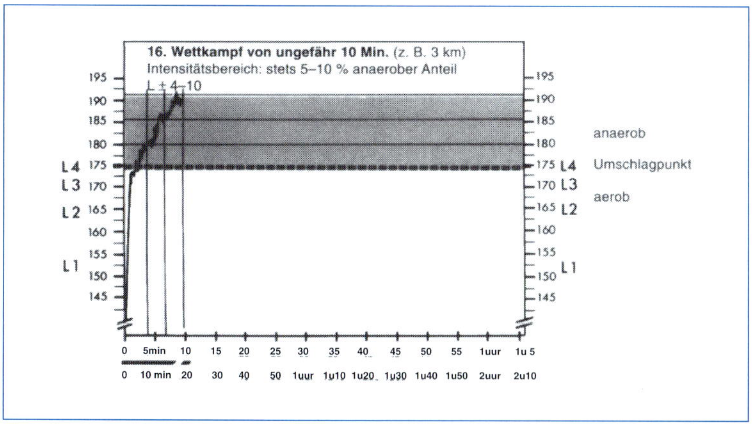

Abb. 89

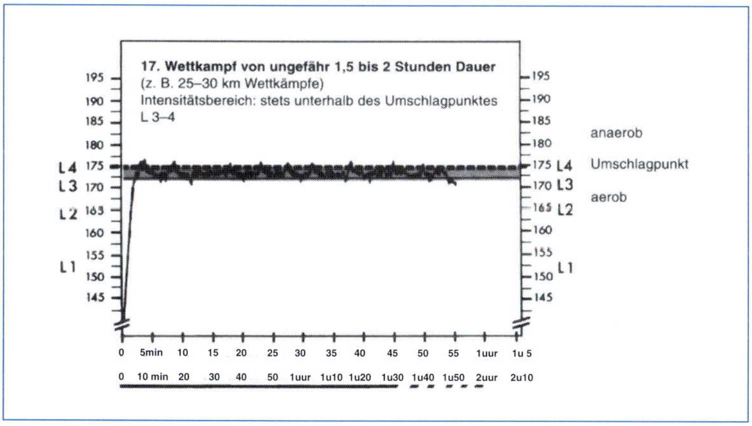

Abb. 90

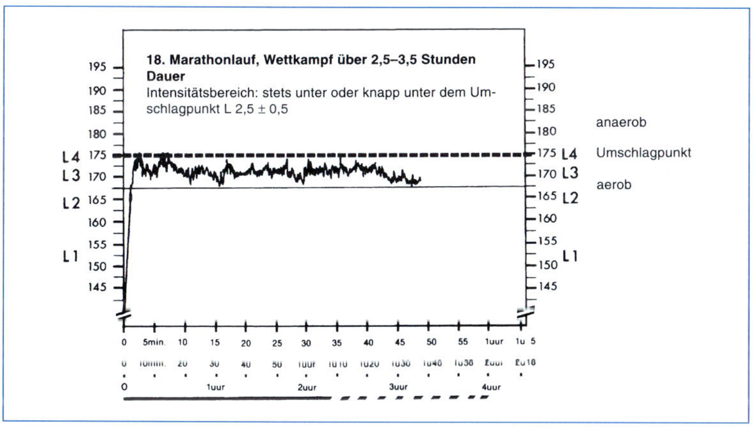

Abb. 91

Laktat

Die Laktatkurve oder Milchsäurekurve

Allgemein

Oft wird die Milchsäurekonzentration im Blut als eine Angabe bezeichnet, die in besonderem Maße zu berücksichtigen ist. Diese Konzentration kann gemessen werden und wird in der Einheit Millimol pro Liter (mmol/l) angegeben.

Bei gesunden Personen werden in Ruhe Werte so etwa zwischen 1 und 2 mmol/l gefunden. Wie bereits erwähnt, kann die Ausführung von intensiven Belastungen zu einer Erhöhung der Milchsäurekonzentration führen. Man sollte wissen, dass dies mit gewissen Nachteilen einhergehen kann. Leichte Anstiege (6–8 mmol/l) können beim Athleten zu nachteiligen Folgen im Bereich der koordinativen Leistungsfähigkeit führen. Sie sind dann weniger gut in der Lage, ihre technischen Fähigkeiten wie gewohnt auszuführen, z. B. eine Judotechnik perfekt anzuwenden. Schlimmer ist die Tatsache, dass regelmäßig wiederkehrende hohe Laktatspiegel einen stark negativen Effekt auf das aerobe Leistungsvermögen bzw. auf die energieliefernden Systeme haben können, welche die Basis für alle sportlichen Belastungen darstellen.

Vor allem aus diesem Grunde muss die Zahl der intensiven Belastungen, denen sich der Sportler in einer bestimmten Trainingsperiode unterwirft, mit einer gewissen Skepsis betrachtet werden. Die Belastungsintensitäten, die bei verschiedenen Trainings nötig sind, können mit Hilfe der Laktatbelastungskurve genau angegeben werden (s. Abb. 92).

Die Abbildung 92 zeigt den Zusammenhang zwischen der Laktatkonzentration im Blut und der Intensität der Belastung, die über einen bestimmten Zeitraum geleistet wird. Für ein besseres Verständnis wird die Belastung hier über die Laufgeschwindigkeit in m/Sek. angegeben.

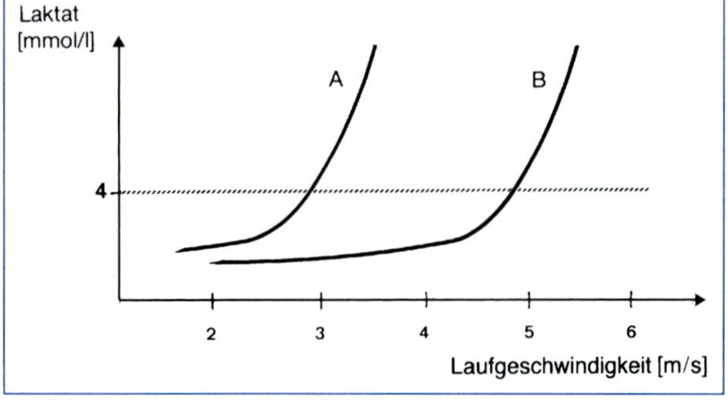

Abb. 92
Laktatbelastungskurve.

Eine Laktatbelastungskurve kann dadurch bestimmt werden, dass der Sportler einige Male die gleiche Strecke durchläuft und regelmäßig die Blutlaktatwerte bestimmt werden. Jede Runde sollte so weit als möglich mit gleichmäßiger Geschwindigkeit gelaufen werden, wobei in jeder neuen Runde ein höheres Tempo als in der vorigen angestrebt werden sollte. Die Länge der Strecke sollte so gewählt werden, dass mindestens fünf Minuten zum Durchlaufen benötigt werden. Niedrige Geschwindigkeit bei gut trainierten Personen ist parallel mit niedrigen Säuerungswerten, der Energiebedarf kann vollständig aerob abgedeckt werden. Bei einer größeren Belastung beginnt die Kurve anzusteigen: Es wird zwar durch den arbeitenden Muskel Milchsäure produziert, aber die Menge ist noch so gering, dass sie zum Großteil im Körper neutralisiert werden kann. Man geht davon aus, dass dies bei einer Milchsäurekonzentration von etwa zwei bis vier mmol/l geschieht. Diesen Bereich nennt man auch aerob-anaeroben Übergang. Es gibt eine Laufgeschwindigkeit, die über längere Zeit gerade noch durchgehalten werden kann, ohne dass es zu einer Milchsäureanhäufung im Körper kommt. Wird die Geschwindigkeit aber noch größer, dann entsteht in Abhängigkeit vom Grad und von der Zeitdauer der Überschreitung eine stetig zunehmende Übersäuerung, die den Sportler ab einem bestimmten Moment zur Aufgabe zwingt.

Zusammenfassung:

Aerobe Schwelle: Belastungen bis zu dieser Schwelle laufen vollständig aerob ab. Der Milchsäuregehalt liegt bei etwa 2 mmol/l.

Der aerob-anaerobe Schwellenbereich: Belastungen in diesem Bereich sind intensiver. Die Energiebereitstellung ist sowohl aerob als auch anaerob. Die Produktion und die Eliminierung der Milchsäure befinden sich in einem Gleichgewicht. Dieser Bereich liegt durchwegs zwischen 2 und 4 mmol/l.

Anaerobe Schwelle: Es handelt sich hier um die Belastung, oberhalb derer der Milchsäuregehalt im Blut rasch anzusteigen beginnt. Der Milchsäuregehalt bei der anaeroben Schwelle liegt ungefähr bei 4 mmol/l.

Die Laktatkurve, die für jeden Sportler individuell bestimmt werden kann, kann für die Trainingssteuerung benutzt werden. So ist bekannt, dass das Ausdauerleistungsvermögen am besten durch ein Ausdauertraining im Bereich der anaeroben Schwelle trainiert werden kann, d. h. mit Laufgeschwindigkeiten mit Milchsäurewerten 2, 3, 4, 5 und 6 mmol/l. Diese Werte können den Testresultaten eines Athleten entnommen werden. Sehr gut trainierte Athleten trainieren das Ausdauerleistungsvermögen bei etwas niedrigeren Milchsäurewerten, durchgehend bei Werten zwischen 2 und 3 mmol/l. Weniger Trainierte verbessern ihr Ausdauerleistungsvermögen bei etwas höheren Werten, etwa 3, 4, 5 und 6 mmol/l.

Regenerationstrainings sind nicht sehr intensiv. Der Milchsäuregehalt liegt dabei auch unter 2 mmol. Intensive Intervalltrainings liefern hohe Milchsäurespiegel. Diese steigen weit über 4 mmol/l. So ergeben sich ausgeprägtere Anpassungsvorgänge. Unter dem Trainingseinfluss verändert sich die Kurve im Sinne einer Rechtsverschiebung.

Die Trainingsintensität muss nach einer gewissen Zeit neu angepasst werden. Dafür ist aufs Neue ein Test mit einer Blutuntersuchung nötig. Die steht nicht jedem zur Verfügung.

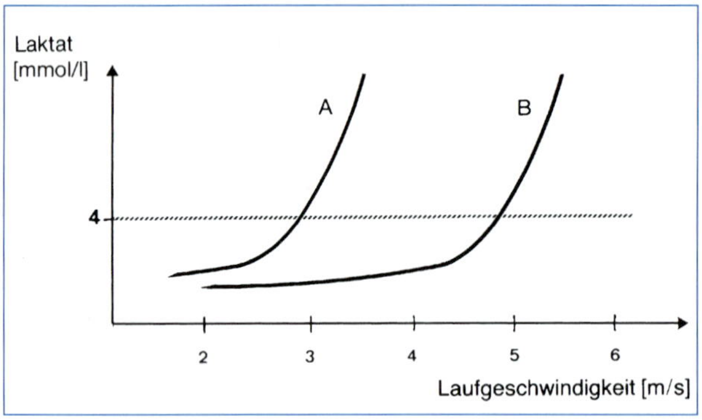

Abb. 93
Einfluss von Ausdauertraining auf die Laktatkurve: Kurve A und B sind vom gleichen Athleten; Kurve A am Anfang einer Trainingsperiode, Kurve B nach einer Trainingsperiode von drei Monaten. Schlussfolgerung: Die Laufgeschwindigkeit bei Milchsäure 4 hat zugenommen. Kurve A: 3 m/s; Kurve B: 5 m/s. Die Kurve hat sich nach rechts verschoben. Das aerobe Leistungsvermögen hat deutlich zugenommen.

Aber es gibt auch andere Möglichkeiten, mit denen die gleichen oder ähnlich wichtige Informationen erzielt werden können. Alle diese anderen Methoden zur Bestimmung des Umschlagpunktes wurden in diesem Buch ausführlich dargestellt.

Laktatkurven von verschiedenen Sportlern

Abbildung 94 zeigt Laktatkurven von verschiedenen Sportlern, die alle gut trainiert sind. Jede Person hat ihre eigene Kurve, die Unterschiede sind oft sehr groß.

Wenn die Sportler der rechten und linken Kurve mit dem Auftrag trainieren, mit einer HF von 150 Schlägen pro Minute zu laufen, dann trainiert der Athlet links äußerst intensiv mit hohen Milchsäurewerten, der Athlet rechts aber strengt sich fast nicht an.

Das Training soll für jeden Sportler individuell angepasst werden. In einem Gruppentraining ist die Trainingsaufgabe für jeden Sportler von dem seiner Trainingskollegen verschieden.

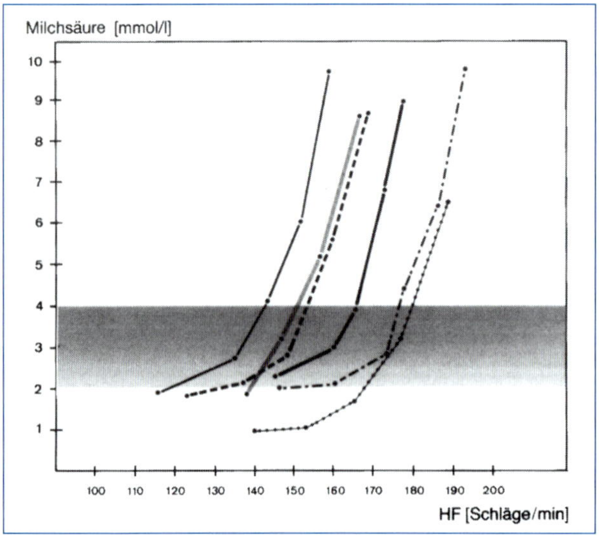

Abb. 94
Laktatkurven verschiedener Sportler.

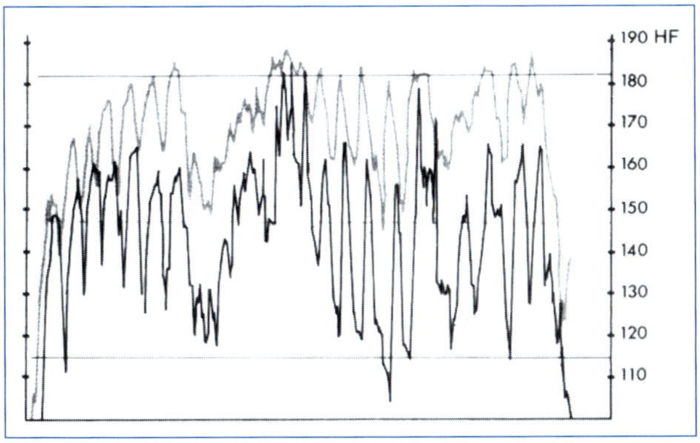

Abb. 95
HF-Kuven von zwei gleichaltrigen Personen, die gleichzeitig die gleiche Belastung absolvieren.

Individuelle Unterschiede

Faszinierende individuelle Unterschiede werden in der aeroben Ausdauer festgestellt. Abbildung 96 vergleicht international bekannte Sprinterstars und Langstreckenläufer. Es wird die Laufgeschwindigkeit, bei der die anaerobe Schwelle von vier mmol Laktat/l überschritten wird, aufgezeigt.

Es ist deutlich zu erkennen, dass die Sprintstars die niedrigste und die Langstreckenläufer die höchste aerobe Kapazität haben.

Je höher die Laufgeschwindigkeit beim Überschreiten der Milchsäurekonzentrations-Schwelle von vier mmol/l ist, desto höher ist die aerobe Kapazität.

Abbildung 97 zeigt die Unterschiede im Leistungsvermögen eines Weltmeisters der Berufsradfahrer, eines Weltmeisters bei den Amateuren und einer untrainierten Normalperson.

Der große Unterschied zwischen dem Spitzensportler und einer Normalperson beruht in erster Linie auf der enormen Leistungsfähigkeit des Sportlerherzens, das unter Extrembe-

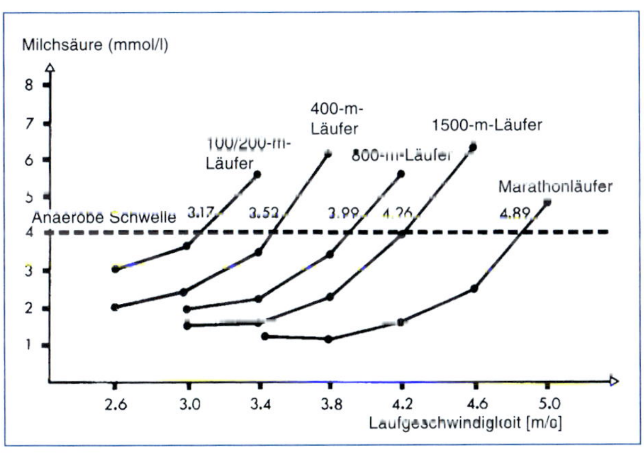

Abb. 96
Laufgeschwindigkeit verschiedener Top-Athleten im Bereich der anaeroben Schwelle. Die Abbildung gibt die Gruppen-Mittelwerte von verschiedenen Größen deutscher Top Lauf Stars wieder (nach *W. Hollman* et al., Spektrum der Wissenschaft 1968 (8), 48–58).

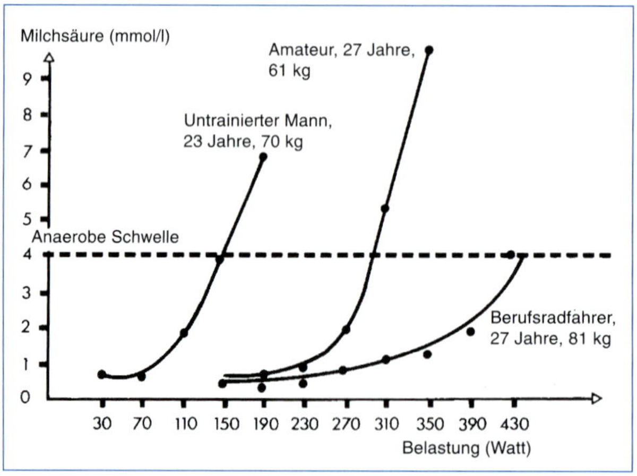

Abb. 97
Unterschiede in der Leistungsfähigkeit bei zunehmender Belastung auf dem Fahrradergometer, festgestellt über die Höhe der anaeroben Schwelle (nach *W. Hollman* et al., Spektrum der Wissenschaft 1968 (8), 48–58).

lastungen bis zu 40 l Blut pro Minute durch den Kreislauf pumpen kann, während das des Untrainierten lediglich etwa 20 l/Min. schafft. Zum zweiten kann der Spitzensportler auch noch die bedeutend größere aerobe Kapazität seiner Muskelfasern ausnutzen.

Diese Überlegenheit hat ihren Ursprung in der außergewöhnlich großen Gefäßwandoberfläche der Haargefäße (= Kapillaren) im Verhältnis zur Muskelmasse und der überdurchschnittlichen Anzahl und Größe an Mitochondrien.

Individuelle Bestimmung der Trainingsintensität mit Hilfe der Blutlaktatbestimmung

Bei dieser Methode wird der Laktatspiegel im Blut bei Belastung bestimmt. Man geht davon aus, dass eine Laktatkonzentration von 4 mmol/l im Blut mit dem Niveau der anaeroben Schwelle übereinstimmt. Im Mittel ist dies richtig. Aber bei sehr gut trainierten Ausdauersportlern liegt die anaerobe Schwelle tiefer, z. B. bei einem Laktatwert von 3 mmol/l. Bei Trainingshinweisen muss dies berücksichtigt werden, damit das Trainingsschema nicht zu intensiv wird.

Ausgehend von der Milchsäure-Herzfrequenz-Kurve kann genau angegeben werden, bei welcher HF trainiert werden muss, um einen optimalen Trainingseffekt zu erzielen.

Verschiedene Trainingsformen in Relation zur Laktatkonzentration und Laufgeschwindigkeit

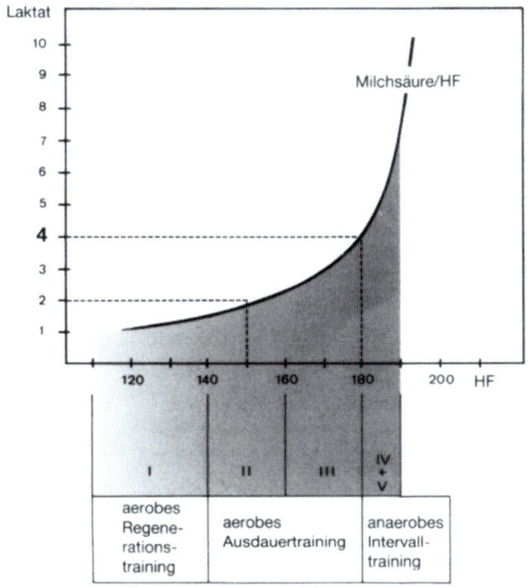

I Erholungstraining oder *Regenerationstraining:* Intensität dieses Trainings unter zwei mmol Laktat. In unserem Beispiel zwischen HF von 110 und 140.

II *Extensives Ausdauertraining:* Intensität des Trainings bei rund zwei mmol Laktat. In unserem Beispiel HF zwischen 140 und 160.

III *Intensives Dauertraining:* Intensität des Trainings zwischen drei und vier mmol Laktat. In unserem Beispiel HF zwischen 160 und 180.

IV *Extensive Wiederholungen* (Tempoausdauertraining): Intensität zwischen vier und sechs mmol Laktat. In unserem Beispiel HF über 180.

V *Intensive Wiederholungen* (intensive Tempowiederholungen): Intensität zwischen sechs und zwölf mmol Laktat. In unserem Beispiel HF über 180.

Abb. 98
Milchsäure-Herzfrequenz-Kurve

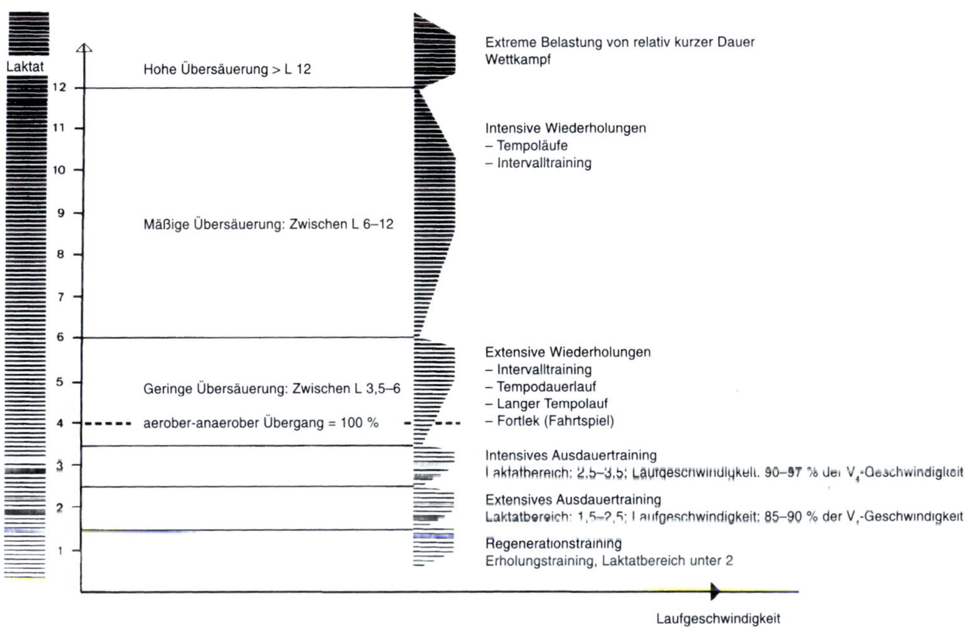

Nach: *Föhrenbach, R., A. Mader, W. Hollmann:* Umfang und Intensität im Dauerlauftraining von Mittelstreckenläuferinnen des DLV und Maßnahmen zur individuellen Trainings- und Wettkampfoptimierung (Leistungssport 11 (1981), Nr. 6)

Abb. 99

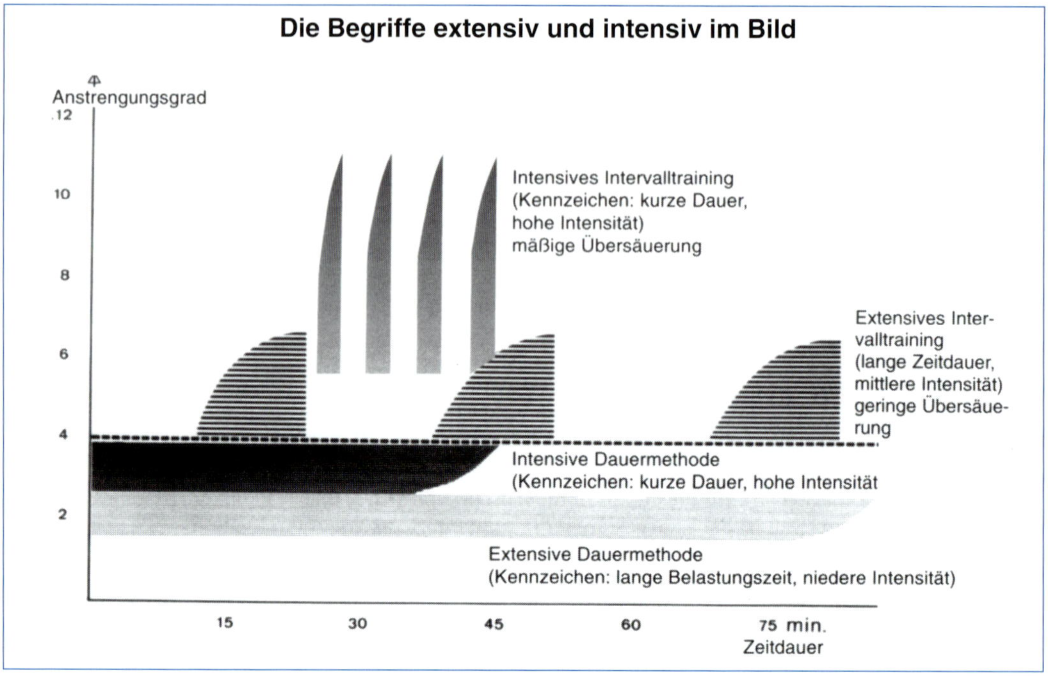

Abb. 100

Bestimmung des Umschlagpunktes

Testmethode

Auf dem Fahrradergometer

Beginn mit einem zehnminütigen Aufwärmen. Danach wird alle fünf Minuten die Fahrradbelastung erhöht. Am Ende jedes Fünf-Minuten-Abschnittes werden 2 ml Blut entnommen, gleichzeitig wird die HF notiert. Die Belastung, mit der gefahren wurde, ist bekannt.

Gefahren wird ohne Unterbrechung, d. h. auch keine Unterbrechungen zur Blutentnahme. Der Test ist ein Maximaltest. Vom Sportler wird gefordert, bis an die Leistungsgrenze zu gehen.

Aufwärmen	HF	Watt	Laktat
10 min	.....	.....	.....
15 min	.....	.....	.....
20 min	.....	.....	.....
25 min	.....	.....	.....
etc.			

Tab. 38
Testprotokoll zur Bestimmung des Umschlagpunktes

Blutentnahme

Vor dem Test wird in die Armvene eine Dauerkanüle gelegt. Eine derartige Kanüle hat einige Vorteile. Die Testperson muss nur einmal gestochen werden und der Test kann ununterbrochen laufen. Während der Belastung kann zu jedem gewünschten Zeitpunkt ohne weitere Zusatzbelastung Blut entnommen werden.

Dieses Blut wird im Röhrchen mit einer Testflüssigkeit gemischt. Innerhalb von vier Stunden wird das Blut zentrifugiert. Blutzellen und Plasma werden getrennt. Das Plasma wird gesondert im Röhrchen gelagert und kann ungefähr eine Woche im Kühlschrank aufbewahrt werden. Aus dieser Plasmaprobe wird nach der Methode „Boehringer" der Laktatgehalt bestimmt.

Feldtest

Zehnminütiges Warmmachen. Danach werden Strecken mit einer Zeitdauer von fünf Minuten zurückgelegt, z. B. laufend, radfahrend, skilanglaufend oder schwimmend.

Begonnen wird mit einer niedrigen Intensität. Jeder Folgezeitabschnitt wird mit erhöhter Geschwindigkeit absolviert. Die Geschwindigkeit wird während fünf Minuten konstant gehalten ohne Endspurt. Nach jedem Fünf-Minuten-Abschnitt folgt eine zehnminütige Erholung.

Festgehalten wird z. B. die Zeit der letzten 1 000 m. Ist diese bekannt, dann ist die Geschwindigkeit pro Minute einfach auszurechnen; die HF am Ende jedes Zeitabschnittes. Zusätzlich werden 2 ml Blut entnommen.

Aufwärmen	Zeit über 1 000 m	m/s	HF	Laktat
Erste 5 min	.....	.....	.....	.....
10 min Erholung				
Zweite 5 min	.....	.....	.....	.....
10 min Erholung				
Dritte 5 min	.....	.....	.....	.....
10 min Erholung				
Vierte 5 min	.....	.....	.....	

Tab. 39
Testprotokoll

Benötigte Geräte für den Ergometertest und den Feldtest

- Fahrradergometer
- Sporttester
- Material zur Blutentnahme

- Zentrifuge
- Kühlbox zur Aufbewahrung und zum Transport der Blutprobe
- Testprotokoll
- Laborgeräte zur Laktatbestimmung
- Für den Feldtest: festgelegter Streckenverlauf.

Voraussetzungen für einen zuverlässigen Test

1. Der Test muss jeweils unter gleichen Umständen und zum gleichen Zeitpunkt im Tagesverlauf durchgeführt werden.
2. Zweieinhalb Stunden vor dem Test sollten keine schweren Mahlzeiten mehr aufgenommen werden.
3. 24 Stunden vor dem Test sollte kein Alkohol mehr getrunken werden.
4. Ausreichende Nachtruhe sollte gewährleistet sein.
5. Die letzten Stunden vor dem Test sollten weder Kaffee, Tee noch Cola getrunken werden.
6. Am Tage des Tests sollte nicht trainiert oder schwere Arbeit geleistet werden.
7. Es sollte dafür gesorgt werden, dass am Tag vor dem Test nicht zu intensiv trainiert wird.
8. Der Test sollte bei gleichbleibender Temperatur und Luftfeuchtigkeit durchgeführt werden.
9. Bei Krankheit oder Fieber sollte kein Test erfolgen.
10. Vor jedem Test sollte ein ausreichendes Warmmachen durchgeführt werden.

Im Labor

Die Bestimmung des Umschlagpunktes kann auf verschiedene Weise erfolgen. Meist findet sie im Labor statt.

Bei einem Belastungstest wird der Sportler immer intensiver belastet. Unmittelbar vor Belastungserhöhung wird Blut zur Laktatbestimmung entnommen. Auch die HF wird während des ganzen Tests aufgezeichnet. Aus den gewonnenen Daten wird die Kurve ermittelt, die den Zusammenhang zwischen HF und Laktatkonzentration angibt.

Labortest

Registrierung eines Belastungstests mit ansteigender Belastung. Unmittelbar vor der Belastungssteigerung wird Blut zur Laktatbestimmung abgenommen.

Die HF wird laufend aufgezeichnet (siehe Abb. 101). Darunter stehen die korrespondierenden HF- und Laktatkonzentrationen.

Die Daten aus Abb. 101 werden in der Herzfrequenz-Laktat-Kurve vermerkt (siehe auch Abb. 102). Aus dieser Kurve kann einfach abgelesen werden, welche HF-Werte mit welchen Laktatkonzentrationen übereinstimmen.

Aus der Kurve ergeben sich folgende Werte:

L 2 = HF 147
L 3 = HF 155
L 4 = HF 160
L 6 = HF 175

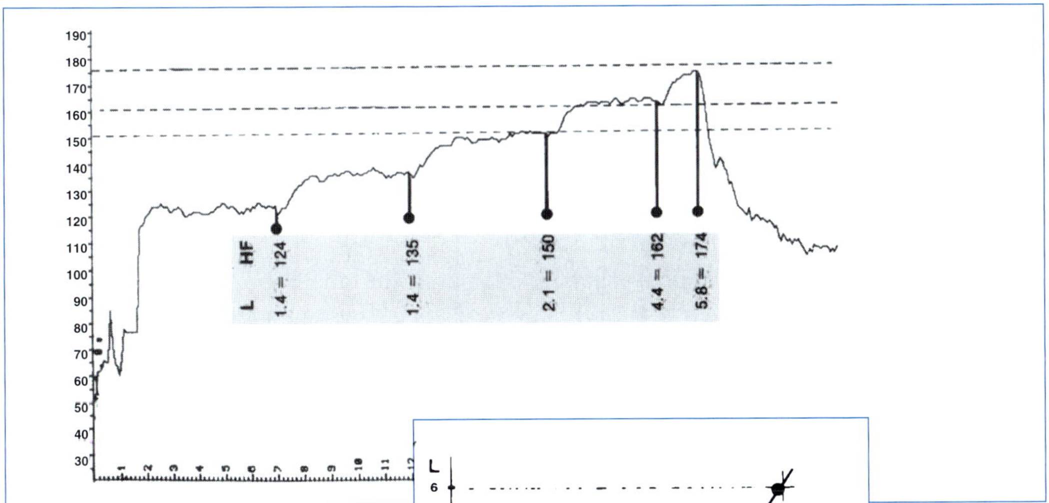

Abb. 101
Aufzeichnung eines Labortests auf dem Fahrradergometer.

Aus Abb. 102 folgt: L 2 = HF 147
L 3 = HF 155
L 4 = HF 160
L 6 = HF 175

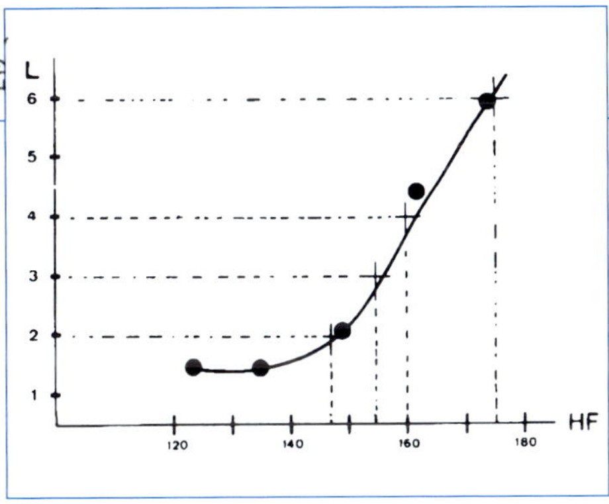

Abb. 102
Herzfrequenz-Laktat-Kurve.

Andere Schwellenbestimmungsmethoden im Labor

Die Bestimmung der anaeroben Schwelle erfolgt bei diesem Sportler dadurch, dass er alle 6 Minuten 10 Watt mehr treten muss. In jeder 3. und 6. Minute wird der Milchsäuregehalt bestimmt.

Bei 290 Watt steigt der Milchsäurespiegel nicht mehr an. Bei 300 Watt nimmt der Milchsäuregehalt zu. Die anaerobe Schwelle wird demnach nach einer Belastung von 290 Watt erreicht. Die Laktat- oder anaerobe Schwelle kann in der Laufgeschwindigkeit, in der Trittgeschwindigkeit, der HF oder in Watt wiedergegeben werden.

Die Laktatschwelle kann im Laboratorium bestimmt werden. Aber man kann auch die gleichen Informationen durch den einfachen Conconi-Test auf der Laufbahn, dem Fahr-

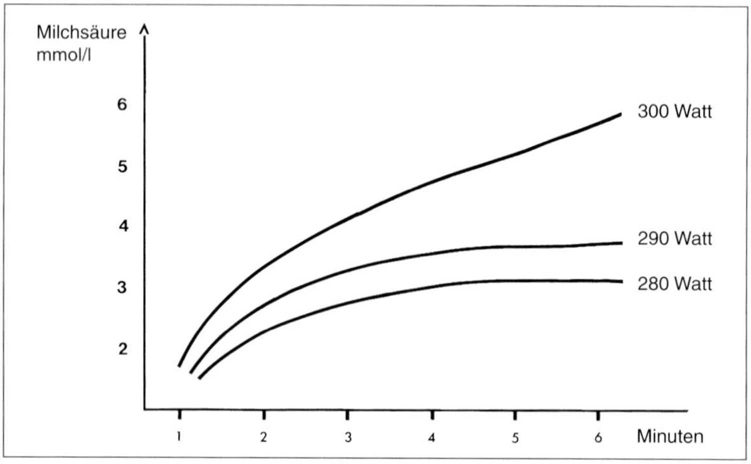

Abb. 103
Bestimmung der anaeroben Schwelle

radergometer oder dem Laufband erhalten. Hat man die anaerobe Schwelle bestimmt, dann kann man mit Hilfe des Herzfrequenzmessers jedes Training richtig dosieren.

Für gute Ausdauersportler gilt, dass die anaerobe Schwelle so nah wie möglich an der VO_2-max liegen sollte. Elite-Marathonläufer können ihre Leistung im Bereich von 95 % ihrer VO_2-max bringen.

Während der Sportausübung

Die Bestimmung des Umschlagpunktes kann auch während der Sportausübung stattfinden. Das kann von großem Vorteil sein. Der Sportler wird dadurch sportspezifisch getestet. Zum Beispiel: Der Test eines Marathonläufers auf einem Fahrradergometer liefert Messergebnisse, die nicht für Hinweise zum Lauftraining genutzt werden können. Ein Marathonläufer sollte sportspezifisch, also laufend, getestet werden.

Abbildung 104 zeigt die Laktatbestimmung bei einem Marathonläufer unter sportspezifischen Bedingungen, d. h. laufend auf der Straße, 4 × 1 km mit Erholung. Jeder Folgekilometer wird schneller gelaufen. Nach jedem Kilometer wird eine Blutprobe entnommen. In Abbildung 105 stehen HF und korrespondierende Laktatkonzentration.

Die Daten aus Abbildung 105 werden verarbeitet in die HF-Laktat-Kurve übertragen (siehe auch Abb. 102). Es ist nun einfach abzulesen, welche HF mit welcher Laktatkonzentration übereinstimmt.

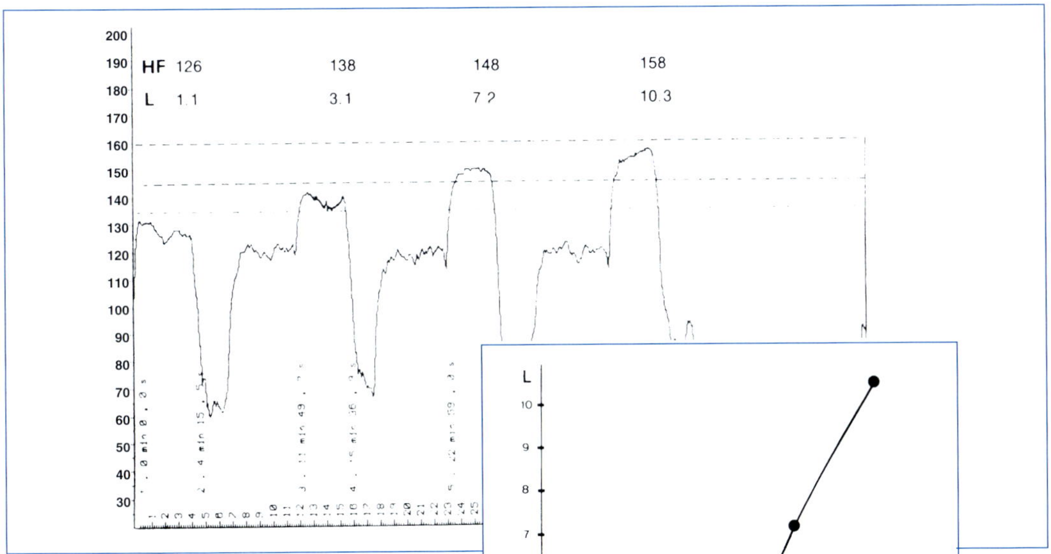

Abb. 104
Laktatbestimmung bei einem Marathonläufer unter sportspezifischen Bedingungen.

Aus Abb. 105 folgt:

L 2 = 132
L 2,5 = 135
L 3 = 138
L 4 = 142
L 6 = 147

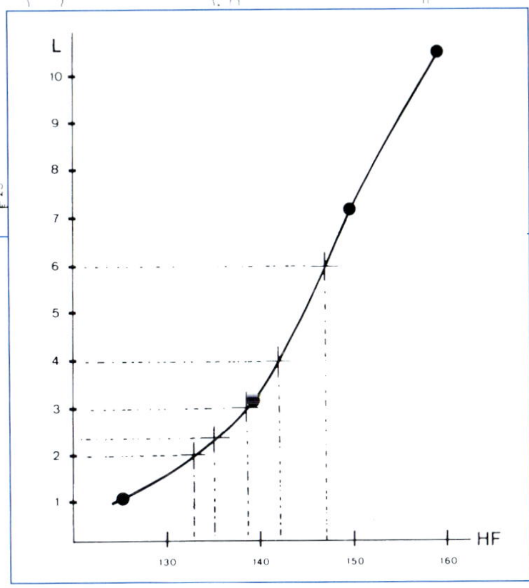

Abb. 105

Noch ein Beispiel zur Bestimmung des Umschlagpunktes während einer sportlichen Belastung (siehe Abb. 106).

Der Sportler läuft nach einem ausführlichen Aufwärmen drei Abschnitte von je zehn Minuten. Jeder Abschnitt wird schneller, aber mit konstanter Geschwindigkeit gelaufen. Nach jedem Belastungsabschnitt wird sofort Blut entnommen, um den Laktatgehalt zu bestimmen. Zwischen den schnellen Abschnitten liegt immer eine Erholungsperiode, die groß genug ist, um die gebildete Milchsäure abzubauen.

Es ergeben sich folgende Testresultate:

HF 135 = L 1,9
HF 145 = L 4,7
HF 155 = L 11,2

Diese Daten reichen aus, um die richtige Herzfrequenz-Laktat-Kurve zu erstellen. Der Vorteil einer solchen Messung ist, dass der Athlet während eines normalen Trainings getes-

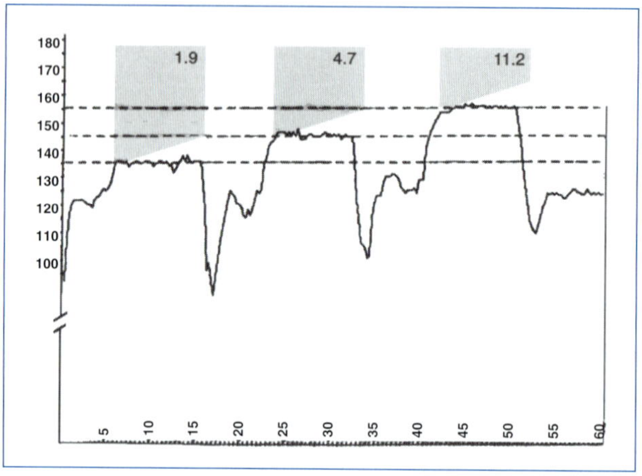

Abb. 106
Bestimmung des Umschlagpunktes während einer sportlichen Belastung.

tet werden kann. Er verliert keine Trainingsstunden, weil der Test selbst als ein gutes Training angesehen werden kann.

Kurzes Beispiel eines Milchsäuretests und Trainingsratschläge für einen Radrennfahrer

Zuerst wurde die Aufzeichnung eines intensiven Dauertrainings auf der Straße durchgeführt. Auftrag war, 60 Minuten ein maximales Tempo mit konstanter Leistung zu fahren. Die Registrierung von sogar 90 Minuten zeigt, dass die HF konstant zwischen 160 und 165 schwankt (siehe Abb. 107). Wenn die Intensität der Belastung hoch genug ist, wird der Umschlagpunkt im HF-Bereich von 160 und 165 liegen. Der Rennfahrer gibt an, dass er konstant im maximalen Leistungsbereich gefahren ist.

Die erste Schlussfolgerung ist, dass der Test auf der Straße, bei dem keine Laktatbestimmung durchgeführt wurde, schon einen guten Hinweis auf den mutmaßlichen Umschlagpunkt gibt.

Vor allem der Test auf der Straße und der Labortest stimmen gut überein. In beiden Tests liegt der Umschlagpunkt zwischen einer HF von 160 und 165.

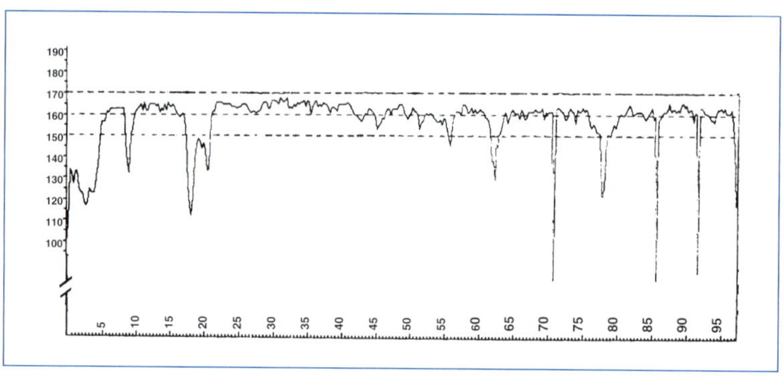

Abb. 107
Herzfrequenzkurve des 90-minütigen Dauertrainings eines Radrennfahrers.

Aus dem Laktattest auf dem Fahrradergometer, zwei Tage nach dem Test auf der Straße, ergeben sich folgende Daten (siehe Abb. 108):

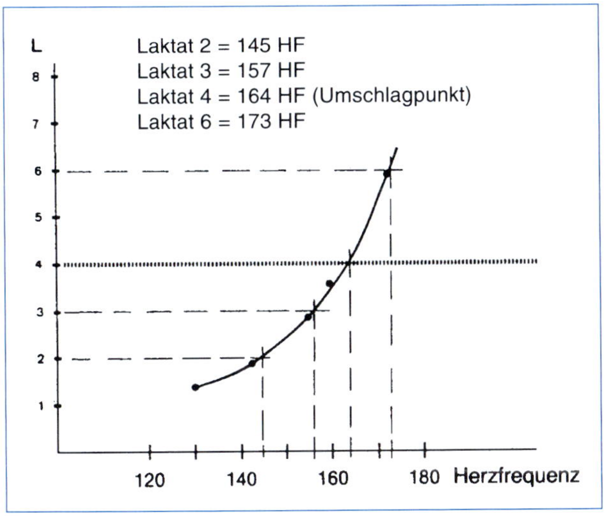

Abb. 108
Laktattest von Cor van Dijk vom 28.1.1986.

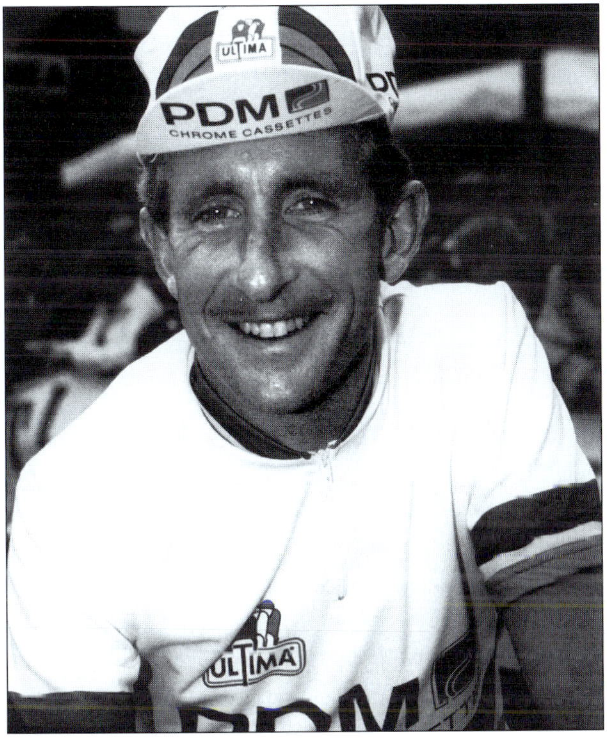

Weltmeister (1991) Rudy Dhaenens am Tag der Flandernrundfahrt; tödlich verunglückt nach einem Autounfall am 5. April 1998.

In Bezug auf das Training wird folgender Rat gegeben:

Erholungstraining: HF nicht höher als 130 bis 140.
Extensives Dauertraining: HF zwischen 140 und 155.
Intensives Dauertraining: HF zwischen 155 und 165.
Intensitätstraining (Intervalltraining): HF über 165.

Mit Trainer und Sportler wurde ein gutes Gesamt-Trainingspaket für das Wettkampfprogramm ausgearbeitet.

Praxisbeispiel von einem Laktattest und Trainingshinweise für einen Berufsradrennfahrer

Testdurchführung

Nach einem Aufwärmen von sechs Minuten wird alle fünf Minuten der Radwiderstand erhöht. Während des Tests wird die HF kontinuierlich aufgezeichnet. Am Ende jeder Belastungsstufe wird Blut zur Laktatbestimmung abgenommen.

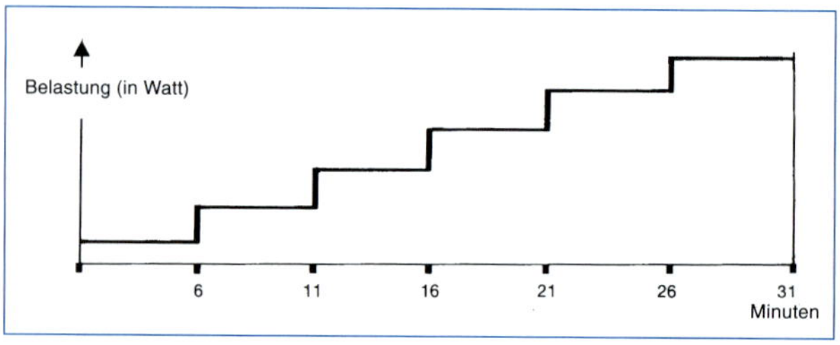

Abb. 109
Stufenförmiger Verlauf der Belastung im zeitlichen Verlauf.

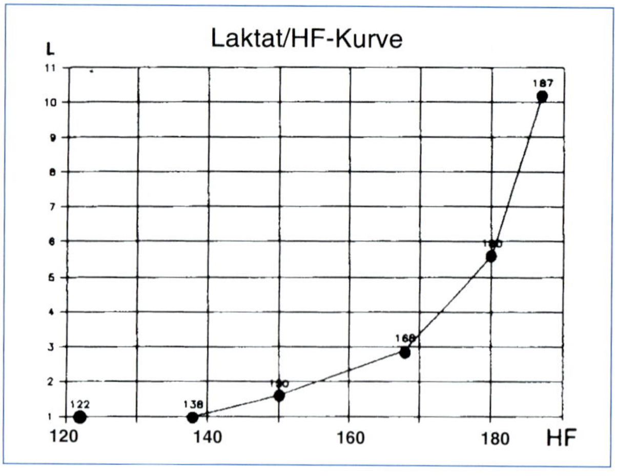

Abb. 110 a

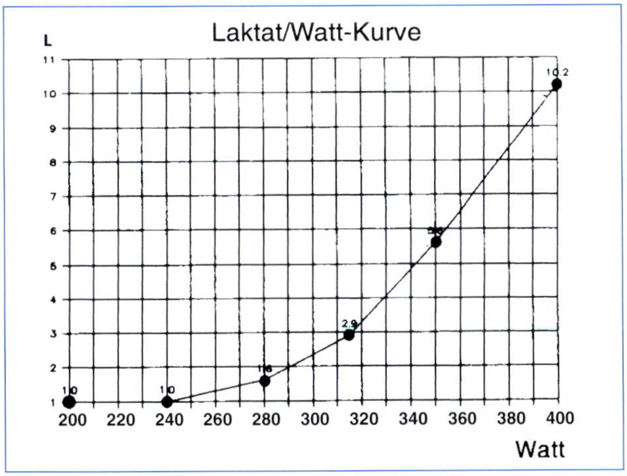

Abb. 110 b

Messresultate

L	HF	Watt
1.0	122	200
1.0	138	240
1.6	150	280
2.9	167	315
5.6	180	350
10.2	187	400

Tab. 40

Max. HF: 187 Max. Laktat: 10.2 Durchhaltezeit bei 400 W (max.) = 3 Minuten 23 Sekunden

Tab. 41

		Registrierte Werte		
L	**Herzfrequenz**	**Leistungsvermögen (Watt)**	**Leistungsvermögen pro kg Körpergewicht**	**% Watt max.**
2,0	155 = 83 % HF max.	291	3,84	72,8
2,5	162 = 87 % HF max.	304	4,01	
3,0	167 = 89 % HF max.	316	4,17	
4,0	172 = 92 % HF max.	329	4,34	82,3
10,2	187 = 100 % HF max.	400	5,28	

Tab. 42

Trainingshinweise

Ausgehend von der HF-Laktat-Kurve wurden folgende Trainingshinweise gegeben:

Trainingsintensitäten:

Regenerationstraining: HF unter 140.
Dieses Training wird am Tag nach schweren Wettkämpfen und Trainings durchgeführt, wenn man noch nicht vollständig wieder erholt ist.

Training der Ausdauerleistungsfähigkeit:
Niveau 1: mäßig= HF 140 bis 150
Niveau 2: mittel= HF 150 bis 160
Niveau 3: intensiv= HF 160 bis 170

Den größten Teil des Trainings (± 80 bis 90 %) sollte das Dauertraining ausmachen. Was die Intensität betrifft, sollte das Dauertraining folgendermaßen verteilt werden:
60 Prozent auf Niveau 1
30 Prozent auf Niveau 2
10 Prozent auf Niveau 3

Training des Stehvermögens: HF um und über 170.

A) kurz:	Dauer 20 bis 180 Sekunden Erholungszeit ein bis zwei Minuten Intensität: hoch. Über 92 Prozent und bis 95 Prozent der maximalen HF = HF 168 bis 172 Anzahl: Zu Beginn dreimal, allmählich auf vier- bis fünfmal steigern. Dieses Training sollte nur in gut erholtem Zustand durchgeführt werden.
B) lang:	Dauer fünf bis zehn Minuten Pause: fünf bis zehn Minuten Intensität: hoch, 90 bis 92 % HF max. bis HF 168 bis 172 Anzahl: zu Beginn dreimal, allmählich auf vier- bis fünfmal steigern.

Das Stehvermögenstraining nicht übertreiben! Einmal, höchstens zweimal pro Woche (die Wettkämpfe mitgerechnet) reichen vollständig.

Sprinttraining:

Dauer:	kurz, 10 bis 20 Sekunden
Pause:	lang, zwei bis 5 Minuten
Intensität:	hoch: 95 bis 100 %. Die maximale HF wird nicht erreicht, da die Belastungszeit zu kurz ist.
Anzahl:	Zu Beginn dreimal, allmählich auf zehnmal steigern.

Krafttraining:

Dauer:	lang, drei bis fünf Minuten
Pause:	lang, fünf bis zehn Minuten
Intensität:	gemäßigt intensiv. Von 85 bis 90 Prozent der maximalen HF = HF 160 bis 170
Anzahl:	Zu Beginn dreimal, allmählich steigern auf zehnmal.

Dieses Training mit hohen Widerständen ausführen, niedere Schrittfrequenz, bergauf fahren oder gegen den Wind, im Sattel sitzen bleiben.

Ausführliches Beispiel eines Feldtests und Trainingsratschläge für einen Marathonläufer

Sportmedizinische Praxis Deurne
Peter Janssen, Arzt
Deltasingel 29
5751 SL Deurne
Tel. 0 49 30-1 68 28

Laktattest		
Datum des Tests:	25.9.1986	Wetterumstände: trocken
Zeit:	mittags	Temperatur: 16 °C
Ort des Tests:	Deurne-Straße	Luftfeuchtigkeit: hoch
Testausführung:	3 × 10 Minuten	Windstärke: ruhig
Tester:	P. J.	
Name des Sportlers:	C. B.	Trainer: unbekannt
Geburtsdatum:	19.9.1959	Besonderheiten: keine
Wohnort:	Venray	
Sportart:	Langstreckenläufer: 10 km bis Marathon	

Tab. 43

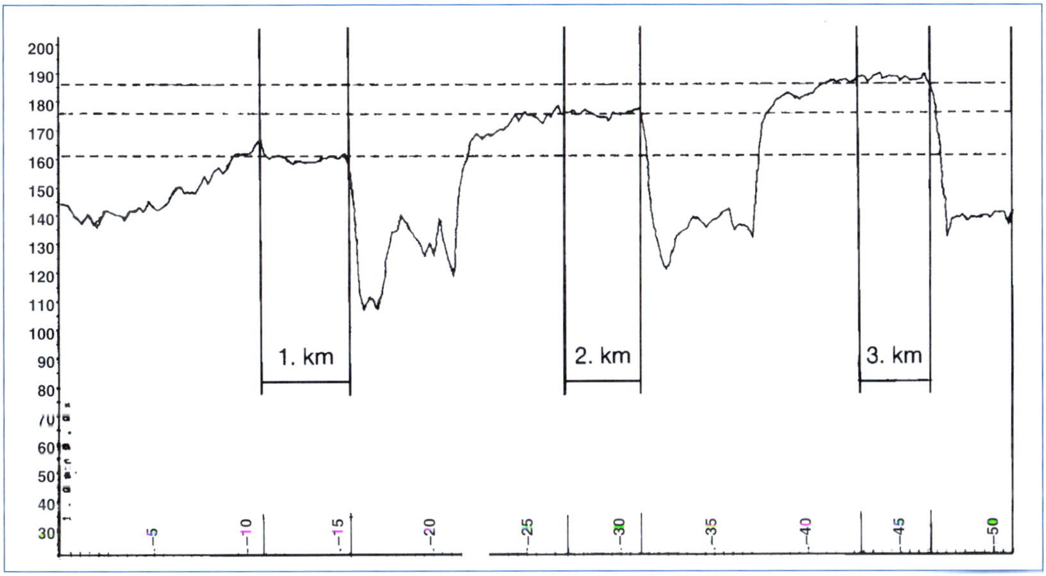

Abb. 111
Herzfrequenz eines Langstreckenläufers während eines Feldtests.

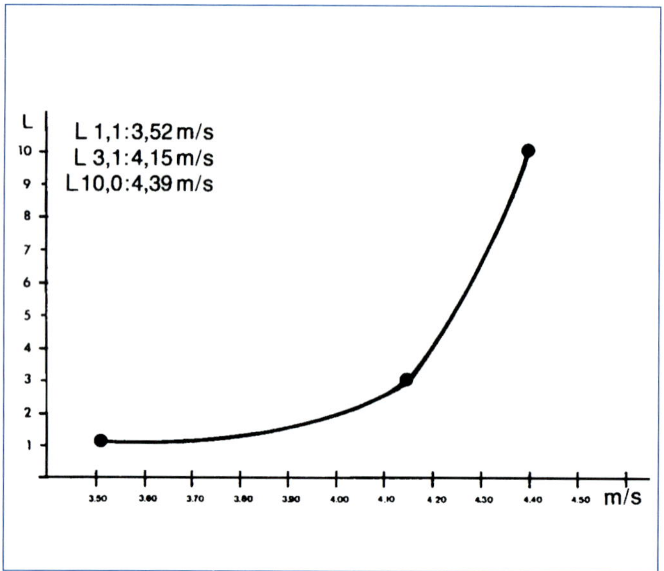

Abb. 112
Laktat-Geschwindigkeits-Kurve.

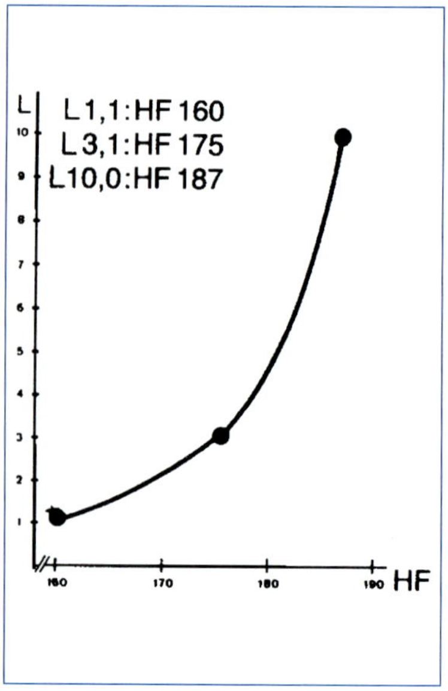

Abb. 113
Laktat-Herzfrequenz-Kurve.

Geschwindigkeit/ Laktat	Geschwindigkeit [m/s]	Geschwindigkeit [km/h]	km-Zeit [min]	Marathon-Zeit [h]
V 2*	3,83	13,79	4:24	
V 2	3,98	14,33	4:12	2:56,42
V 3	4,11	14,90	4:00	
V 4	4,25	15,30	3:54	
V 5	4,29	15,44	3:52	
V 6	4,32	15,55	3:50	
V 8	4,36	15,69	3:48	
V 10	4,40	15,84	3:44	

*V 2: Laufgeschwindigkeit bei Laktat 2

Tab. 44
Aus Abbildung 112 abgeleitete Daten.

Laktat	Herzfrequenz
2	167
3	175
4	180
6	185

Tab. 45
Aus Abbildung 113 abgeleitete Daten.

Trainingsratschläge

Ausdauertraining

Das Training des *Ausdauervermögens* ist am effektivsten bei Milchsäurewerten zwischen zwei und vier mmol.
Das *ruhige* oder *extensive Dauertraining* sollte zwischen zwei und vier mmol, das *intensive Dauertraining* zwischen drei und vier mmol Milchsäure stattfinden.
Diese Daten gelten für fast alle Personen.

Schlecht trainierte Sportler trainieren das Ausdauervermögen bei etwas höheren Milchsäurewerten:
Intensiv: 4 bis 5/6 mmol Milchsäure.
Extensiv: 3 bis 4 mmol Milchsäure.

Sehr gut trainierte Sportler trainieren das Ausdauervermögen bei etwas niedrigeren Milchsäurewerten:
Extensiv: 1,5 bis 2,5 mmol Milchsäure
Intensiv: 2,5 bis 3,5 mmol Milchsäure.

Die Intensität, mit der ein Marathonlauf gelaufen wird, stimmt mit einem Milchsäurewert von 2,5 mmol ± 0,5 überein.
Die Marathonzeit bei V 2,5 ist 2:56,42 Stunden.

Bei einem Dauertraining darf der Milchsäuregehalt nicht zu hoch ansteigen. Entstehen während des Trainings dennoch höhere Milchsäurewerte, dann wird nicht das aerobe Ausdauervermögen, sondern das Stehvermögen trainiert.

Intensive Trainingseinheiten, die mit hohen Milchsäurewerten verbunden sind, können das Ausdauervermögen beeinträchtigen. Das Ausdauervermögen kann sich durch diese Art des Trainings verschlechtern.

Beispiel für ein Dauertraining

Das Training wird in Belastungsabschnitte von 10 über 15 bis 20 Minuten im Wechsel mit Erholungsperioden von 5 bis 10 Minuten eingeteilt (siehe Abb. 114).

Diese Art des Trainings ist die Grundlage für die Entwicklung und Stabilisierung des Ausdauervermögens. Andere Kombinationen, wie hier oben genannt, sind möglich: mehr Blöcke, weniger Ruhe.

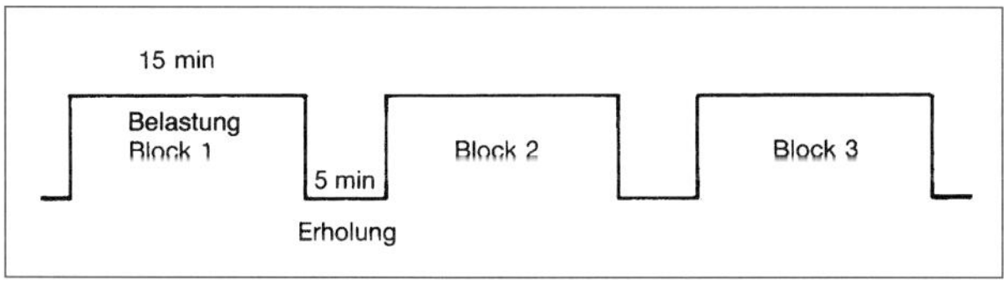

Abb. 114
Drei Blöcke und Erholung im Wechsel.

Wenn nach einiger Zeit das Ausdauervermögen besser geworden ist, sollte die Laufgeschwindigkeit neu angepasst werden.

Extensives Dauertraining	Intensives Dauertraining	Kombination extensives und intensives Dauertraining
Intensität zwischen L2–L3 V2–V3 HF 170–HF 175	Intensität zwischen L3–L4 V3–V4 HF 175–HF 180	Block 1 extensives DT Ruheperiode Block 2 intensives DT Ruheperiode Block 3 extensives DT etc.

Tab. 48

Stehvermögenstraining (Tempoläufe)

Bei dieser Trainingsart entstehen Milchsäurewerte über vier mmol. Werte über zehn mmol Milchsäure werden oft erreicht. Diese Art des Trainings sollte ein Marathonläufer nicht so oft absolvieren, d. h. einmal pro Woche reicht aus. Zwei Arten von Stehvermögenstraining sind für den Marathonläufer wichtig:

A: *Tempolauf,* z. B. 1 000-m-Lauf:
z. B. 5 × 1 km mit einer Geschwindigkeit über V4. Zeiten zwischen 3:45 Minuten und 3:55 Minuten, mit einer HF über 180.

Die Erholungspause sollte nicht länger als 2 bis 3 Minuten dauern. Es ist ja das Ziel, hohe Milchsäurewerte aufzubauen. Bei zu langer Erholung senkt sich dieser Wert wieder.

Auftrag: Fange an mit 3 × 1 km und baue allmählich auf bis z. B. zehn × 1 km. Die vorgesehene Laufzahl soll mit konstanten Laufzeiten erreicht werden. Wenn nach 3 × 1 km ein Einbruch droht, und das Ziel bei 6 × 1 km lag, dann wurde zu schnell gestartet.

B: Laufe, wenn möglich, *während der Wettkämpfe* 10 oder 15 km mit einer Geschwindigkeit oder HF gerade über dem Umschlagpunkt, also über V4 oder über einer HF von 180. Während solcher Wettkämpfe steigen die Milchsäurewerte allmählich bis auf Werte von acht, zehn, zwölf mmol. Mit dieser Geschwindigkeit ist es nicht möglich, den Marathon durchzuhalten.

Beachte: Die Trainingsarten A und B nicht zu oft durchführen!

Regenerationstraining

Am Tag nach einem schweren Training oder Wettkampf sollte immer ein Erholungstraining folgen. Das Erholungstraining läuft unter V 2 oder unter einer HF, die bei einem Milchsäurewert 2 liegt, also V 2 langsamer als vier Minuten und 24 Sekunden pro Kilometer. HF weit unter 170.

Marathontraining für den Durchschnittsläufer

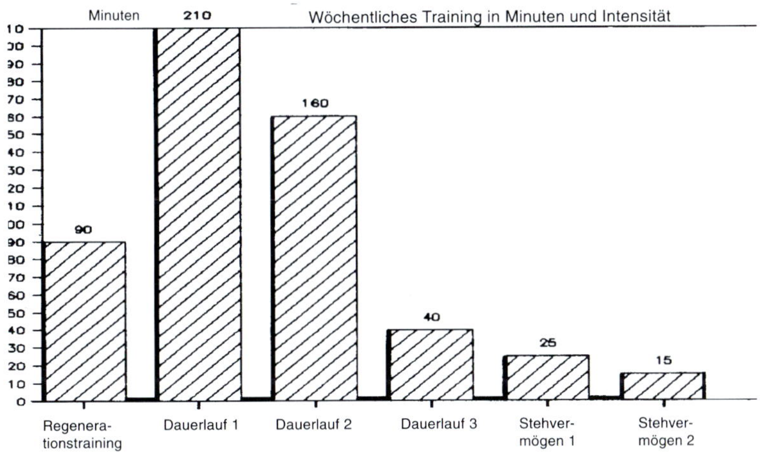

Verschiedene Trainingsformen:

Erklärung der verwendeten Abkürzungen:

H = Regenerationstraining; unter Laktatwert 1 mmol/l
DL1 = Dauerlauftempo 1; mit einem Laktatwert von 1
DL2 = Dauerlauftempo 2; mit einem Laktatwert von 2
DL3 = Dauerlauftempo 3; mit einem Laktatwert von 3
W1 = Stehvermögen 1 (lange Wiederholungsläufe); gerade über dem Umschlagpunkt
W2 = Stehvermögen 2 (kurze Wiederholungsläufe); oberhalb des Umschlagpunktes

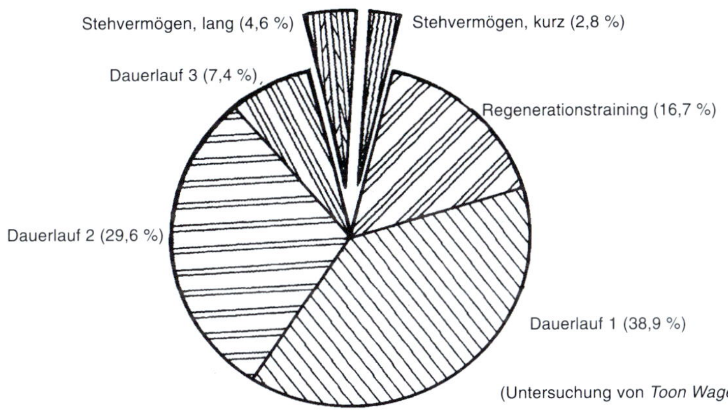

(Untersuchung von *Toon Wagemans*)

Abb. 115

Zusammenfassung	
Dauertraining	
Geschwindigkeit V 2–V 4 = 4,24–3,54	Herzfrequenz L 2–L 4 = 170-180
Extensiv V 2–V 3 = 4,24–4,00 Intensiv V 3–V 4 = 4,00–3,54	Extensiv L 2–L 4 = 170–175 Intensiv L 3–L 4 = 175–180
Diese Trainingsart in Blockform Anzahl drei- oder viermal pro Woche	
Stehvermögenstraining (Tempoläufe)	
A: Tempolauf, z. B. 1.000 m mit Erholung 1.000 m mit Geschwindigkeit über V 4 = z. B. 3,45–3,55 Anfangs dreimal, allmählich bis zehnmal Erholung 23 Minuten B: Wettkampf von etwa 50 Minuten, z. B. bei 15-km-Lauf mit einer Geschwindigkeit über V4	

Tab. 47

Trainingsbegleitung eines Marathonläufers mit Hilfe von Herzfrequenzregistrierung und Laktatbestimmung

Name: F. P.
Alter: 42 Jahre
Gewicht: 61,2 kg
Größe: 171,2 cm

Laufgeschichte: Seit Jahren etwa drei Marathonläufe pro Jahr.
Bestzeit: 2:40,09 (1979); 2:43; 2:45; 2:50; 2:58; 3:01.
Maximale Anzahl der Trainingskilometer pro Woche: ungefähr 120.

Frage: Der Sportler meldet sich am 21. 8. 1985 mit der Bitte um Begleitung bei der Vorbereitung auf den Marathon in Helmond am 21. 8. 1985. Der Sportler ist gerade wieder von einer Achillessehnenverletzung genesen. Er lief im Jahre 1979 seine persönliche Bestzeit. Seitdem ging es ihm während des Marathonlaufes immer schlechter. Nach 30 bis 35 km ist er völlig ausgepumpt, die Muskeln wollen nicht mehr.

Herzfrequenzaufzeichnung und Laktatbestimmung

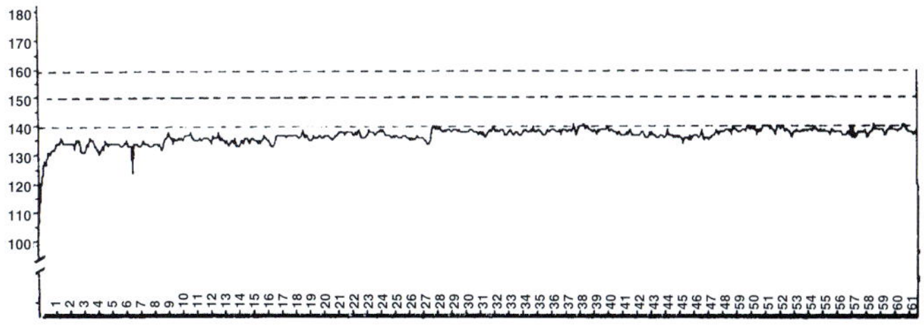

Abb. 116
Schritt 1: Kurve 1, 35 km Training im Wettkampftempo, die HF liegt bei diesem Training zwischen 135–140

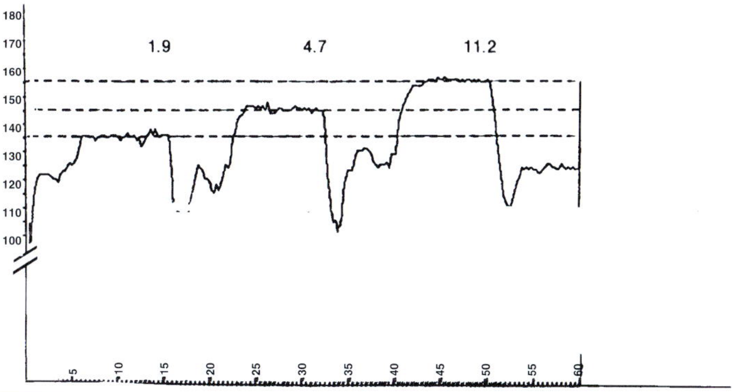

Abb. 117
Schritt 2: Kurve 2, Laktatmessung unter sportspezifischen Begleitumständen, d. h. laufend auf der Straße, 4 × 1 km mit Erholung. Die einzelnen Kilometer werden immer schneller zurückgelegt. Die Laktatwerte mit den dazugehörigen HF sind:
Laktat 2 bei HF 132
Laktat 3 bei HF 138
Laktat 4 bei HF 142
Laktat 6 bei HF 147

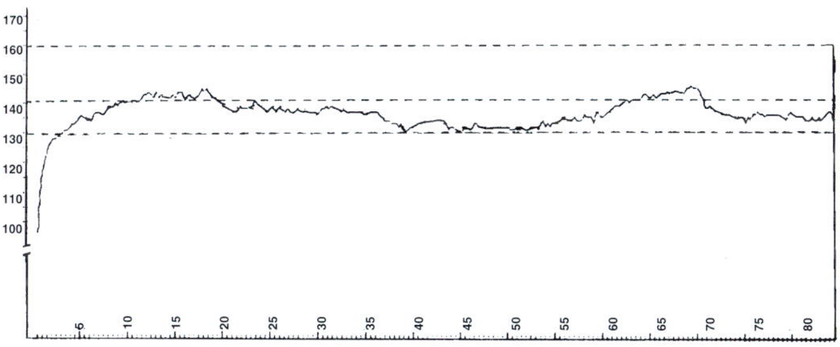

Abb. 118
Schritt 3: Training mit besonderer Aufgabenstellung: Training verteilt in Zehn-Minuten-Abschnitten. Diese Abschnitte werden mit einer Intensität zwischen HF 140 und 145 gelaufen. Dieses Training ist nicht gut gelungen. Es war wenig effektiv. Der Athlet war nicht gut erholt von seinem schweren Training vom Vortag.

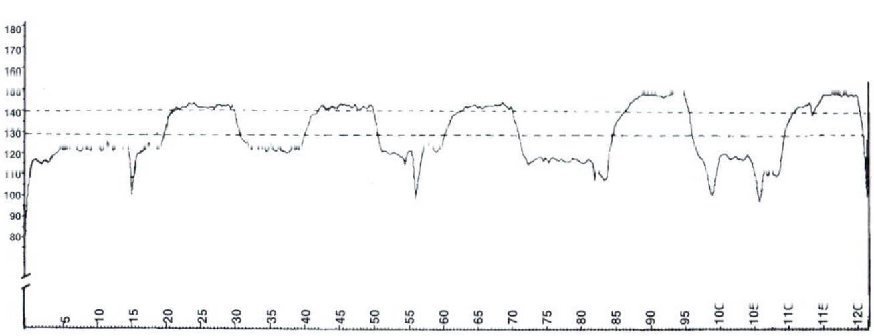

Abb. 119
Schritt 4: (siehe auch Abb. 118) Gleiche Aufgabenstellung wie bei Schritt 3, aber nun nach einem Ruhetag. Das Training ist gut gelungen. 41 Prozent des Trainings im guten HF-Bereich. Training von Schritt 3 nur 20 Prozent im guten HF-Bereich.

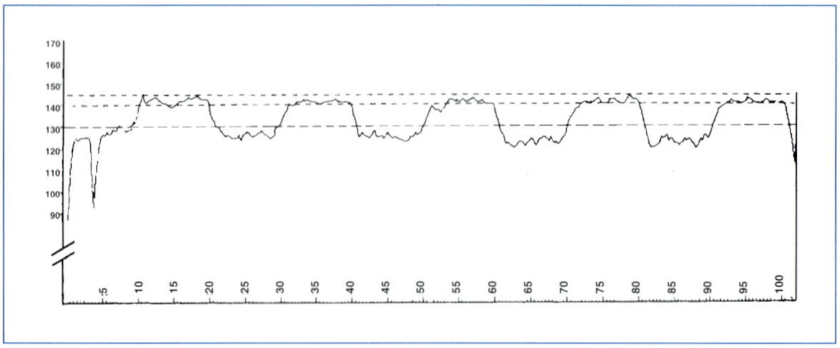

Abb. 120

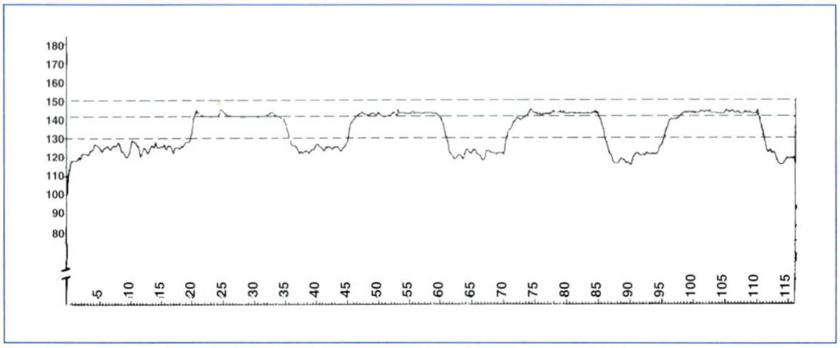

Abb. 121
Schritt 5: Abbildung 120 und 121 Training nach dem Prinzip von Schritt 3 und 4

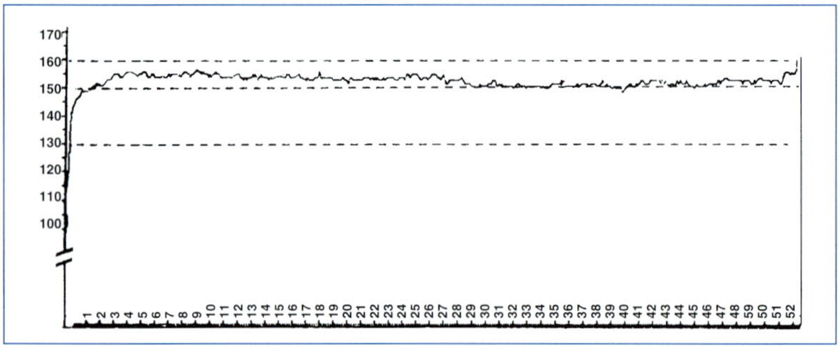

Abb. 122
Schritt 6: 15-km-Wettkampf: Zeit 52:31 min. HF zwischen 150 und 155.

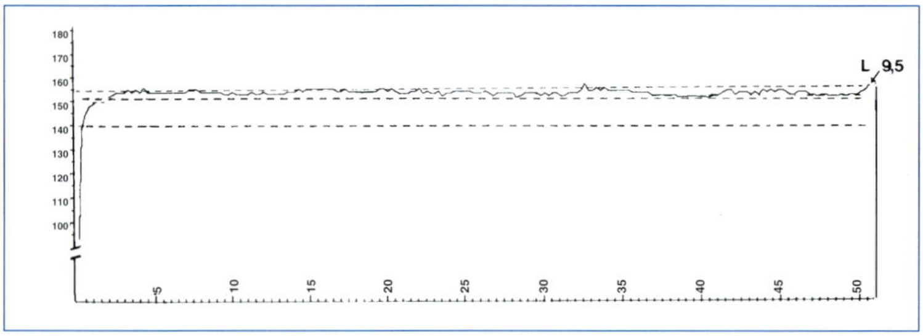

Abb. 123
Schritt 7: 15-km-Wettkampf; Zeit: 50:59 min (Bestzeit auf dieser Strecke gelaufen). HF zwischen 150 und 155, Laktatwert nach dem Wettkampf 9,5.

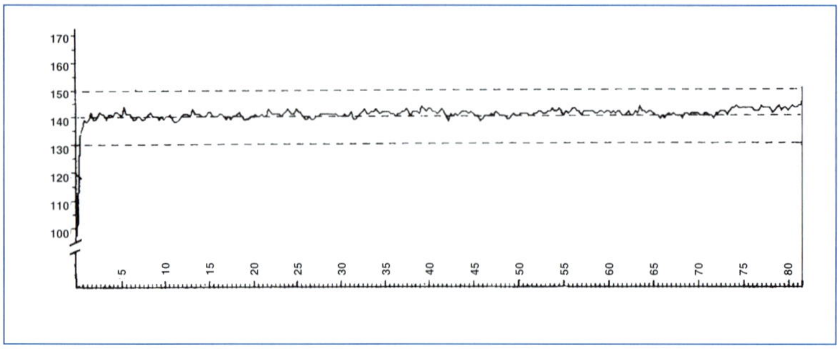

Abb. 124
Schritt 8: Halber Marathon von Venry: Aufgabenstellung: Laufen mit HF um 140. Zeit 1:21,39 h.

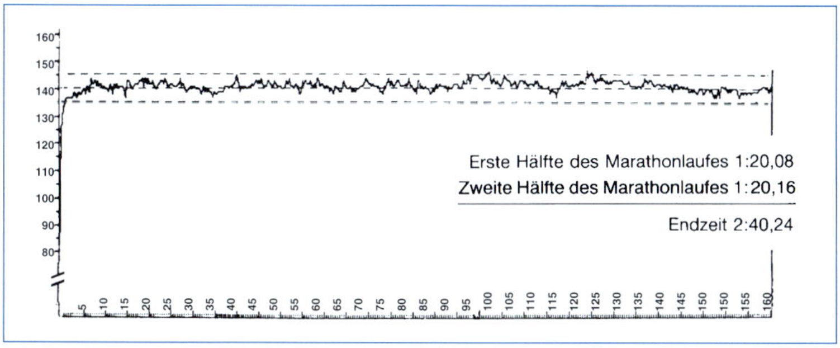

Abb. 125
Marathon in Helmond mit der Aufgabenstellung: Laufen mit einer HF von 140. Vorhergesagte Zeit 2:40 bis 2:42 h.
Resultat: 2:40,22 h.
Beste Zeit seit sechs Jahren. Mittlere HF 141 bis 142.

Zusammenfassung

Für das Training wurde die Durchführung eines blockweisen, intensiven Ausdauertrainings vorgeschlagen. Die HF lag im Verlauf dieses Trainings zwischen 140 und 145. Beim Milchsäuretest auf der Straße stimmten L 3 und L 4 mit einer HF von 138 und 142 überein. Bewusst wurde das Ausdauertraining nach der Dauermethode im Zusammenhang mit der kurz zurückliegenden Achillessehnenverletzung vermehrt eingesetzt. Einmal pro Woche wurde ein 15-km-Wettkampf gelaufen mit einer HF über dem Umschlagpunkt (HF 150 bis 155). Das ist auch an der Laktatbestimmung von 9,5 ersichtlich (siehe Abb. 123).

Diese Art von Wettkämpfen ist ein gutes Training für das anaerobe Leistungsvermögen (Ermüdungswiderstandstraining). Der Marathonlauf kann mit dieser Intensität nicht gelaufen werden. Aus der Aufzeichnung geht hervor, wie gering der Geschwindigkeitsabfall ist.

Die Kombination von dreimal wöchentlichem intensiven Ausdauertraining mit zweimal wöchentlichem Erholungstraining und einmal wöchentlichem Stehvermögenstraining wäre für den Athleten die ideale Vorbereitung gewesen!

Marathon von Westland (1986)

Die Trainingsbegleitung des gleichen Marathonläufers wurde wieder während der Vorbereitung auf den Westland-Marathon am 12.4.1986 übernommen. Das spezielle Training wurde im Januar 1986 begonnen. Die Vorbereitungszeit war danach viel länger als für den Marathon von Helmond, der im Oktober 1985 stattgefunden hatte. Auf Grund des Erfolges bei der vorhergehenden Trainingsbegleitung wurde das gleiche Prinzip gewählt. Dreimal pro Woche Dauertraining, meist in Blöcken mit einer HF beim Umschlagpunkt. Einmal pro Woche wurde mit einer Intensität weit über dem Umschlagpunkt trainiert oder ein Wettkampf gelaufen. Am Tag nach einem schweren Training oder Wettkampf wurde mit niedriger Intensitat trainiert, d. h. ein so genanntes Erholungstraining durchgeführt.

Für diesen Athleten stellt ein dreimaliges wöchentliches Dauertraining und einmaliges wöchentliches Stehvermögenstraining das ideale Verhältnis für eine optimale Vorbereitung dar. Im Zeitraum von Oktober bis Januar wurde locker und entspannt trainiert und ab und zu ein Geländewettkampf absolviert.

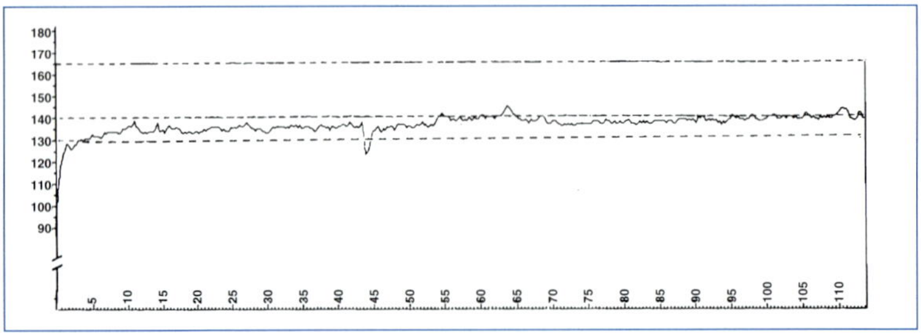

Abb. 126
Dauerlauftraining von zwei Stunden im Wettkampftempo. Mittlere HF zwischen 135 und 140.
Im Anschluss an diese Aufzeichnung wurde die HF für ein optimales Dauertraining zwischen 140 und 145 vorgeschrieben.

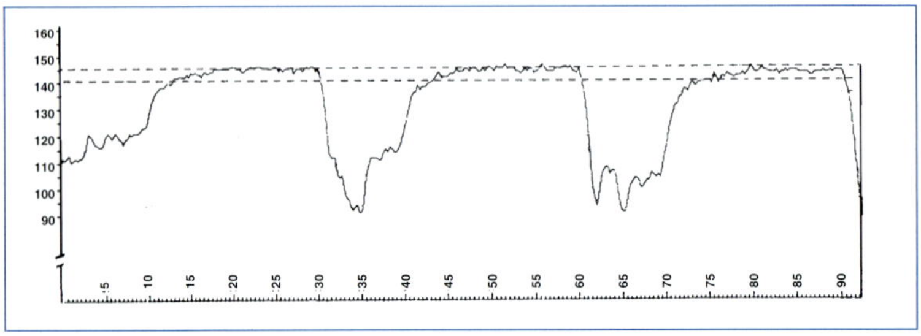

Abb. 127
Optimales Dauerlauftraining während dreimal 20 Minuten, die HF immer um 145. Zwischen den Blöcken lange Erholung.

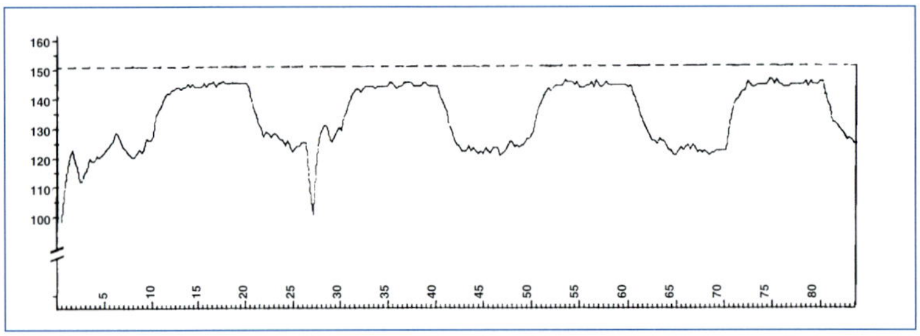

Abb. 128
Gleiches Training wie bei Abb. 124. Blöcke etwas kürzer, ungefähr zehn Minuten.

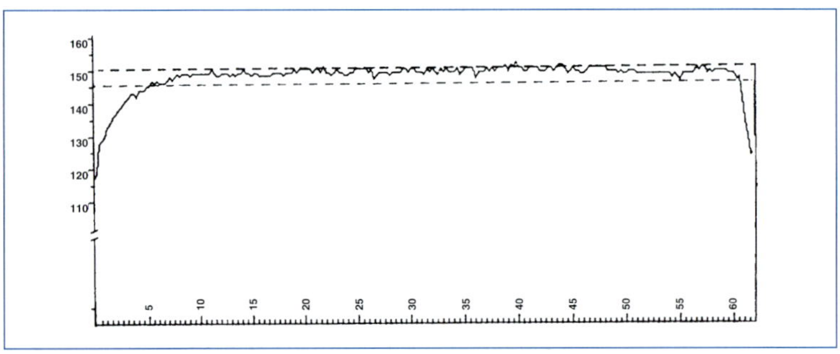

Abb. 129
Tempodauerlauf von 60 Minuten. HF immer um 150, also über dem Umschlagpunkt. Diese Trainingsart immer einmal pro Woche.

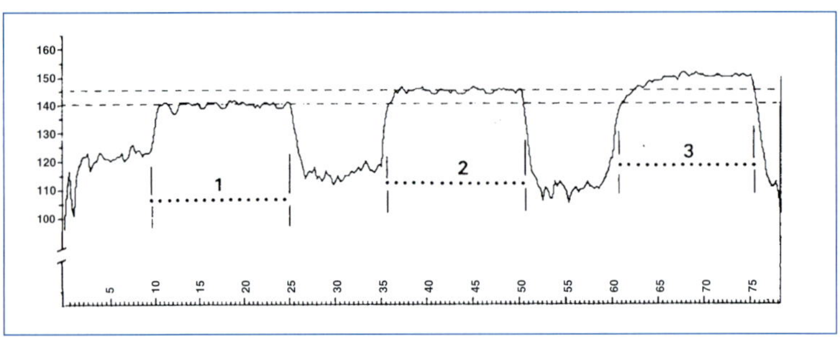

Abb. 130
Drei verschiedene Blöcke

Block I HF ungefähr 140 = extensiver Dauerlauf
Block II HF ungefähr 145 = intensiver Dauerlauf
Block III HF ungefähr 150 = Tempo-Dauerlauf

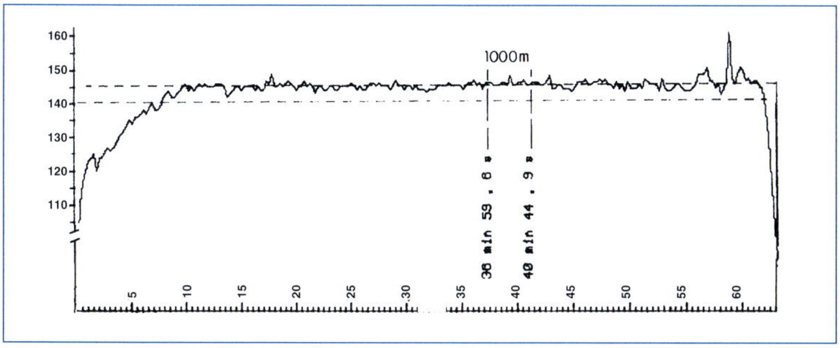

Abb. 131
Dauerlauf von 60 Minuten; Auftrag: HF um 145. Auftrag ohne Probleme durchgehalten. In der 40. Minute wurde die Kilometerzeit festgehalten.
1 000-m-Zeit bei HF 145 = 3:45 Minuten

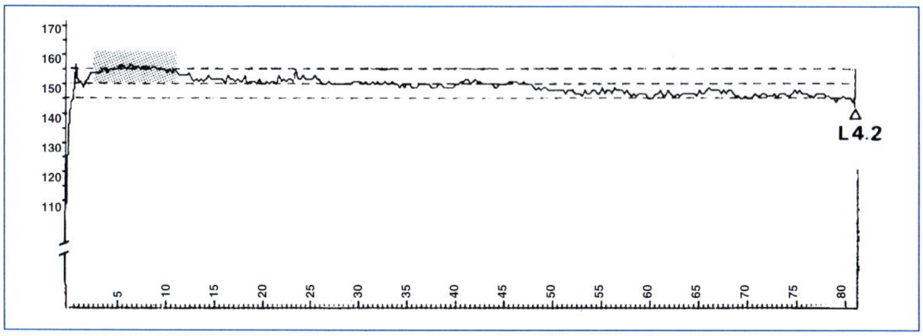

Abb. 132
Halber Marathon von Overloon (2.2.1986). Temperatur ± 0 °C. Mühsames Laufen gegen Ende. Laktatgehalt am Schluss des Wettkampfes = 4,2. Dieses Ergebnis zeigt, dass zu intensiv gestartet wurde. HF bei Beginn 155. Allmähliche Senkung der HF im Verlauf des Wettkampfes. HF am Ende des Wettkampfes 145. Zeit für den halben Marathonlauf 1:21,22 Stunden.

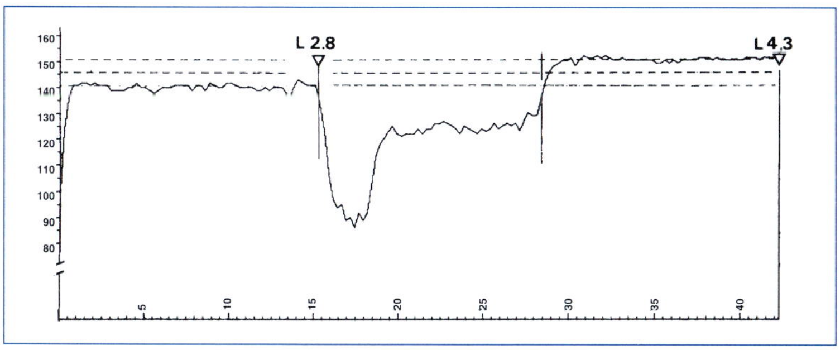

Abb. 133
Laktattest auf der Straße mittels sportspezifischem Test. Auftrag: 15 Minuten laufen mit HF 140. Danach längere Zeit Erholung. Darauf 15 Minuten laufen mit HF 150.
Nach 15 Minuten laufen mit einer HF 140 beträgt der Laktatgehalt 2,8.
Nach 15 Minuten laufen mit einer HF 150 ist der Laktatgehalt 4,3.
Umgerechnet stimmt das mit folgenden Werten überein:
Laktat 2 korrespondiert mit HF 135
Laktat 3 korrespondiert mit HF 142
Laktat 4 korrespondiert mit HF 147/148.
Schlussfolgerung:
Der Umschlagpunkt hat sich im Vergleich zum Marathonlauf von Helmond von HF 142 nach HF 147/148 verschoben.

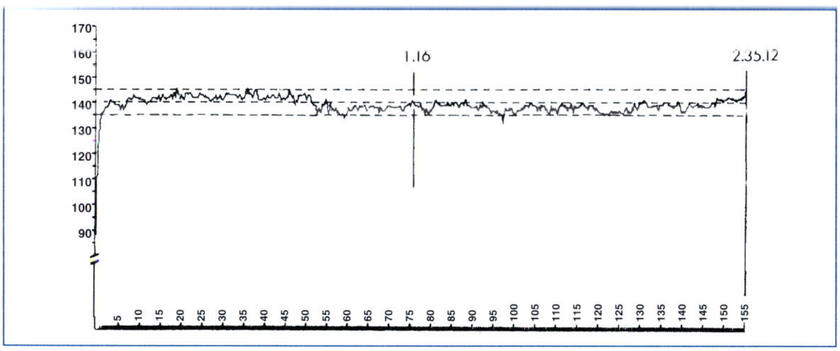

Abb. 134
Westland-Marathon vom 12.4.1986. Wetterumstände: kaltes Wetter, 45 °C, viel Wind.
Wettkampfauftrag: Absolvieren des Marathonlaufs mit einer Geschwindigkeit, die mit einer HF von 140 bis 145 Schlägen pro Minute übereinstimmt. Im Wettkampf läuft der Athlet die ersten 50 Minuten entsprechend seinem Auftrag. Dann bekommt er Anschluss an eine Gruppe von 25 Läufern.

Da die erwartete Endzeit weit unter der vorher festgelegten Protokollzeit liegt (Ziel: Endzeit in 2:37), bekommt er von seinen Begleitern auf dem Fahrrad den Rat, in der Gruppe zu bleiben. Im Schutz der Gruppe senkt sich die HF deutlich. Hierdurch wird gezeigt, wie wichtig die Rolle des so genannten „Hasen“ sein kann.

Die erste Hälfte des Marathons wird in 1:16 absolviert, der zweite Teil in 1:19,12. Endzeit 2:35,12 Stunden.

Der Läufer hat während des gesamten Marathonlaufs keine Probleme gehabt. Er hatte das Gefühl, das Tempo der ersten 50 Minuten leicht durchhalten zu können.

Die Endzeit bedeutet eine Verbesserung der persönlichen Bestzeit um mehr als fünf Minuten. Nach dem Marathonlauf schnelle und gute Erholung. Eine weitere Verbesserung mit einer Endzeit von 2:30 Stunden erscheint möglich.

Feldtest und Trainingshinweis für Marathonläufer von internationalem und mittlerem Niveau

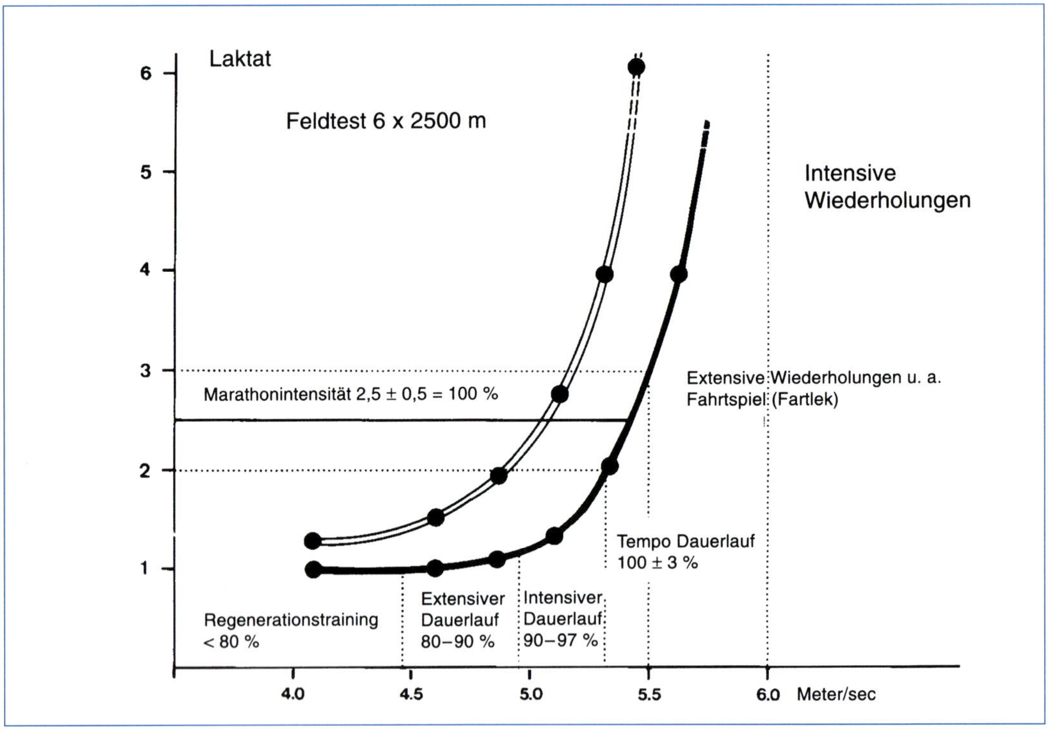

Abb. 135
Die rechte Kurve ist die gemittelte Laktatkurve von Marathonläufern internationalen Niveaus. Sie laufen den Marathon optimal mit einer Intensität, die einem Laktatspiegel von 2,5 ± 0,5 entspricht. Diese Intensität wird mit 100 Prozent gleichgestellt. Die verschiedenen Trainingsintensitäten werden hieraus abgeleitet.
Die linke Kurve gilt für gut trainierte Marathonläufer. Ihre optimale Marathonintensität liegt bei einem Laktatwert von 3 ± 0,5.

Deutlich ist zu sehen, dass es bei einer Verbesserung des Trainingszustandes zu einer Rechtsverschiebung der Laktatkurve kommt.

Testen und Trainieren mit Gelindo Bordin*

Bordin war Olympiasieger 1988 und Europameister 1990 im Marathonlauf.

Tests zur Kontrolle des Trainingszustands von *Gelindo Bordin* von *Daniele Faraggiana*, Sportarzt aus Italien.

Tests stellen einen integrierten Bestandteil des Trainings dar. Dadurch kann es häufig überprüft werden. Alle 14 Tage wird ein Test auf der Bahn oder einem markierten Parcours abgenommen.

Um ein gutes „steady state" zu erreichen, werden Testläufe über 2000 m gelaufen. Der gesamte Test besteht aus fünf oder sechs Testläufen, jeder über 2000 m, die stets mit einem höheren Tempo absolviert werden. Bei der Wahl der Laufgeschwindigkeiten wird von der erwarteten Laufgeschwindigkeit während des Marathonlaufes ausgegangen.

Es werden Laufgeschwindigkeiten ausgewählt, die minimal schneller oder langsamer oder identisch mit der Laufgeschwindigkeit während des Marathonlaufes sind.

Um die Laufgeschwindigkeit exakt anzugeben, kann ein „pacemaker" verwendet werden, der alle 12,5 m ein Lautsignal abgibt. Auf diese Weise kann die Laufgeschwindigkeit exakt festgehalten werden.

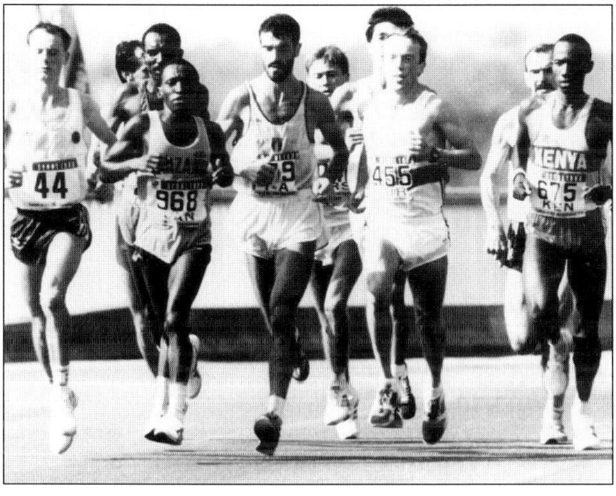

Olympischer Marathonlauf, Seoul 1988. Spitzenläufer von links nach rechts: *Moneghetti* (Australien), fünfter, *Saleh* (Dschibuti), dritter, *Ikangaa* (Tansania), siebter, Sieger *Bordin* in 2 Stunden 10 Minuten 32 Sekunden, *Kachapov* (SU), zehnter, *Nakayama* (Japan), vierter, *Spedding* (GB), sechster, *de Castella* (Australien), achter, *Wakiihuri* (Kenia), zweiter.
Foto: Sven Chamid

---

* Bearbeiteter Artikel von Bob Boverman. Aus: Richtung Sportgericht 45 (1991) 6. Vortrag von Daniele Faraggiana während des 16. Kongress der European Athletics Coaches Association von Vierumäki (Finnland) (17. bis 21. Januar 1991).

Während des Tests wird die Herzfrequenz mit dem Sporttester registriert. Nach jedem 200-m-Lauf wird eine Pause von 40 Sekunden eingelegt. In dieser Pause wird Blut zur Ermittlung der Laktatwerte abgenommen.

2 000-m-Zeit + 40 Sek. Stufenweise Testserien vor den wichtigsten Marathonläufen von *Gelindo Bordin*.

Laktatwerte mmol/l					**Herzfrequenz Schläge/Min. nach jeder Pause**									
2.000 m Zeit	**12.06.87**		**02.07.87**		**17.08.87**		**29.03.88**		**16.09.88**		**01.04.90**		**15.08.90**	
	L	**HF**	**L**	**HF**	**L**	**HF**	**L**	**HF**	**L**	**HF**	**L**	**HF**	**L**	**HF**
6:20	2,4	171	1,8	167	1,6	167	1,5	158						
6:15	3,0	175	2,6	171	1,9	168	1,8	161	1,9	160				
6:10	3,6	177	2,9	175	2,5	172	2,1	184	2,0	164	2,1	168		
6:05	4,3	178	3,6	179	2,6	174	2,6	170	2,2	168				
6:00	6,4	185	5,4	181	3,5	177	2,8	172	2,8	172	2,8	172	2,8	172
5:55														
5:50			3,8	173										

Laufgeschwindigkeit (min/km)
Herzfrequenz (Schläge/min)
Laufgeschwindigkeit (m/sec.)

Tab. 48

Das wettkampfspezifische Ausdauervermögen erhöht sich, wenn die Kurve nach rechts verlagert wird. Neben dem Wert, den die Laufgeschwindigkeit bei 2,5 mmol/l für die Wettkampfprognose hat, ist sie ein wichtiger Indikator für die Steuerung der Laufgeschwindigkeit während der verschiedenen Trainingsformen.

Durch Erfahrung wurde deutlich, dass der Marathonläufer während des Wettkampfes nicht schneller laufen darf als mit der Laufgeschwindigkeit, die während des Tests bei einem Laktatwert von 2,5 bis 3,0 mmol/l gelaufen wurde. Diese Sicherheit ist von psychologischer Bedeutung für den Marathonläufer. Dadurch kann er bewusster mit seinen Möglichkeiten und Einschränkungen umgehen.

Die Herzfrequenz ist ein guter Parameter, mit dem die Intensität der verschiedenen Trainingsarten gesteuert und kontrolliert werden kann.

Mit dem Sporttester kann während des Trainings mit HF-Kontrolle gelaufen werden. Durch Speicherung der Trainingsherzfrequenz im Gedächtnis kann hinterher kontrolliert werden, ob der Trainingsauftrag richtig ausgeführt wurde.

Aus der Laktatkurve (siehe Abb. 135) kann, in Absprache mit dem Trainer, die Programmierung von Trainingseinheiten und Wettkämpfen vorgenommen werden. Bei einer Verschiebung dieser Kurve muss diese Programmierung angepasst werden.

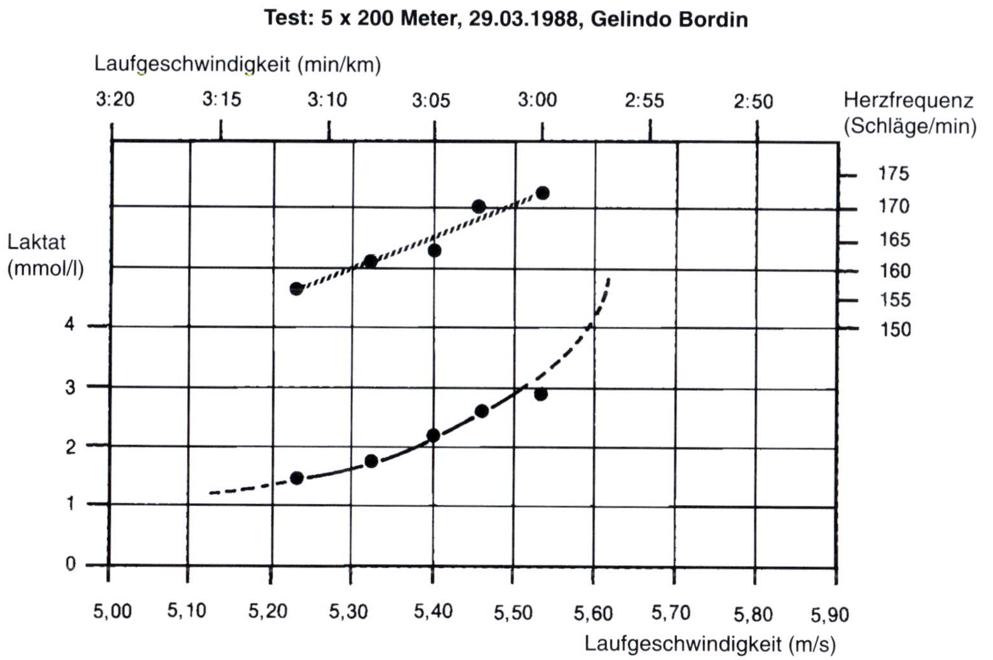

Abb. 136

Marathontraining von *Gelindo Bordin* durch Professor *Luciano Gigliotti* aus Italien

Man geht von einer Marathon-Laufgeschwindigkeit von 3 Minuten 01 Sekunden pro km aus. Mit dieser Laufgeschwindigkeit wird der Marathonlauf in 2 Stunden 7 Minuten 16 Sekunden gelaufen. Der Trainingsumfang pro Woche beträgt 280 km.

Zur Verbesserung der aeroben Kapazität werden Tempodauerläufe von 12 bis 16 km in 2 Minuten 56 Sekunden pro km absolviert, in Intervalltrainingsform von 3 × 7 km. Die ersten 7 km in 2 Minuten 59 Sekunden, die zweiten 7 km in 2 Minuten 58 Sekunden und die letzten 7 km in 2 Minuten 55 Sekunden. Zwischen jedem 7-km-Lauf wird eine aktive Pause von 1 km in 3 Minuten 10 Sekunden eingelegt.

Folglich werden diese Tempodauerläufe und Intervalltrainings schneller gelaufen als die Marathon-Laufgeschwindigkeit von 3 Minuten 01 Sekunden pro km. Die Intensitätshinweise, nicht über und unter der Marathon-Laufgeschwindigkeit, werden um 2,5 Sekunden pro 1.000 Meter verschoben. Die Laktat-Marge, innerhalb derer zur Verbesserung der aeroben Kapazität trainiert wird, liegt zwischen 2,5 und 3,5 mmol/l.

Gigliotti ist ein Gegner von Trainingformen für den Marathonlauf, bei denen hohe Laktatwerte erreicht werden. Diese hohen Laktatwerte schätzt er nicht als günstig für das Marathontraining ein. Wie z. B. 10 × 1 000 m in 2 Minuten 40 Sekunden oder 25 × 400 m in 62 Sekunden, mit Pausen von 200 m.

Ein Mikrozyklus, bezüglich der Intensität, der umfangsorientiert ist, wird wie folgt unterteilt:

85 Prozent des Trainings unter 2 mmol/Liter
10 Prozent des Trainings zwischen 2 und 4 mmol/Liter
5 Prozent des Trainings über 4 mmol/Liter

Ein Mikrozyklus, der intensitätsorientiert ist, ist in Bezug auf die Intensität wie folgt einzuteilen:

75 Prozent des Trainings unter 2 mmol/Liter
15 Prozent des Trainings zwischen 2 und 4 mmol/Liter
10 Prozent des Trainings über 4 mmol/Liter

Lange Dauerläufe werden von *Bordin* relativ schnell gelaufen.

In einem Training von 2 Stunden 30 Minuten wird die erste Stunde in 3 Minuten 30 Sekunden pro km gelaufen; die zweite Stunde in 3 Minuten 20 Sekunden und die letzten 30 Minuten in 3 Minuten 10 Sekunden.

Die Laufstrecke eines derartigen Trainings beträgt nicht weniger als 46 km! *Gigliotti* ist kein Verfechter langsamer Dauerläufe.

Tabelle 49 gibt die letzte Periode des spezifischen Marathontrainings von Gelindo Bordin wieder. Diese spezifische Vorbereitung über einen Zeitraum von 12 bis 13 Wochen ist auf vier Mikrozyklen verteilt.

Periode	Trainingsziele	km/Woche	Bemerkungen
1. Mikrozyklus 3–4 Wochen	Erste Erhöhung des Trainingsumfanges, Verbesserung der aeroben Kapazität	240–260	Höhentraining
2. Mikrozyklus 3 Wochen	Verbesserung des wettkampfspezifischen Ausdauereistungsvermögens	220–240	Meereshöhe, geringerer Umfang, größere Intensität
3. Mikrozyklus 3,5 Wochen	Zweite Erhöhung des Trainingsumfanges, Verbesserung der aeroben Kapazität und des spezifischen Ausdauerleistungsvermögens	260–280	Höhentraining
4. Mikrozyklus 2,5 Wochen	Stabilisierung der Topform	220–260	Meereshöhe

Tab. 49
Trainingsprogramme von *Gelindo Bordin* von Juni bis August 1991.

Während des Höhentrainings (2400 m) wird die Dauerlaufgeschwindigkeit reduziert, z. B. von 2.58 auf 3.08 Minuten pro Kilometer. Das Höhentraining wird zweieinhalb Wochen vor dem Marathonlauf abgeschlossen. In der Tabelle sehen wir, dass er während der spezifischen Marathonvorbereitung noch zuvor ein Höhentrainingslager durchgeführt hat. Während beider Höhenaufenthalte liegt der Akzent auf der Zunahme des Umfanges. Nach der Rückkehr auf Meeresniveau wird dann wieder der Akzent auf die Intensität gesetzt, mit Ausnahme der letzten Woche vor dem Marathonlauf.

Verbesserung der Marathonleistung durch Herzfrequenzregistrierung

Zwei Marathonläufe im Vergleich

HF-Kurve vom Marathon von Eindhoven, Oktober 1986

Vom Start bis zum 25. Kilometer ist die HF über 165. Der Läufer kann also eine Stunde 50 Minuten oberhalb des Umschlagpunktes seine Leistung halten. Danach kann er das Tempo nicht mehr durchhalten. Die Laufgeschwindigkeit fällt stark ab. Auch die HF geht stark nach unten. Er läuft die ersten 20 km in 1:23,27 und die zweiten 20 km in 1:54,42.

Gesamtzeit des Marathonlaufes = 3 Stunden 27 Minuten 28 Sekunden.

Schlussfolgerung: Klassisches Beispiel für einen missglückten Marathonlauf. Anhand der Testergebnisse wird das Training angepasst (Test April) und die richtige Wettkampfintensität bestimmt (Test September).

Auf Grund der Testgegebenheiten folgt, dass die HF-Niveaus zwischen April und September nicht verändert sind. Dagegen hat das Leistungsvermögen stark zugenommen. Die berechnete Marathonzeit bei einer Laufgeschwindigkeit von Laktat 2,5 (V 2,5) hat sich von drei Stunden neun Minuten auf zwei Stunden 53 Minuten verbessert.

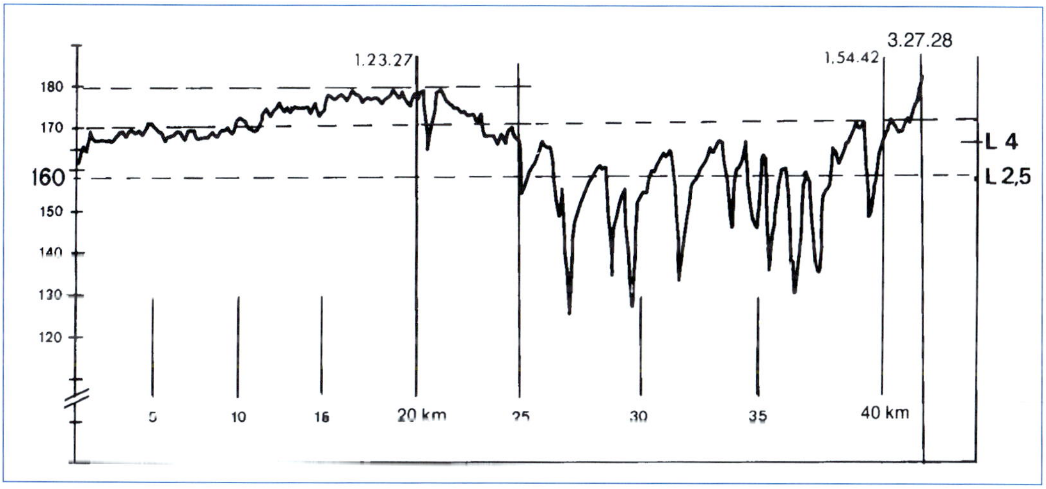

Abb. 137
Marathon von Eindhoven.

Testergebnisse:	
April 1987	September 1987
Laktat 2 = HF 155	Laktat 2 = HF 156
Laktat 3 = HF 160	Laktat 3 = HF 161
Laktat 4 = HF 164	Laktat 4 = HF 165
V 2 = 3,64 m/sec	V 2 = 4,0 m/sec
V 3 = 3,78 m/sec	V 3 = 4,10 m/sec
V 4 = 3,95 m/sec	V 4 = 4,19 m/sec
V 2,5 = 3 Stunden 9 Minuten	V2,5 = 2 Stunden 53 Minuten

Tab. 50

HF-Kurve vom Marathon von Helmond, Oktober 1987

Vorsichtiger Laufbeginn. HF zu Beginn des Wettkampfes stets unter 160 gehalten.

Im späteren Verlauf des Wettkampfes liegt die HF zwischen 160 und 165. Nach zwei Stunden Wettkampf HF zwischen 165 und 170.

Schlussfolgerung: Gut aufgebauter, hart gelaufener Marathon.

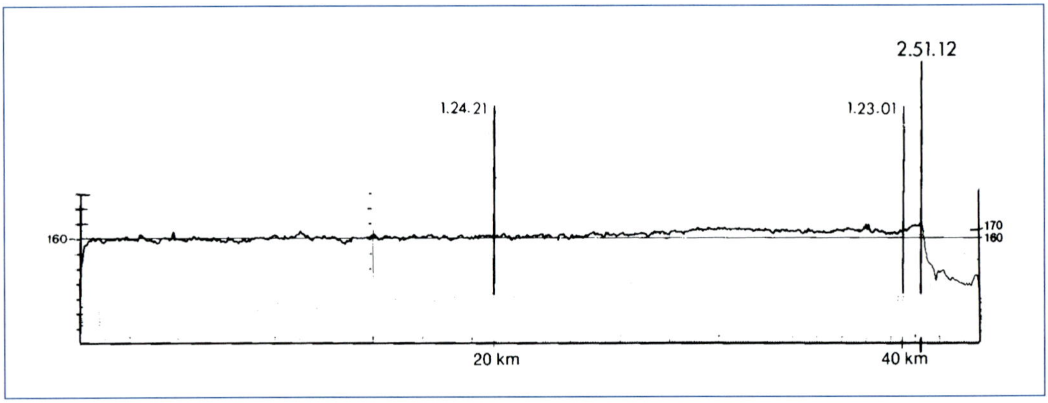

Abb. 138
Marathon von Helmond
Erste 20 km = 1:24,21
Zweite 20 km = 1:23,01 (zweite Hälfte also schneller)
Gesamtzeit des Marathons: 2 Stunden 51 Minuten 12,7 Sekunden
Persönliche Bestleistung. Zum ersten Mal unter drei Stunden gelaufen. Zu Beginn des Marathonlaufes musste er sich bewusst zurückhalten.

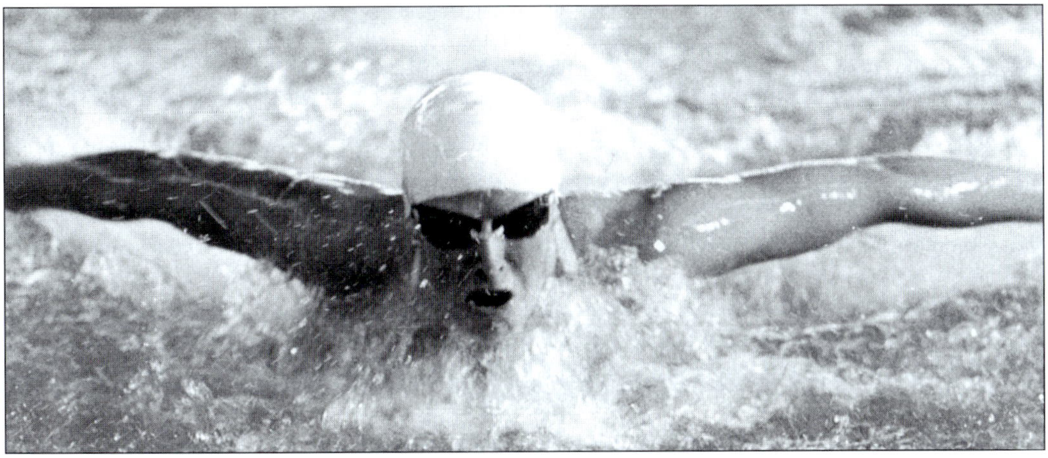

Delfin
Foto: Soena Chamid

Ausführliches Beispiel einer Trainingsberatung bei einer Schwimmerin

Datum:	4.11.1986	Sportart:	Schwimmen
Frau:	14 Jahre alt	Kategorie:	Wettkampfsport
Name:	van der Aa	Sportbund:	KNZB
Vorname:	Ellen	Testort:	Schwimmbad Gemert
		Teststrecke:	4 × 300 m Brustkraul 100 m Sprint
		Zeit:	am Abend
Besonderheiten: Die letzten eineinhalb Jahre keine Verbesserung, auch nicht nach sehr intensivem Training. Die Trainingsintensität ist wahrscheinlich immer zu intensiv gewesen.			
Ziel des Tests: Einstellung der richtigen Trainingsintensität			
Bestzeiten	1985: 100 m – 1:02,3 Minuten 200 m – 2:15,9 Minuten 400 m – 4:38 Minuten 1986: 100 m – 1:05,5 Minuten 200 m – 2:18 Minuten		

Tab. 51

Test

Zehn Minuten Aufwärmen				
	Zeit [min]	**m/s**	**m/min**	**Laktat**
300 m	5:01	0,99	59,80	1,7
Fünf Minuten Ruhe				
300 m	4:01	1,24	74,68	5,2
Fünf Minuten Ruhe				
300 m	3:48	1,32	78,95	8,4
Zehn Minuten Ruhe				
300 m	3:40	1,36	81,81	9,6
Zehn Minuten Ruhe				
100 m	1:05	1,54	93,31	13,9
Abgeleitete Daten:				
Laktat 2 = 1,16 m/s = V 2		Laktat 5 = 1,23 m/s = V 5		
Laktat 3 = 1,18 m/s = V 3		Laktat 6 = 1,27 m/s = V 6		
Laktat 4 = 1,21 m/s = V 4				

Tab. 52

Der Test ist sehr gut verlaufen. Die drei Messpunkte über dem Laktatwert 4 liegen auf einer Linie. Die V 4 beträgt 1,21 m/s.

Auf nationalem Niveau in Deutschland: Die V 4 liegt zwischen 1,20 und 1,30 m/s.
Auf europäischem Niveau: Die V 4 liegt zwischen 1,40 und 1,50 m/s.
Auf Welt- und olympischem Niveau: Die V 4 liegt zwischen 1,50 und 1,67 m/s.

Die V 4-Geschwindigkeit ist also gar nicht schlecht. Während des Tests kommt man schnell über Laktat 4 hinaus.

Nach den zweiten 300 Metern ist der Laktatgehalt schon auf 5,2 mmol/l gestiegen. Die Befürchtung, dass die Trainingsintensität in der Vergangenheit oft zu groß war, wurde bestätigt.

Trainingshinweise

Schwimme erst einige Male 400 Meter mit V 4-Geschwindigkeit. Die 400 Meter in 5:31 Minuten, mit einem Laktatwert von vier mmol.

Lass die Zwischenzeit aufschreiben, damit du kontrollieren kannst, ob du konstant geschwommen bist.

Also: V 4-Gefühl erlernen.
400 Meter: Zeiten immer zwischen 5:26 und 5:34 Minuten.

A: Erholungstraining bei Laktat 2 oder sogar noch weniger intensiv.

B: Nicht mehr als einmal pro Woche Wettkämpfe oder Stehvermögenstraining durchführen. Dabei steigt der Laktatgehalt sehr hoch, bis 8 oder höher.
Bei einem 100-Meter-Sprint kommst du auf einen Laktatgehalt von 13,9 mmol. Am Tag nach einem schweren Training oder Wettkampf immer ein Erholungs- oder Regenerationstraining durchführen.

C: Das Ausdauervermögen trainieren mit L 2, L 3, L 4 und L 5.

D: Sprinttraining:
100-m-Sprint: Anzahl fünf- bis zehnmal: 30 bis 45 s Ruhe oder besser die gleiche Zeit ruhig ausschwimmen, ohne zu tauchen.
Schwimmgeschwindigkeit: 1,29 m/s, also 100 m in 1:17 bis 1:18 Minuten.
50-m-Sprint: Anzahl 10- bis 15-mal; 30 bis 45 s Ruhe.
Schwimmgeschwindigkeit: 1,43 m/s.
Also beträgt die Zeit/50 m: 35 s.
25-m-Sprint: Anzahl 10- bis 20-mal; 30 bis 45 s Ruhe.
Schwimmgeschwindigkeit: 1,57 m/s.
Also beträgt die Zeit/25 m: 15 oder 16 s.

Vorschlag für ein Dauertraining

		V 4 = 1,21 m/s			
Distanz* (m)	**Pause (s)**	**extensiv**		**intensiv**	
		L 2	**L 3**	**L 4**	**L 5**
100	10	1,23	1,21	1,19	1,18
	30	1,20	1,19	1,17	1,15
200	10	2,47	2,45	2,40	2,38
	30	2,45	2,42	2,38	2,36
400	10	5,38	5,32	5,24	5,19
	30	5,36	5,29	5,21	5,15
		Durchschnittszeit/100 m (Minuten)			
20–45 min Dauertraining		1,27	1,25	1,23	1,21

*Anzahl der Wiederholungen mindestens drei- oder viermal

Tab. 53

Trainingsbewertung vom 30. Dezember 1986

Durch diesen vorgeschlagenen Trainingsablauf wird schon nach sechs Wochen eine deutliche Leistungsverbesserung erreicht.

Der Leistungsstillstand der letzten eineinhalb Jahre wurde also sehr schnell durchbrochen. Zum Vergleich die Zeit über 100-Meter-Freistil.

Die 100-m-Zeiten in den letzten eineinhalb Jahren: immer rund 1:05 Minuten, meistens etwas länger.

Die 100-m-Zeiten in den letzten sechs Wochen: 1:03,00; 1:02,06; 1:02,02 Minuten.

Der persönliche Rekord auf dieser Strecke wurde verbessert.

Auch auf den anderen Strecken wurde eine beachtliche Verbesserung verbucht.

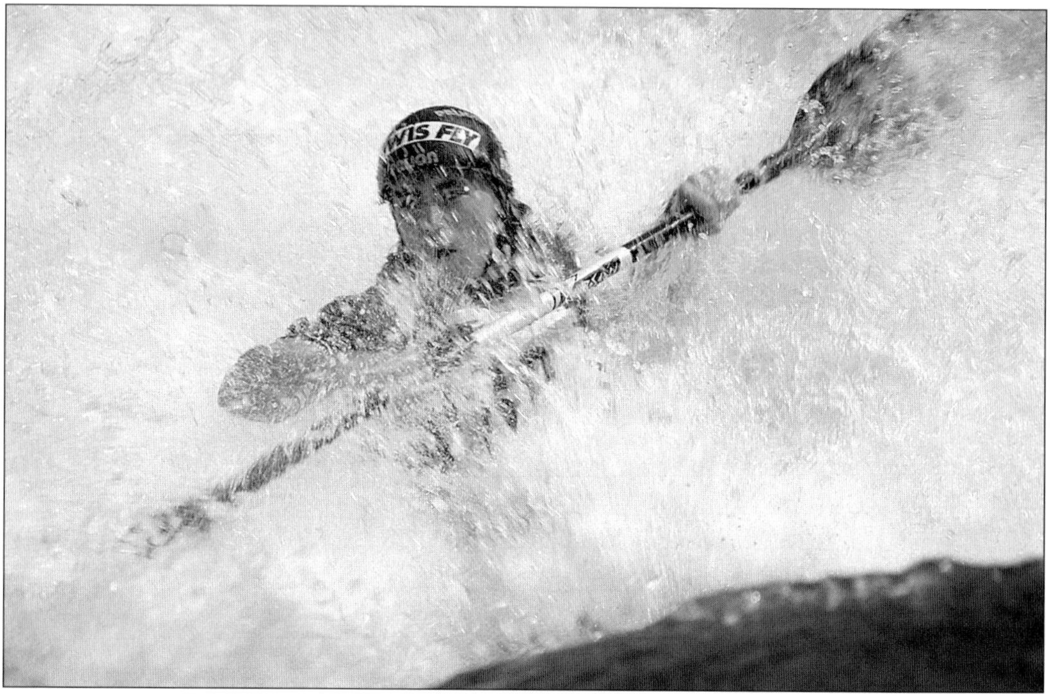

Kajakfahrer

Übertraining

Superkompensation

Durch Training versuchen wir eine Leistungsverbesserung zu erzielen. Training verursacht im Körper eine Störung des zellulären Gleichgewichts (Homöostasestörung). Erholung nach dem Training ist nötig, um den Körper wieder ins Gleichgewicht zu bringen. Diese Wiederherstellung ist während eines bestimmten Zeitabschnitts so stark, dass es zu einem besseren Zustand kommt als vor dem Training. Wir sprechen dann von Superkompensation.

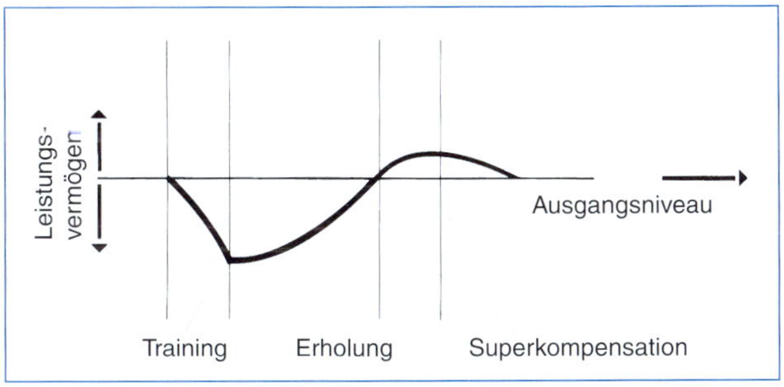

Abb. 139
Das Prinzip der Superkompensation.

Wenn das Training bezüglich Umfang und Intensität richtig dosiert ist und die Erholung ausreichend lange ist, dann kommt es zu einer Wiederherstellung über das vorherige Niveau hinaus. Die Verbesserung des Ausgangsniveaus wird „Superkompensation" genannt.

Es kann nicht oft genug gesagt werden: Die Erholung ist ein essentieller Teil des Trainings.

Noch viel zu oft wird nach dem Motto: „Je härter, desto besser" trainiert, ohne jede Berücksichtigung von Erholung und Wiederherstellung. Die Gefahr eines Übertrainings ist dann groß. Ohne Wiederherstellungsperiode kommt es zu keiner Superkompensation und zu keinem Trainingseffekt. Wenn die Periode zwischen zwei Trainings zu lang ist, verschwindet der Superkompensationseffekt wieder.

Gut zu trainieren ist demnach eine Kunst. Die Kunst des richtigen Dosierens, des Findens der richtigen Balance zwischen Belastungs- und Wiederherstellungsperioden.

Die Wiederherstellungszeit ist keine konstante Größe. Je nach Trainingsmethode ändert sich die Erholungszeit, um die Superkompensation zu erreichen.

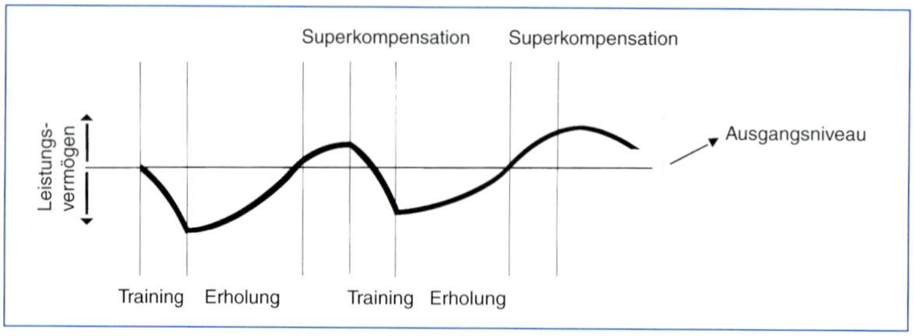

Abb. 140
Training mit vollständiger Wiederherstellung.

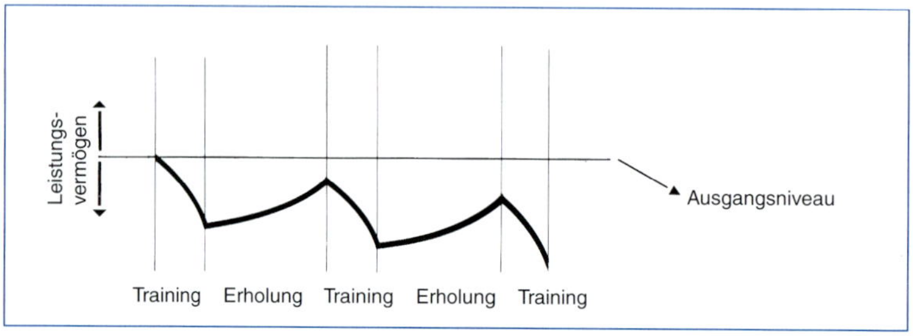

Abb. 141
Training mit unvollständiger Erholung.

Die Wiederherstellungszeit ist abhängig von:

- der verwendeten Trainingsmethode
- dem Trainingszustand des Sportlers
- dem Ermüdungszustand des Sportlers
- dem Alter des Sportlers
- der Erholungsfähigkeit des Sportlers

Das Superkompensationsmodell erklärt, warum Trainingsbelastungen, die zu schnell wiederholt werden und mit unzureichenden Pausen versehen sind, zu Überlastung und Übertraining führen. Ausdauertraining auf diese Art und Weise führt letztendlich zu einem immer geringeren Ausgangsniveau. Auf lange Sicht ist ein Übertraining die Folge.

Übertraining

Wenn der Körper in unzureichendem Maße Gelegenheit hat, sich zu erholen, dann kommt es zu Übertraining. Das Hormonsystem und das Nervensystem spielen eine wichtige Rolle bei den Wiederherstellungsprozessen. Das Hormonsystem und das Nervensystem wirken zusammen, aber werden ihrerseits wieder gesteuert und koordiniert über ein Zentrum des Gehirns. Dieses Zentrum, der Hypothalamus, hat die Aufgabe, den Körper adäquat auf alle möglichen Außenumstände reagieren zu lassen. Das können körperliche Anstrengungen sein, wie z. B. harte Trainings, aber auch psychische Belastungen wie Probleme in der Arbeits- oder Privatsphäre.

Der Hypothalamus kann eine bestimmte Menge an körperlichem und psychischem Stress verarbeiten. Wird die Grenze überschritten, dann brechen das Nervensystem und das Hormonsystem zusammen. Das ist genau das, was beim Übertraining passiert. Training ist oft nicht die direkte Ursache von Übertraining. Begleitfaktoren spielen oft eine wichtige Rolle.

Es kann sich dabei um

- persönliche Probleme (private oder den Arbeitsplatz betreffend)
- Examensperiode
- zu viele Wettkämpfe
- Versagensängste
- Ernährungsdefizite
- Klimawechsel
- Jetlag
- Infektionskrankheiten
- Allergische Reaktionen
- Höhentraining

handeln.

Durch diese Begleitfaktoren ist der Körper vorübergehend weniger belastbar. Beachtet man dies nicht und trainiert man wie gewohnt weiter, trotz der verminderten Belastbarkeit, dann gerät man in einen Teufelskreis, der schließlich im Übertraining endet.

Viele Sportler haben die Tendenz, zu viel und zu intensiv zu trainieren. Dadurch entstehen eine schnellere Ermüdung und eine Abnahme des Leistungsvermögens. Wird rechtzeitig eine ausreichende Erholungsphase eingeschoben, dann ist innerhalb von einigen Tagen wieder eine vollständige Wiederherstellung möglich. Viele Sportler interpretieren die schnellere Ermüdung eher als Folge eines unzureichenden Trainings, was zu einer weiteren Steigerung der Trainingsbelastung führt. Dadurch werden das Nervensystem und das Hormonsystem überlastet und es entstehen die Symptome des Übertrainingssyndroms.

Die ersten Symptome eines Übertrainings führen zu einer verstärkten Aktivität des sympathischen Nervensystems.

Symptome des sympathischen Übertrainings

Beim sympathischen Übertraining können ein oder mehrere der nachfolgenden Symptome festgestellt werden:

- Erhöhter Ruhepuls
- Schnellere Ermüdbarkeit
- Verminderter Appetit/Gewichtsverlust
- Herzklopfen
- Schlechte Leistungen
- Schlafstörungen
- Nervosität
- Gesteigerte Erregbarkeit
- Konzentrationsstörungen
- Gefühl der Gejagtheit
- Schnelleres Schwitzen
- Geringere Motivation zum Trainieren

Bei den ersten Symptomen des sympathischen Übertrainings muss man das Training sofort drastisch reduzieren. Dann sollte innerhalb einiger Wochen das Problem gelöst sein. Diese Form des Übertrainings sehen wir meistens bei Sportlern, die mit hoher Intensität trainieren. Vor allem intensive Intervalltrainings, die zu schnell ausgeführt werden, sind dafür berüchtigt. Diese Trainings erfordern eine lange Wiederherstellungszeit von etwa 3 Tagen. Die Zahl intensiver Intervalltrainings, inklusive Wettkämpfe, darf nicht mehr als 2 pro Woche überschreiten.

Schenkt man den Symptomen des sympathischen Übertrainings keine Beachtung und besteht die Überbelastung fort, dann kann sich das Bild des Übertrainings in seinem Erscheinungsbild verstärken. In dieser Situation bricht das Hormon- und Nervensystem zusammen. Das parasympathische Nervensystem überwiegt nun. Diese Form des Übertrainings, heißt daher das parasympathische Übertraining.

Symptome des parasympathischen Übertrainings

Zu den Symptomen des parasympathischen Übertrainings gehören:
- Keine Lust mehr zu trainieren
- Appetit wieder normal
- Ruhepuls tiefer als normal
- schlechte Leistungen
- Depressionen
- Ermüdung
- Schläfrigkeit
- Lethargie
- Niedriger Blutdruck
- Hypoglykämie

Die parasympathische Form des Übertrainings sehen wir oft bei Ausdauersportlern, die mit einem großen Trainingsumfang trainieren. Die Wiederherstellung von einem parasympathischen Übertraining kann Wochen bis Monate dauern.

Erkennen eines Übertrainings

Bei gezieltem Nachfragen ist die Diagnose „Übertraining" meist schnell zu stellen. Wichtiges Kennzeichen ist der Rückgang der Leistungen. Die Bestimmung der Laktatkurve kann wichtige Informationen geben. Es ist in diesem Falle nötig, die Ergebnisse des Laktattests mit den Testergebnissen aus einer Periode zu vergleichen, in der kein Übertraining vorlag. Im Übertrainingszustand sehen wir tiefere Laktatwerte bei maximalen und submaximalen Belastungen. Wir sprechen dann vom so genannten Laktatparadox.

Das Laktatparadox

Bei einer Verbesserung des Trainingszustandes verschiebt sich die Laktatkurve nach rechts (siehe Abb. 93, S. 128). Aber unter bestimmten Umständen kann die Interpretation der Laktatkurve Probleme bereiten. In diesen Fällen bedeutet diese Verschiebung keine Verbesserung des Trainingszustandes.

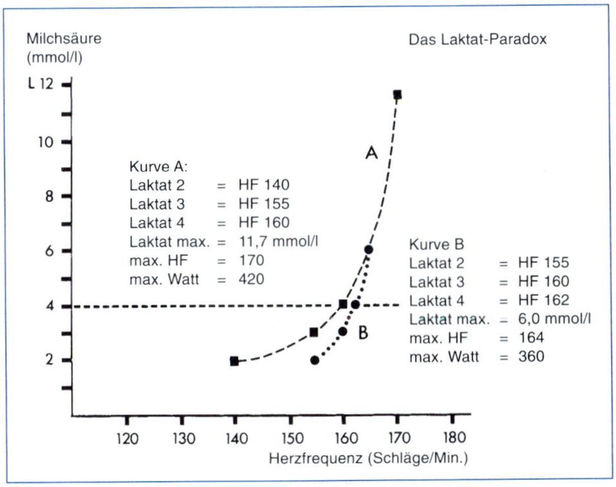

Abb. 142
Das Laktatparadox

Bei inkompletter Wiederauffüllung der Kohlehydratspeicher, bei ausgeprägter Ermüdung und bei Übertraining verläuft die Form der Laktatkurven gestört. Wie bekannt ist, sind zur Bildung von Laktat Kohlehydrate notwendig. Sind die Kohlehydratspeicher unvollständig gefüllt, dann verläuft die Form der Laktatkurve auf veränderte Weise.

Situationen, in denen die Kohlehydratspeicher unvollständig sein können:
- einen Tag nach einem erschöpfenden Training
- bei starker Übermüdung
- nach Fasten-Perioden
- nach langdauernden Belastungen
- bei allen Formen von Übertraining

In diesen Fällen ist die Glykolyse gebremst, wodurch der Laktatanteil gering ausfällt.

Bei unvollständiger Auffüllung der Kohlehydratspeicher oder bei Übertraining sind die erreichten Laktatwerte sowohl bei leichter als auch bei schwerer Belastung paradox verlagert. In diesem Fall spricht man vom Laktatparadox. Beim Laktatparadox denkt man auf den ersten Blick an eine Verbesserung des Trainingszustandes, während es in Wirklichkeit das Gegenteil ist (Abb. 142).

Beim Laktatparadox ist die HF/Laktatkurve nach rechts verschoben. Diese Verschiebung ist verbunden mit einer Abnahme des vorliegenden maximalen Leistungsvermögens. Auch die maximalen Laktatwerte und die maximale Herzfrequenz werden in den meisten Fällen bei weitem nicht gehalten.

Um eine korrekte Laktatkurve zu erhalten, müssen eine Reihe von Voraussetzungen erfüllt sein (siehe Abb. 135).

Es ist wichtig zu wissen, welche Leistungsfähigkeit/Laufschnelligkeit im maximalen Laktatbereich vorliegt. Ist dies z. B. 36 km/Std. oder 50 km/Std.? (Bei Topform ist die Kombination hohe Geschwindigkeit bei niedrigem L sehr gut möglich. L 3,5 ermöglicht z. B. 50 km/Std. oder mehr. In diesem Fall ist nicht die Rede von Laktatparadox, sondern von „Form“.

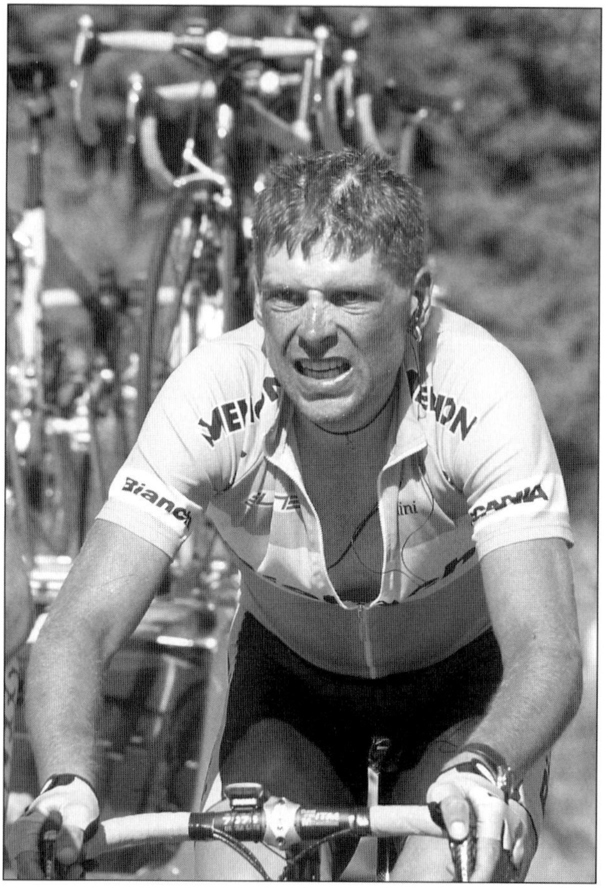

Jan Ullrich, 8. Etappe Sallanches – L'Alpe d'Huez, Tour de France 2003
Foto: J. Burkhardt, www.radsportfoto.de

Nur wenn stets unter gleichen Bedingungen getestet wird, dann können die Ergebnisse miteinander verglichen werden, und es können die richtigen Schlüsse bezüglich der Steigerung des Trainingszustandes und der Trainingsprogrammierung gezogen werden.

Herzfrequenzmesser bei Übertraining

Eine geringe Erhöhung des Ruhepulses von 4 bis 5 Schlägen kann ein Hinweis auf unzureichende Erholung sein.

Die Bestimmung es Ruhepulses kann ein Übertraining im Frühstadium aufspüren helfen. die Registrierung des HF während der Nacht gibt noch mehr Informationen über ein drohendes Übertraining. Während Ausdauersportaktivitäten wird man feststellen, dass die Aufrechterhaltung einer fixen Trainingsgeschwindigkeit bei Übertraining eine höhere HF mit sich bringt und mehr Anstrengung erfordert. Gleichzeitig kann beim sympathikotonen Übertraining festgestellt werden, dass die HF nach Belastung weniger schnell zurückgeht.

Beim Aufbau eines Trainingsprogrammes und nach einer Verletzungsperiode kann ein Herzfrequenzmesser ein gutes Hilfsmittel sein, die Intensität der verschiedenen Trainings zu kontrollieren. Auf diese Weise kann eine zu große Belastung und das damit verbundene Risiko eines Übertrainings vermieden werden.

Es ist dabei jedoch notwendig, andere Beschwerdebilder und Krankheiten, welche die gleichen Erscheinungen wie das Übertraining auslösen können, auszuschließen, wie z. B.:

- Blutarmut: Müdigkeit, höhere HF, geringere Leistung;
- Infektionskrankheiten: vor allem Virusinfektionen wie das Pfeiffersche Drüsenfieber und grippale Infekte;
- Erkrankungen der Schilddrüse, der Niere und der Nebenniere;
- Herz- und Herzmuskelerkrankungen;
- beginnende Zuckerkrankheit.

Diese Ursachen können nur nach einer eingehenden medizinischen Untersuchung ausgeschlossen werden.

Ein Trainingstagebuch kann wichtige Dienste leisten im Sinne der frühzeitigen Entdeckung von Symptomen eines Übertrainings. Denken Sie hierbei insbesondere an das Ansteigen des Morgenpulses, Gewichtsveränderungen und Verschlechterung von Trainingszeiten trotz gleichbleibendem oder sogar zugenommenem Trainingsumfang oder erhöhter Trainingsintensität. Dies alles unter dem Motto: Vorbeugen ist besser als heilen.

Symptome eines Übertrainings

Die folgenden Symptome weisen auf ein Übertraining hin:

- Schlechte Leistungen
- Geringe Motivation zum Trainieren
- Gewichtsverlust
- Erhöhte HF in Ruhe
- Erhöhter Blutdruck
- Verzögerter HF-Abfall nach Belastung
- Erniedrigte Milchsäurespiegel nach Belastung
- Konzentrationsstörungen
- Depressivität
- Schnelles Weinen
- Kopfschmerz
- Menstruationsstörungen
- Vermehrtes Schwitzen
- Diarrhoe
- Gesteigerte Verletzungsanfälligkeit
- Niedriger Zuckergehalt im Blut bei Belastung (Hypoglykämie)

Beachten Sie: Diese Symptome kommen meistens nicht alle gleichzeitig vor!

Ursachen für Übertraining

Fehler im Trainingsprozess:
- Zu schnelle Steigerung der Trainingsbelastungen
- Unzureichende Erholung nach dem Training
- Zu hohe Intensität beim extensiven Ausdauertraining
- Zu großer Umfang beim intensiven Intervalltraining
- Zu schneller Trainingswiederbeginn nach Verletzung oder Krankheit
- Training nach zu rigidem Schema ist gefährlich
- ob ein Ruhetag notwendig ist, hängt von allerlei Umständen ab. Deshalb sind Ruhetage schwer im voraus zu planen.

Wettkämpfe:
- zu viele Wettkämpfe in einem kurzen Zeitabschnitt
- gestörter Schlaf
- schlechte Trainingsplanung
- Versagensängste
- übermächtiger Druck von Sponsoren, Medien, Familie

Lebensweise:
- unzureichender Schlaf
- unregelmäßiger Tagesablauf, z. B. durch Schichtdienst
- Rauchen und Alkohol
- zu wenig Freizeit, keine Entspannung
- Langeweile

Umgebung:
- Beziehungsspannungen
- Überbelastung durch Studium oder Beruf
- Unzufriedenheit mit Studium oder Beruf
- Umzug

Gesundheit:
- Nachwirkungen von Krankheiten
- chronische Herderkrankungen wie z. B. eitrige Mandeln, Stirnhöhlenentzündung
- Lebensmittelunverträglichkeit, Diarrhoe
- Fieber
- schlechtes Gebiss, Zahnwurzeleiterung
- Blutarmut

Virusinfektionen

Was tun Rennfahrer nicht alles bei einer so genannten „einfachen Grippe“ während eines Trainingslagers in der Vorsaison. Die Beschwerden sind meistens nicht allzu gravierend. Manchmal ist es ein bisschen Fieber mit etwas Muskelschmerz. Danach sind es oft Zeichen eines oberen Atemwegsinfektes mit Husten und Sputum-Auswurf. Nach einigen Tagen wird das Training meist wieder aufgenommen. Der Drang zu trainieren ist so groß, weil die

Vorjahresklassiker vor der Türe stehen. Ein Sieg in einem derartigen Rennen kann eine ganze Saison erfolgreich machen.

Viruserkrankungen kommen häufig vor. Ein Erwachsener kann sechs Virusinfektionen pro Jahr durchmachen. Meist verlaufen diese Virusinfektionen harmlos. Man ist ein paar Tage nicht fit, aber man kann seine Arbeit meist normal weiterführen. Sportler sind besonders anfällig für Virusinfektionen, welche die Kondition beeinträchtigen können. Virusinfektionen können das Muskelgewebe beschädigen. Nicht nur die „gewöhnlichen" Muskelfasern, sondern auch die Herzmuskelfasern können davon betroffen sein.

Virusinfektionen treten normalerweise in den Luftwegen auf. Das Virus dringt in die Zellen ein und vermehrt sich dort, wodurch die Zelle zu Grunde geht und neue Viren freigesetzt werden. Die Widerstandsfähigkeit des Körpers bestimmt das Ausmaß der Infektion.

Die am häufigsten vorkommenden Viren des Menschen sind die Influenza-Viren (der eigentliche Grippe-Verursacher), das Rhinovirus, das Erkältungen verursacht, das Coxsackievirus, das Adenovirus, das Cytomegalievirus und das Epstein-Barr-Virus, das für das Pfeiffersche Drüsenfieber verantwortlich ist.

Die Stärke des Krankheitsbildes kann unterschiedlich stark variieren. Beim Pfeifferschen Drüsenfieber kann die Genesung in Ausnahmefällen Monate dauern. Gemeinsame Symptome bei all diesen Infekten sind Müdigkeit, schnelle Ermüdbarkeit nach körperlichen Belastungen und Muskelschmerzen. Der Sportler zeigt während einer „Grippe" Leistungseinbußen, er ist weniger belastbar und oft zeigen sich Zeichen von Übertraining, wenn die Trainingsintensität nicht richtig angepasst wird.

Intensiv trainierende Sportler sind empfänglicher für Infekte als nicht Sport treibende Menschen. Sie sind vermehrt virusexponiert – vor allem bei Radrennfahrern sind Atemwegsinfekte berüchtigt, die im Jahr zuvor abgelaufen sind – und sie sind oft in großen Menschenansammlungen. Darüber hinaus wird durch hartes Training auch die Widerstandskraft herabgesetzt, wodurch sie empfänglicher für allerlei Infekte sind.

Ein akuter Herztod kann eine Komplikation eines Virusinfektes sein. Einige der hier genannten Viren können eine Herzmuskelentzündung verursachen (Myokarditis). Während Infekten darf die Belastung nicht zu schwer sein, und wenn die Infektion mit Fieber einhergeht, muss das Training vorübergehend ausgesetzt werden. Sportler mit Asthma müssen während eines viralen Luftweginfektes vorsichtig mit der Belastungsintensität sein, damit kein Asthmaanfall ausgelöst wird.

Durch Schädigungen der Luftwege und der Herzmuskelfasern können Virusinfektionen die sportliche Leistungsfähigkeit beeinträchtigen. Aber auch die Muskeln können in Mitleidenschaft gezogen werden, was sich dann in Muskelschmerzen und Muskelschwäche ausdrückt. Während Virusinfektionen kann die Muskelkraft um 15 % abnehmen.

Eine schwierige Frage ist, wann ein Sportler nach einer Virusinfektion das Training wieder aufnehmen kann. Bei milden Infekten ist nur eine zeitlich begrenzte Senkung der Trainingsintensität nötig. Bei ernsten und langdauernden Beschwerden, wie beim Pfeifferschen Drüsenfieber (s. S. 174), muss das Training völlig abgesetzt werden und man kann das Training erst wieder aufnehmen, wenn die Beschwerden vollständig ausgeheilt sind. Danach muss das Training wieder langsam aufgebaut werden, mit einem Schwerpunkt auf Ausdauertraining zu Beginn der Aufbauphase. Die HF sollte dabei nicht über 140 Schläge pro Minute hinausgehen.

Virale Infekte sind allgemeine Infekte. Ihr Verlauf ist verschieden. Sie können asymptomatisch verlaufen, aber auch mit ausgeprägten Beschwerden verbunden sind. Antiobiotika haben auf Viren keine Wirkung. Hart trainierende Athleten sind empfänglicher für Luftwegsinfekte. Milde Virusinfektionen können die Ursache für einen unerklärlichen Formverlust des Sportlers sein.

Während viraler Infekte muss die Trainingsintensität und der Trainingsumfang vermindert werden. Bei schweren Infekten ist ein völliges Sportverbot angebracht. Bei unklarem Formverlust kann eine Untersuchung des Sportlers sinnvoll sein, um eine Virusinfektion als Ursache auszuschließen.

Das Herz ist während Infektionen deutlich geringer belastbar. Auch die Lungenfunktion ist meist beeinträchtigt. Einige Infekte können Komplikationen verursachen. Der hämolytische Streptococcus ist berüchtigt dafür, dass seine produzierten Toxine die Herzmuskelfasern angreifen können. Für virale Infekte gilt das gleiche; vor allem das Coxsackie-Virus kann eine Herzmuskelentzündung (Myokarditis) verursachen, was die Ursache für einen akuten Herztod während sportlicher Aktivität sein kann. Beim Pfeifferschen Drüsenfieber muss man u. U. mit einer Milzruptur rechnen.

In den vergangenen Jahren ist immer mehr über die Beziehung zwischen Belastung, Infektion und Immunität bekannt geworden. Obwohl noch viel erforscht werden muss, ist man sich schon über einige Punkte im klaren:

- Regelmäßiges Ausdauertraining, mäßig an Intensität und Dauer, verbessert das Abwehrsystem. Mit anderen Worten: Die Resistenz gegen Infekte nimmt zu.
- Langdauernde, erschöpfende Ausdauertrainingsformen hingegen schwächen das Abwehrsystem. Man wird anfälliger für Infekte.
- Da Mineralien wie Zink und Kupfer eine wichtige Rolle im Abwehrsystem spielen, ist eine Supplementierung dieser Mineralien bei intensiven und langandauernden Belastungen zu empfehlen.
- Hygiene, adäquate Ernährung, ausreichende Erholung und Impfungen verringern die umstandsbedingte Gefahr von Infektionen.
- Prophylaxe mit Immuglobulinen erscheint sinnvoll in Perioden mit erhöhtem Infektionsrisiko. Zum Beispiel bei Radrennfahrern in der Vorsaison.

Das Pfeifersche Drüsenfieber

Die Frage, ob eine ausführliche Behandlung des Pfeifferschen Drüsenfiebers in diesem Buch notwendig ist, muss eindeutig bejaht werden. Viele Sportler machen im Verlauf ihrer Karriere ein Pfeiffersches Drüsenfieber durch und die Praxis zeigt uns, dass über diese Krankheit sehr hartnäckige Missverständnisse bestehen. Die Art und Weise wie Sportjournalisten über diese Krankheit berichten, zeigt ein hohes Maß an Unwissen oder Sensationssucht. Das Thema wird deshalb umfassend dargelegt, um die vielen bestehenden Missverständnisse aus der Welt zu schaffen, aber auch um den Sportler zu informieren, wie er mit Infektionskrankheiten umzugehen hat. Der Sportler kann dabei ein nützliches Hilfsmittel sein. Das Pfeiffersche

Drüsenfieber ist unter verschiedenen Namen bekannt. Andere Namen für die gleiche Krankheit sind: Mononucleosis infectiosa, Drüsenfieber und „kissing disease“.

Die Krankheit wird durch das Epstein-Barr-Virus verursacht. Das typische Krankheitsbild des Pfeiferschen Drüsenfiebers kann auch durch andere Viren ausgelöst werden, wie z. B. das Cytomegalivirus und das Aidsvirus. Um es noch schwieriger zu machen: Infektionen mit dem Epstein-Barr-Virus verursachen bei weitem nicht das typische Krankheitsbild des Pfeifferschen Drüsenfiebers. Im Gegenteil, bei jungen Kindern verlaufen Infektionen mit dem Epstein-Barr-Virus mit geringen oder gar keinen Symptomen. Läuft die Infektion hingegen zu einem späteren Zeitpunkt im Leben ab, wie im mittleren Schulalter oder Erwachsenenalter, dann kann der Patient schwer erkranken.

In Westeuropa liegt der Gipfel an Krankheitsfällen des Pfeifferschen Drüsenfiebers in der Altersstufe zwischen 15 und 25 Jahren. Dies steht im krassen Gegensatz zu den Entwicklungsländern, wo bereits alle Kinder vor dem 10. Lebensjahr diese Infektionskrankheit durchgemacht haben. Das Pfeiffersche Drüsenfieber ist in der Dritten Welt demnach eine Kinderkrankheit.

Die Inkubationszeit, die Zeit also zwischen der Infektion und dem Ausbruch der Krankheit beträgt 4 bis 7 Wochen. Die Ansteckung findet über den Speichel des Virusträgers statt; daher auch der Name „Kuss-Krankheit“.

Alle Infizierten, egal ob vor kurzem oder vor langer Zeit angesteckt, bleiben Virusträger, demnach nicht nur die kranken Patienten. Das Epstein-Barr-Virus bleibt, im Gegensatz zum Herpesvirus, lebenslänglich im Körper anwesend. Obwohl man nach einer Infektion Virusträger bleibt, bedeutet dies nicht, dass das Virus sich fortlaufend weiter vermehrt. Unter bestimmten Umständen kann es bei einer geschwächten Abwehrlage wieder zu einer Reaktivierung dieser Virusinfektion kommen.

Das Krankheitsbild des Pfeifferschen Drüsenfiebers
In 90 % der Fälle präsentiert sich der junge Erwachsene mit Halsschmerzen, schmerzhaften Schwellungen im Halsbereich, kurz in einem allgemeinen Krankheitszustand. Andere in wechselndem Maße auftretende Erscheinungsbilder sind Kopfweh, Schwitzen, Husten und Muskelschmerzen. Wenn der Patient keine Halsentzündung mit geschwollenen Halslymphknoten hat, dann hat er höchstwahrscheinlich kein Pfeiffersches Drüsenfieber. Achsel- und Leistendrüsen können ebenfalls geschwollen sein.

Es ist selbst für erfahrene Ärzte nicht möglich, auf der Grundlage des Erscheinungsbildes des Halses eine baktierelle Infektion des Halses vom Pfeifferschen Drüsenfieber zu unterscheiden. Kleine Blutpunkte auf dem Gaumen treten in der Hälfte der Fälle auf. Wiederum bei anderen Patienten mit Pfeifferschem Drüsenfieber entsteht eine Schwellung im Bereich der Augen durch Flüssigkeitsansammlung.

Bei 10 % liegt ein feinfleckiger Ausschlag vor, der über den ganzen Körper ausgebreitet ist. Die Hälfte der Patienten haben eine vergrößerte Milz. In 10 % der Fälle ist auch die Leber vergrößert. Eine echte Gelbsucht kommt aber selten vor. Eine leichte Leberentzündung ist jedoch die Regel, führt aber im weiteren Verlauf nicht zu bleibenden Leberschäden.

Welche Krankheitsbilder können dem Pfeifferschen Drüsenfieber ähnlich sein?

■ Bakterielle Tonsillitis

Die Halsentzündung, die durch Bakterien verursacht wird bakterielle Tonsillitis, die auch als Agina tonsillaris bezeichnet wird. Die hierbei auftretende Lympknotenschwellung begrenzt sich auf das Halsgebiet. Der allgemeine Krankheitsbefund steht in viel geringerem Maße im Vordergrund. Das Schlucken ist äußerst schmerzhaft.

■ Cytomegalievirus-Infektionen

Sie treten selten zusammen mit Halsschmerzen auf. Unwohlsein und Fieber sind meist die hervorstechenden Kennzeichen.

■ Virale Leberentzündung

Diese treten meist zusammen mit Gelbsucht auf, Übelkeit und Erbrechen. Drüsenschwellungen und Halsschmerzen fehlen.

■ Influenza

Das Influenzavirus verursacht die echte Grippe, die auch als Influenza bezeichnet wird. In der akuten Phase hat Influenza ein völlig anderes Krankheitsbild als das Pfeiffersche Drüsenfieber. Kurz, Müdigkeit und allgemeines Unwohlsein stehen im Vordergrund. Influenza kann ebenso wie das Pfeiffersche Drüsenfieber eine langanhaltende Mattigkeit verursachen. Risikogruppen wie Herz- und Lungenpatienten bekommen jedes Jahr zu Beginn des Winters eine Grippeimpfung. Es ist zu überlegen, ob nicht auch Spitzensportler gegen Grippe geimpft werden sollten.

■ Akute Aidsinfektion

Sie zeigt eine Vielfalt von Erscheinungsbildern, die auch dem des Pfeifferschen Drüsenfiebers ähnlich sein können.

Die Diagnose

Das Blutbild, das unter dem Mikroskop beurteilt wird, kann die Diagnose wahrscheinlich machen, aber nicht zu 100 % sicher stellen. Im Blutbild lässt sich eine Zunahme der Lymphozyten erkennen. Diese Lymphozyten sehen atypisch und geprickelt aus. Infektionen mit dem Cytomegalievirus und dem Aidsvirus lassen jedoch identische Blutbilder sehen.

Um die Unterscheidung dieser drei Viren noch schwieriger zu machen: alle diese Viren können auch Hepatitis oder Leberentzündungen verursachen. Wir sehen das gleiche gestörte Blutbild und die gleichen Leberfunktionsstörungen bei den oben genannten viralen Infektionen.

Die Diagnose „Pfeiffersches Drüsenfieber“ an Stelle vom Epstein-Barr-Virus kann festgestellt werden. Das ist möglich, da nach einigen Tagen Antikörper gegen das Epstein-Barr-Virus im Blut erscheinen. Sobald diese Antikörper im Blut auftreten, ist die Diagnose Mononuclosis infectiosa auf Grund einer Infektion mit dem Epstein-Barr-Virus zu 100 % sicher.

Diese Antikörper werden heterophile Antikörper genannt. Sie entstehen in der Akutphase der Krankheit. Nach der Akutphase verschwinden sie wieder. Sie können daher nicht verwendet werden, um eine alte Ansteckung und daher Immunität festzustellen. Diese heterophilen Antikörper werden mit der Reaktion von Paul und Bunnell nachgewiesen.

Störend ist dabei, dass die Reaktion nach Paul und Bunnell erst ziemlich spät im akuten Krankheitsprozess positiv wird. Lediglich 50 % sind nach Paul und Bunnell in der ersten Woche positiv, 70 % in der zweiten Woche und 90 % in der dritten Woche. Das bedeutet, dass eine negative Reaktion in der Anfangsphase der Krankheit noch nicht aussagt, dass der Patient kein Pfeiffersches Drüsenfieber durchmacht. Es kann sein, dass die Reaktion negativ ist und im Krankheitsprozess später noch positiv wird. Bei 10 % der Patienten bleibt die Reaktion von Paul und Bunnell negativ.

Können diese Antikörper dazu benutzt werden um festzustellen, ob die Krankheit vorbei ist? Ist die Reaktion nach Paul und Bunnell vielleicht brauchbar, um zu diesem Zeitpunkt die Tauglichkeit für sportliche Aktivitäten zu bestimmen?

Diese Fragen müssen mit einem Nein beantwortet werden. Das positiv bleiben der Reaktion von Paul und Bunnell ist je nach Patient sehr wechselnd und stellt keinen Gradmesser für die Dauer und die Schwere des Krankheitsbildes dar. Die Reaktion von Paul und Bunnell kann demnach nicht dazu verwendet werden, um die Tauglichkeit für die Arbeit oder den Sport zu beurteilen. Die Reaktion von Paul und Bunnell ist einzig und allein ein Test, um die Diagnose „Pfeiffersches Drüsenfieber" zu stellen.

Negative Reaktion von Paul und Bunnell
Bleibt die Reaktion von Paul und Bunnell negativ, ist es also nicht möglich, heterophile Antikörper nachzuweisen, dann muss an eine andere Ursache für das vorliegende Krankheitsbild gedacht werden. Die Halsbeschwerden können auch durch eine andere bakterielle Infektion verursacht werden, nämlich die Angina tonsillaris. Es ist in der Praxis oft sehr schwierig, die Krankheitsbilder „Pfeiffersches Drüsenfieber" und „Angina tonsillaris" voneinander zu unterscheiden.

Bleibt der Krankheitsbild-Verdacht „Pfeiffersches Drüsenfieber", dann ist eine weiterführende Blutuntersuchung nach virusspezifischen Antikörpern gegen das Epstein-Barr-Virus möglich. Es handelt sich um die IgM- und IgG-Antikörper gegen das Epstein-Barr-Virus. Im gleichen Blutbild kann dann gleichzeitig eine Antikörperbestimmung gegen das Cytomegalie-Virus durchgeführt werden. Im Gespräch mit dem Patienten kann ermittelt werden, ob eine Aidsuntersuchung erwünscht ist. Diese Bestimmung muss dann wohl einige Wochen nach dem Beginn der Krankheit ausgeführt werden. Es dauert einige Zeit, bis im Blut vollständige Antikörper für einen positiven Aidstest vorhanden sind. Die akute Aidsinfektion, die sich auch in anderer Weise offenbaren kann, ist glücklicherweise noch eine seltene, eher in Risikogruppen vorkommende Krankheit, aber eine nicht auszuschließende Ursache des hier besprochenen Krankheitsbildes.

Der Verlauf
Es ist inzwischen deutlich geworden, dass das Krankheitsbild je nach Patient sehr unterschiedlich verlaufen kann. Der Verlauf ist je nach Fall in Schwere und Dauer verschieden. Das Fieber und die Halsentzündung sind in zwei Wochen vorbei. Das Blutbild und die Leberfunktionsstörungen normalisieren sich auch in dieser Zeit. Es kann aber noch Wochen bis Monate dauern, bis das Gefühl des Unwohlseins, der Kraftlosigkeit und Erschöpfung vorbei ist. Wegen diesem langen Krankheitsverlauf ist das Pfeiffersche Drüsenfieber in der Sportwelt verrufen. Hierbei ist zu beachten, dass Beschwerden, die zu Beginn durch das Pfeiffersche Drüsenfieber verursacht wurden, nach und nach in psychische Beschwerden übergehen können. Die Wiederaufnahme von normalen körperlichen Aktivitäten darf da-

her nach Ablauf der akuten Erkrankung nicht auf die lange Bank geschoben werden, vor allem dann nicht, wenn der Patient damit kein Problem hat. Es ist nicht ratsam, dem Patienten bei Diagnosestellung zu sagen, dass mit langdauernder Müdigkeit und der Unmöglichkeit Sport zu treiben, zu rechnen ist. Bei vielen, ja sogar dem größten Teil der Pfeifferschen-Drüsenfieber-Patienten kann von einem derartig langdauernden Verlauf keine Rede sein.

Während der akuten Phase, in den ersten 2 bis 4 Wochen, ist es ratsam, alle sportlichen Aktivitäten einzustellen. Wenn es mit dem Wohlbefinden des Sportlers wieder bergauf geht, kann mit dem Training wieder begonnen werden. Dabei muss man sich bewusst sein, dass die durchgemachte Infektion und die damit verbundene Inaktivität das allgemeine konditionelle Niveau stark beeinträchtigt haben.

Ein behutsamer Trainingsaufbau ist unabdingbar. Die meisten Sportler müssen gegen sich selbst in Schutz genommen werden. Sie wollen zu schnell wieder das alte Niveau erreichen und steigern zu stark ihre Trainingsanforderungen. Ein zu rascher Trainingsaufbau nach einer eben durchgemachten Infektionskrankheit ist eine der bekanntesten Ursachen für ein Übertraining.

So geraten viele Sportler von einem schlechten in einen noch ärgeren Zustand und können auf diese Art und Weise Wochen bis Monate nicht auf ihrem alten Niveau trainieren.

Komplikationen
Komplikationen sind beim Pfeifferschen Drüsenfieber sehr selten. Die wichtigste ist die Milzruptur, die manchmal tödlich verlaufen kann. Eine Milzruptur kommt etwa 1 mal pro 1.000 Fälle vor. Die Ruptur passiert durch ein geringes Trauma in der akuten Krankheitsperiode, also immer im ersten Monat der Erkrankung. In dieser Zeit ist die Milz vergrößert und es muss von körperlichen Belastungen abgeraten werden. Bei Pfeiffer-Patienten mit Bauch- und Schulterbeschwerden muss immer an diese Komplikation der Milzruptur gedacht werden. Weitere Komplikationen sind eine bakterielle Superinfektion der Halslymphknoten, manchmal Hirnhaut- und Hirnentzündung, manchmal Blutarmut.

Oft wird zu schnell angenommen, dass das Pfeiffersche Drüsenfieber durch ein Bakterium verursacht wird und es werden Antibiotika verschrieben. In diesen Fällen entsteht zu 50 % eine Hautreaktion auf allergischer Basis. Dies ist nicht nur eine unangenehme Komplikation, sondern es kann auch zu einer lebenslangen Penizillinunverträglichkeit führen. Besser ist es bei jedem jungen Erwachsenen mit Halsschmerzen, das Pfeiffersche Drüsenfieber soweit als möglich auszuschließen, bevor mit einer Antibiotikatherapie begonnen wird.

Die Behandlung
Für das Pfeiffersche Drüsenfieber gibt es keine spezielle Behandlung. Die Krankheit hat einen natürlichen Verlauf, was bedeutet, dass es zu einer spontanen Wiederherstellung kommt. Wegen der fast immer vorliegenden leichten Leberentzündung ist in den ersten vier Wochen nach Beginn der Krankheit von Alkoholgenuss abzuraten. Hinweise zur Arbeits- und Sporttauglichkeit können auf der Basis des Wohlbefindens des Patienten gegeben werden.

Die Pfeiffersche Krankheit kurz zusammengefasst
Mononucleosis infectiosa wird durch das Epstein-Barr-Virus verursacht.

Das Epstein-Barr-Virus verursacht bei Jugendlichen und Erwachsenen ein ausgeprägtes Krankheitsbild. Jüngere Kinder haben viel geringere Beschwerden.

Heterophile Antikörper sind charakteristisch für eine akute Epstein-Barr-Infektion. Sie haben keinen Wert als Maßstab für die Schwere der Krankheit und können daher nicht für die Beurteilung der Arbeits- und Sporttauglichkeit herangezogen werden. Beim Vorliegen eines deutlichen Pfeifferschen-Drüsenfieber-Krankheitsbildes ohne heterophile Antikörper, muss an andere Ursachen gedacht werden, vor allem an Infektionen mit dem Cytomegalievirus und dem Aidsvirus.

Die akuten Erscheinungsbilder des Pfeifferschen Drüsenfiebers verschwinden in einigen Wochen, nur Mattigkeitsbeschwerden können bei einem kleinen Teil der Patienten länger bestehen bleiben.

Die Milzruptur ist eine gefährliche, aber seltene Komplikation.

Es muss vermieden werden, Patienten mit Mononucleosis infectiosa mit Antibiotika zu behandeln, solange keine dringende Notwendigkeit dazu besteht.

Maßregeln bei Übertraining

Bei Übertraining können folgende Maßregeln von Nutzen sein:

- Sorgen Sie für geistige Ruhe.
- Sorgen Sie für ausreichende Entspannung.
- Aktive Erholung an frischer Luft in ruhiger Umgebung, wie beim Spazierengehen.
- Keine passive Erholung; ein vollständiges Trainingsverbot führt oft zu noch größeren Unlustgefühlen.
- Vitaminreiche Nahrung verwenden.
- Extra Massage, Baden, Sauna
- Einmal innerhalb einiger Wochen kein Wettkampfwochenende.
- Im Training eine oder mehrere Wochen ein bisschen vom „Gas gehen“, d. h., das Training auf 50 % vom normalen Umfang und von der Intensität zurückfahren.
- Die Intensität erniedrigen, d. h. keine Intervalltrainings, und die Intensität bis maximal 75 % der maximalen Herzfrequenz ansteigen lassen.
- Alle Trainings mit einer leichten Steigerung ausführen.
- Wenn alle Symptome wieder verschwunden sind, erst ganz allmählich den Umfang wieder ansteigen lassen und dann erst wieder die Intensität bis auf Normalhöhe.
- Erst wenn wieder intensive Trainings ohne Probleme ausgeführt werden können, kann wieder an Wettkämpfen teilgenommen werden.

Das Herz

Das normale Herz

Das Herz ist in Wirklichkeit eine Muskelpumpe. Durch Kontraktionen (ein Herzschlag) drückt das Herz das Blut über die große Schlagader (Aorta) in den Körper. In Ruhe verarbeitet das Herz 4 bis 5 Liter Blut pro Minute. Das Blut bringt Sauerstoff und Nährstoffe zu den Organen und Muskeln im gesamten Körper und führt Abfallstoffe zu den Nieren und zur Leber ab.

Das Herz besteht aus einer rechten und einer linken Hälfte. Jede Hälfte besteht aus einem Vorhof und einer Kammer. Eine Herzklappe verbindet den rechten Vorhof mit der rechten Kammer. Auch zwischen dem linken Vorhof und der linken Kammer liegt eine Klappe. Die beiden Kammern sind mit den Schlagadern verbunden. Von der rechten Kammer geht sie zur Lunge und heißt deshalb Lungenschlagader. Von der linken Kammer geht sie in den Körper und heißt Körperschlagader oder Aorta. Die Klappen sorgen dafür, dass das Blut zurück zum Herzen strömt.

Im rechten Vorhof sitzt der Schrittmacher des Herzens, der so genannte Sinusknoten. Dieser Knoten bestimmt den Rhythmus des Herzens. Der Sinusknoten gibt einen elektrischen Impuls ab, der sich über die Herzwand ausbreitet. Dieser Impuls sorgt dafür, dass sich das Herz kontrahiert: erst die Vorhöfe, direkt danach die Kammern. In diesem Moment wird das Blut in den Körper gepumpt. In Ruhe schlägt das Herz bei einer untrainierten Person so etwa 60 bis 70 mal pro Minute, aber während Belastungen kann sich dies auf 160 bis 220 mal pro Minute erhöhen, in Abhängigkeit vom Lebensalter.

Das Blut, das aus dem Körper in den rechten Vorhof zurückkehrt, ist sauerstoffarm. Aus dem rechten Vorhof fließt das Blut in die rechte Kammer und danach in die Lungenschlagader. In den Lungen wird Kohlendioxid abgegeben und Sauerstoff aufgenommen. Danach kommt das sauerstoffreiche Blut in den linken Vorhof und die linke Kammer,

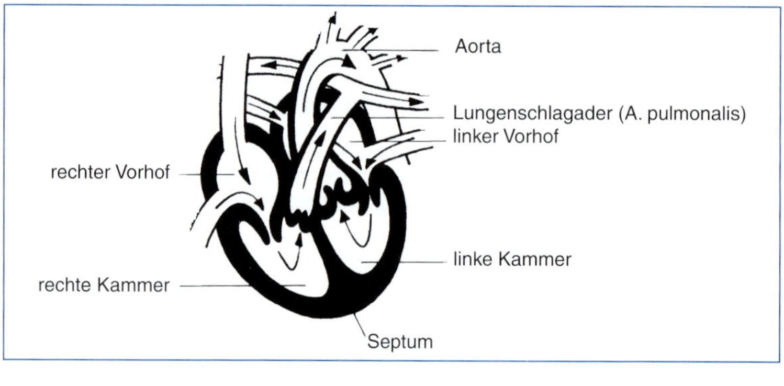

Abb. 143

die das Blut über die Aorta in den Körper pumpt. Um diese schwere Arbeit zu leisten, braucht das Herz selbst ebenfalls Blut. Das bekommt es über ein System von Gefäßen, die das Herz wie ein Kranz umgeben und deshalb Herzkranzgefäße genannt werden.

Der Einfluss von regelmäßiger sportlicher Aktivität auf das Herz und auf den Körper

Risikofaktoren

Erst in den letzten Dezennien ist deutlich geworden, dass intensive Ausdaueraktivitäten nicht schlecht für das Herz sind. Das Herz „fühlt sich" ausgezeichnet bei regelmäßiger Sportausübung. Inaktivität führt zu einer deutlichen Abnahme der Herzmuskelfunktion. Deshalb ist Bewegungsmangel einer der Risikofaktoren für das Entstehen von degenerativen Herz-Kreislauf-Erkrankungen. Bei gesunden jungen Menschen wurde nach einer gewissen Zeit Bettruhe eine Abnahme der Herzfunktion von 10 bis 15 % festgestellt. Der Rückgang war am größten bei den am besten Trainierten, die vor der Bettruhe die höchste VO_2-max und das größte Herzvolumen hatten.

Bewegungsarmut in Verbindung mit Übergewicht stellt ein großes Gesundheitsproblem in der westlichen Welt dar. Von allen Sterbefällen in den USA ist mehr als die Hälfte die Folge von Herz- und Gefäßkrankheiten. Jemand mit deutlich erhöhtem Übergewicht läuft ein 2,5-faches Risiko, an einer Herz- und Gefäßkrankheit zu erkranken. Eine wichtige Ursache für Übergewicht ist Bewegungsmangel. Regelmäßige körperliche Aktivität verringert die Fettsucht, wodurch die Gefahr des Auftretens degenerativer Herz-Kreislauf-Erkrankungen beträchtlich verringert wird.

Günstige Effekte der Sportausübung auf die Gesundheit

Sport kann die folgenden günstigen Effekte haben:

- eine präventive Wirkung auf die Entstehung von Herz-Kreislauf-Erkrankungen
- Abnahme des Übergewichts
- Verbesserung des Fettspektrums. Das Gesamtcholesterin und der Gehalt an Triglyzeriden nehmen ab. Dagegen nimmt die HDL-Cholesterinfraktion zu. Das ist günstig, da diese Fraktion einen schützenden Einfluss auf den Körper bezüglich des Auftretens degenerativer Herz-Kreislauf-Erkrankungen hat. Die LDL-Cholesterinfraktion, die diese Schutzfunktion nicht besitzt, nimmt ebenfalls ab.
- Die Herzmuskeldurchblutung nimmt zu
- Hoher Blutdruck erniedrigt sich
- Zuckerkrankheit in Kombination mit Diät wird günstig beeinflusst
- eine gesunde Lebensweise: regelmäßig Sport treibende Menschen rauchen selten und trinken keinen oder nur mäßig Alkohol
- Die Stressresistenz nimmt zu, auch weil Sport für viele ein Ablassventil ist
- Die Lebensqualität nimmt zu (mehr Lebensfreude)

Die drei wichtigsten Risikofaktoren für das Auftreten degenerativer Herz-Kreislauf-Erkrankungen sind:

- Zigaretten rauchen
- hoher Blutdruck
- erhöhter Cholesteringehalt

Sind alle drei Risikofaktoren vorliegend, dann hat man ein fünffach erhöhtes Risiko, einen Herzinfarkt zu bekommen.

Das Sportherz

Da durch regelmäßiges Training das Herz zusätzlich belastet wird, werden die Herzhöhlen größer und die Herzmuskelwand wird dicker. Pro Herzschlag kann das Herz mehr Blut in den Kreislauf befördern. Hat eine derartige Anpassung stattgefunden, dann spricht man von Sportherz, was im Gegensatz zu früheren Meinungen, die noch gar nicht so lange zurückliegen, eine normale physiologische und damit gesunde Anpassung an ein regelmäßiges körperliches Training darstellt.

Das Herzminutenvolumen (HMV)

Das Herzminutenvolumen ist diejenige Menge Blut, welches das Herz in einer Minute auswerfen kann. Dafür gilt die Formel: HMV = SV* × HF

HMV = Milliliter Blut, welches das Herz pro Minute auswerfen kann;
SV = Milliliter Blut, welches das Herz pro Herzschlag auswerfen kann;
HF = die Zahl der Herzschläge pro Minute.

Wenn in arbeitenden Muskelzellen das Sauerstoffangebot begrenzt ist, dann nimmt die aerobe Ausdauer ab. Ein Ausdauersportler mit Blutarmut ist nicht in der Lage, ausreichend Sauerstoff in die Muskelzellen zu transportieren. Die aerobe Energieproduktion stagniert dadurch früher, was zu einer früheren Übersäuerung führt. Aber der Körper kann sich ausgezeichnet an den erhöhten Sauerstoffbedarf anpassen. In den Muskelzellen nimmt vor allem die Zahl der Enzyme zu, welche Sauerstoff benötigen, um Fette und Kohlehydrate zu verbrennen. Diese Enzymsysteme in den Muskelzellen können als eine Art Energiefabrik betrachtet werden, die durch Training ihre Kapazität erhöhen, wodurch sie mehr und länger aerob Energie liefern können. Auch das Herz passt sich an. Durch die Vergrößerung des Schlagvolumens um etwa 25 bis 50 % nimmt die Kapazität des Sauerstofftransports gewaltig zu.

Das Schlagvolumen

Bei Nicht-Sportlern schlägt das Herz bei Belastung vor allem schneller. Bei Sportlern arbeitet das Herz bei der gleichen Belastung vor allem über das Schlagvolumen. Durch die

* SV = Schlagvolumen

größere linke Herzkammer kann pro Herzschlag mehr Blut ausgeworfen werden. Durch die größere Füllung der linken Herzkammer bleibt die Herzfrequenz bedeutend niedriger.

Schlagvolumen eines Nicht-Sportlers = 90 Milliliter (ml)
HF-Ruhe = 75 Schläge pro Minute (S/Min.)
HF-max = 180 S/Min.
HMV-Ruhe = 6 750 ml/Min.
HMV-max = 16 200 ml/Min.

Schlagvolumen eines Ausdauersportlers = 200 ml
HF-Ruhe = 40 S/Min.
HF-max = 180 S/Min.
HMV-Ruhe = 8 000 ml/Min.
HMV-max = 36 000 ml/Min.

Diese Rechenbeispiele geben einen guten Eindruck von den enormen Veränderungen und Anpassungserscheinungen, die durch regelmäßige Sportausübung entstehen.

Das Schlagvolumen in Ruhe liegt bei einem Ausdauersportler etwas niedriger als 200 ml. Während körperlicher Belastung kommt es zu einer allmählichen Zunahme der Füllung bis auf maximal 200 ml.

Ausgehend von einem Hämoglobingehalt von 15 g pro 100 ml Blut beträgt die maximale Sauerstofftransportkapazität eines Nicht-Sportlers 3 256 ml Sauerstoff pro Minute. Der Ausdauersportler kommt auf 7 236 ml Sauerstoff pro Minute.

Die Herzgröße nimmt ab beim Übergang von liegender zu stehender oder sitzender Haltung. Dadurch nimmt das Leistungsvermögen ebenfalls ein bisschen ab. Die Körpervorlage mit der Nase auf dem Lenker bei Radrennfahrern ist aerodynamisch nicht nur von Bedeutung wegen des niedrigeren Luftwiderstandes, sondern auch deshalb, weil in dieser Körperhaltung die Herzgröße maximal ist. Während maximaler Ergometertests sehen wir eine Senkung der Herzfrequenz in dem Moment, wenn die Testperson in der Beugestellung fährt.

Das Sportherz

Der Sauerstofftransport zu den arbeitenden Muskeln ist einer der leistungsbestimmenden Faktoren, um schwere Muskelarbeit verrichten zu können. Es handelt sich darum, dass die Muskelzelle über den Blutweg die maximale Menge an Sauerstoff angeboten bekommt, die notig ist für die Verbrennung von Kohlehydraten und Fetten. Das Enzymsystem in den Muskelzellen benötigt Sauerstoff für die Verbrennungsprozesse, um letztendlich Energie liefern zu können. Durch Training nimmt die Kapazität dieses Enzymsystems zu. Mit anderen Worten: die Muskelzelle kann mehr Sauerstoff verwerten und dadurch mehr Energie liefern.

Das Herz-Kreislauf-System spielt eine wichtige Rolle beim Transport von Sauerstoff zur arbeitenden Muskelzelle. Durch wiederholte langanhaltende Ausdauerbelastungen entstehen Veränderungen am Herzen, die vom Normalen abweichen. Dabei nimmt vor allem die Herzgröße zu. Diese Anpassungen oder Veränderungen sind praktisch immer physiologisch und haben deshalb nichts mit einer Herzkrankheit zu tun. Aber es ist noch gar nicht so lange her, da wurde noch anders darüber gedacht. Aus meiner Praxis kenne ich noch eine Anzahl kerngesunder junger Männer, die in den 50er und 60er Jahren vom Militärdienst wegen einem so genannten Sportherz zurückgestellt wurden.

Es ist lange über die Frage gestritten worden, ob eine Herzvergrößerung physiologisch ist, die durch langdauernde sportliche Ausdauerbelastungen entsteht. Die Gegner hatten Angst, dass langdauernde und erschöpfende Ausdauerbelastungen einen schnellen Rückgang der Herzmuskelfunktion verursachen könnten. Im vergangenen Jahrhundert bestand die Fehlmeinung, dass die Lebenserwartung von Sportlern geringer sei als von Nicht-Sportlern.

Es ist noch nicht so lange her, als Ärzte Ausdaueraktivitäten nicht als eine Aktivität betrachteten, welche die Gesundheit und die Lebenserwartung verbesserte. Noch in den 50er Jahren wird geschrieben, dass ein Sportherz wohl eine „Herzkrankheit" sein muss.

Allmählich hat die Kenntnis über das Sportherz zugenommen. Durch neue Untersuchungsmethoden, vor allem der Echokardiographie, wurden stets mehr neue Erkenntnisse erworben. Aber dennoch bleiben viele Fragen offen, wobei es nicht immer einfach ist, ein Sportherz von einem krankhaft veränderten Herzen zu unterscheiden.

Das zu schnelle und auf mangelhaftem Wissen beruhende Ziehen von Schlussfolgerungen hat aus so manchem gesunden Sportler zu Unrecht einen Patienten gemacht. Um diese Fehleinschätzungen zu beseitigen, bringt dieses Buch – wenn auch ein bisschen speziell – entsprechende Erklärungen.

Veränderungen im Herz-Kreislauf-System durch Ausdauersport

Wie bereits gesagt, nimmt bei Ausdauersport das Herzminutenvolumen zu. Ein gut trainierter Radrennfahrer erreicht ein HMV von etwa 35 Litern Blut pro Minute. Untrainierte erreichen maximal 20 Liter pro Minute. Beim Ausdauersport bekommt das Herz stets ein großes Blutvolumen angeboten. Es ist die Rede von einer chronischen Volumenbelastung. Eine andere auffällige Veränderung ist die Abnahme der Ruhe-HF. Bei extrem trainierten Ausdauersportlern kommen Herzfrequenzen bis unter 30 Schlägen/Min. vor. Diese Erniedrigung der Ruhe-HF entsteht unter dem Einfluss des vegetativen, unwillkürlichen Nervensystems. Das unwillkürliche Nervensystem besteht aus einem sympathischen und einem parasympathischen Anteil. Zwischen beiden besteht ein Gleichgewicht. Durch Ausdauertraining kommt es zum Überwiegen des parasympathischen Teils des Nervensystems. Diese Erscheinung wird Vagotonie genannt. Deshalb bleibt die HF-max unverändert oder sie fällt bei einem extrem ausdauertrainierten Sportler sogar etwas ab.

Das HMV in Ruhe bleibt gleich oder nimmt ein bisschen ab durch einen effizienteren Sauerstoffverbrauch in den Muskeln. Das Herz vergrößert sich ziemlich stark. Durch die chronische Volumenbelastung nimmt das Volumen der linken Kammer zu. Wichtig dabei ist, dass auch die Dicke des Septums, der Zwischenwand zwischen linker und rechter Kammer, und die Rückwand der linken Kammer zunimmt. Hierdurch bleibt die Wandspannung der Herzmuskeln optimal.

Die größere linke Kammer, das größere Schlagvolumen und die niedrigere Herzfrequenz sind die Folge eines langdauernden intensiven Ausdauertrainings.

Es gibt zwei Typen von Sportarten, die deutlich in Beziehung stehen mit der Art ihrer Ausübung:

Ausdauersport	**Kraftsport**
Laufen	Gewichtheben
Radfahren	Bodybuilding
Schwimmen	Kugelstoßen
Skilanglauf	Diskuswerfen

Das Sportherz durch Ausdauersport

Beim Ausdauersport steht die Frage nach Sauerstoff für die Arbeitsmuskulatur im Vordergrund. Das große HMV sorgt für eine chronische Volumenbelastung des Herzens. Dadurch passt sich das Herz an. Der Binnenraum des Herzens nimmt zu. Zusätzlich wird die Muskelwand dicker, um eine normale Wandspannung aufrecht zu erhalten. Andernfalls entsteht ein großes schlappes Herz. Beim Sportherzen durch Ausdauersport steht die Volumenzunahme im Vordergrund.

Das Sportherz durch Kraftsport

Beim Kraftsport entsteht durch die Belastung eine starke Blutdrucksteigerung. Sie ist Ausdruck einer chronischen Druckbelastung des Herzens. Dadurch wird der Herzmuskel dicker. Die Herzhöhlen erweitern sich nicht oder kaum. Beim Sportherz steht die Zunahme der Muskelmasse, der Wanddicke des Herzens durch Ausdauersport im Vordergrund.

Das Radrennfahrerherz

Neuere Untersuchungen von Radrennfahrern lassen die Annahme zu, dass das Radrennfahrerherz mehr dem Herzen eines Kraftsportlers gleicht. Obwohl die Untersuchungen in dieser Richtung noch laufen, scheint hier eine Erklärung plausibel. Der Radsport hat sich in den letzten Jahren immer mehr in Richtung einer Kraftsportart entwickelt.

Kennzeichen eines Sportherzen

Die nachfolgenden Ausführungen sind ziemlich speziell. Um eine Übersicht über das Sportherz zu bekommen, kann diese Information jedoch nicht weggelassen werden.

Das Sportherz hat als Kennzeichen:

- eine niedrige Herzfrequenz
- in 40 % ist ein Herzgeräusch hörbar
- Das Volumen des Herzens hat zugenommen.
- Die Elektrokardiogramm(EKG)-Aufzeichnung kann ein abweichendes Muster ergeben:

- Bradykardie: in Ruhe eine ausgesprochen träge Herzaktion mit einem Minimum der HF bis 25 Schläge/Min.
- Sinusarythmie: in 60 % besteht eine ungefährliche Unregelmäßigkeit des Herzrhythmus
- Vorhofflimmern: manchmal kommen Perioden von Rhythmusstörungen vor, die gefährlich werden können. Diese Anfälle treten meist unerwartet auf und sind deshalb schwierig zu diagnostizieren.

- Herzblock: durch die tiefe Ruhe-HF haben 10 % einen AV-Block ersten und zweiten Grades nach dem Wenckebachtyp. Diese Leitungsstörung hängt eng mit der Trainingsintensität zusammen. Sie verschwindet wieder nach Beendigung der Sportausübung.
- Vergrößerung der linken Herzkammer: Sie ist auf dem EKG zu erkennen. Sie kommt öfter bei Ausdauer- als bei Kraftsportlern vor.
- Inkompletter Rechtsschenkelblock: durch die zugenommene Muskelmasse des Herzens kann ein inkompletter Rechtsschenkelblock entstehen.
- Abweichendes ST-Segment: Bei 10 % der Ausdauersportler entsteht ein abweichendes ST-Segment. Eine Erklärung dafür hat man noch nicht gefunden. Aber allgemein wird angenommen, dass diese Störungen nicht auf einen kranken Herzmuskel hinweist. Bei geringer körperlicher Belastung verschwindet dieses abweichende ST-Segment vollständig, was ein Zeichen dafür ist, dass das abweichende ST-Segment keine pathologische Bedeutung hat. Bei Patienten mit einem kranken Herzen werden während Belastung diese Abweichungen deutlicher.

Ein großes Problem stellt die Tatsache dar, dass Abweichungen im EKG in Ruhe oft nicht zu unterscheiden sind von dem Erscheinungsbild eines akuten Herzinfarktes. Wenn ein Kardiologe, der das EKG beurteilt, den Sportler nicht kennt, wird er sofort Alarm schlagen.

Schlussfolgerung: Die Interpretation eines EKG von Ausdauersportlern ist oft schwierig. Das EKG kann Abweichungen aufweisen, die eine Herzkrankheit vermuten lassen. Das zu schnelle und auf Unwissenheit beruhende Ziehen von Schlussfolgerungen hat zur Folge, dass gesunde Sportler vollkommen zu Unrecht zu Patienten gemacht werden.

Echokardiographie

Bei gut trainierten Ausdauersportlern wird die Wanddicke der linken Herzkammer maximal 13 mm dick. Eine Wanddicke von mehr als 13 mm weist auf eine krankhafte Herzvergrößerung hin. Bei Ausdauersportlern liegt ein normales Verhältnis von Muskelmasse und Herzvolumen vor. Das Masse/Volumen-Verhältnis ist normal.

Bei Kraftsportlern hat allein die Muskelmasse kräftig um etwa 30 bis 70 % zugenommen, deshalb hat auch das Masse/Volumen-Verhältnis stark zugenommen.

Bei weiter fortgeführtem Ausdauertraining nimmt die Herzgröße nicht mehr weiter zu. Es scheint so zu sein, dass das Herz einen eingebauten Schutzmechanismus gegen Überlastung besitzt. Es müssen jedoch noch viele Untersuchungen durchgeführt werden, welche die langfristigen Auswirkungen von Ausdaueraktivitäten erfassen, um zu wissenschaftlich haltbaren Schlussfolgerungen und Hinweisen zu kommen. Aber meine Meinung ist, dass extremer Ausdauersport, wie die Tour de France, schädlich für die Gesundheit ist, insbesondere aber für das Herz.

Das Sportherz ehemaliger Ausdauersportler bleibt nach Beendigung ihrer Sportkarriere vergrößert. Die Größe des Herzens kann wohl abnehmen, aber es wird kein normales Herz mehr. Auch muss gesagt werden, dass es bis heute keine Hinweise dafür gibt, dass es bei Menschen mit Sportherz im späteren Lebensabschnitt weniger Herzkrankheiten gibt als bei Menschen mit einem normalen Herzen, die keinen Sport betrieben haben.

Schlussfolgerung: Das vergrößerte Sportherz ist eine normale physiologische Anpassung an den Ausdauersport, aber wir müssen bedenken, dass noch viele Fragen über das Sportherz unbeantwortet sind. So ist nicht bekannt, warum nicht jeder Ausdauersportler ein Sportherz bekommt. Ein trainierter Athlet ohne Sportherz kann sehr gut zu guten bzw. ausgezeichneten Leistungen kommen. Bei weitem nicht alle Radrennfahrer haben ein Sportherz. Möglicherweise ist der Erwerb oder Nichterwerb eines Sportherzens bestimmt durch die Anlage oder Erbfaktoren.

Das Sauerstofftransportvermögen des Blutes

Herzfrequenz und Sauerstofftransport

Wenn, durch welche Ursachen auch immer, der Sauerstofftransport abnimmt, dann steigt die Herzfrequenz. Die Zunahme der HF ist ein Versuch, den Sauerstofftransport auf einem bestimmten Niveau zu halten. Aber diese Zunahme der HF ist verbunden mit einer Abnahme des Leistungsvermögens. Ein optimal funktionierender Sauerstofftransport ist essentiell für Topleistungen.

Allgemeine Kennzeichen des Blutes

Ein Erwachsener hat ungefähr 5 Liter Blut. Das Blut lässt sich in Blutplasma und Blutzellen unterteilen. Das Blutplasma ist eine klare gelartige Flüssigkeit. In ihm befinden sich die Blutzellen. Die Gesamtheit des Blutes besteht zu 40–45 % aus Blutzellen. Dieser Prozentsatz wird als Hämatokrit des Blutes bezeichnet.

Normalwerte des Hämatokrit (Hk):
Männer: 42–54 %
Frauen: 38–50 %

Der größte Teil der Blutzellen besteht aus roten Blutkörperchen, auch Erythrozyten genannt. Die Lebensdauer der Erythrozyten beträgt 90 Tage. Jeder Kubikmilliliter Blut enthält 4 bis 6 Millionen rote Blutkörperchen. Die rote Farbe des Blutes wird durch das eisenhaltige Eiweiß Hämoglobin, abgekürzt Hb, verursacht.

Das Hämoglobin kann Sauerstoff an sich binden und von der Lunge zu den Muskelzellen transportieren. Ein Gramm Hb kann 1,34 ml Sauerstoff binden. Im Mittel beinhalten 100 ml Blut bei Männern 15 g Hb und bei Frauen 12 g Hb. Deshalb können 100 ml Blut bei Männern $1{,}34 \times 15 = 20$ ml Sauerstoff, und bei Frauen $1{,}34 \times 12 = 16$ ml Sauerstoff transportieren.

Normalwerte für den Hämoglobingehalt (Hb):
Männer: 8,7–10,9 mmol/Liter = 13,91174 Gramm/100 ml
Frauen: 7,5–9,7 mmol/Liter = 12,0–15,5 Gramm/100 ml
(Der Umrechnungsfaktor ist: mmol × 1,6 = Gramm/100 ml)

Die roten Blutkörperchen binden Sauerstoff und versorgen das Sauerstoffsystem. Wenn der Hb-Gehalt von 10 auf 9 mmol/l fällt, dann kann das Blut auch 10 % weniger Sauerstoff transportieren. Die VO_2-max sinkt dann ebenfalls um etwa 10 %, da sie ebenfalls u. a. abhängig ist vom Sauerstofftransportsystem. Bei Abnahme des Sauerstofftransportsystems nimmt das Leistungsvermögen ab. In dieser Situation muss der Körper eher auf die anaerobe Energiebereitstellung umschalten, wobei Milchsäure entsteht. Bei einer Abnahme des Hb-Gehalts steigt die Herzfrequenz. Das Herz muss stets mehr Blut in Umlauf halten, um das Sauerstofftransportsystem auf dem gleichen Niveau zu halten.

Abnahme des Sauerstofftransportvermögens des Blutes

Mögliche wichtige Ursachen einer Abnahme des Sauerstofftransportsystems des Blutes für Sportler können sein:

- Blutverlust
- Sauerstoffmangel in der Luft
- Blockierung des Hämoglobins
- Blutarmut

Blutverlust

Bei Blutverlust verringert sich der Sauerstofftransport. Viele Sportler spenden regelmäßig Blut für die Blutbank. Jedes Mal werden dabei 0,5 l Blut abgenommen. Nach der Abnahme dauert es 2 bis 3 Wochen, bis sich der Hb-Gehalt wieder normalisiert hat. In dieser Periode der Wiederherstellung ist die maximale Leistungsfähigkeit vermindert. Es ist deshalb nicht zu empfehlen, 3 bis 4 Wochen vor einem wichtigen Wettkampf Blut zu spenden.

Sauerstoffmangel in der Luft

Höhentraining
In großer Höhe wird die Luft dünner. Der Sauerstoffgehalt in der Luft nimmt ab. Ab etwa 1 800 m haben Flachländer Probleme mit dem verringerten Sauerstoffgehalt. Zu Beginn eines Aufenthalts in großer Höhe sinkt daher das Leistungsvermögen. Der Körper braucht Zeit, um sich zu akklimatisieren. Der Sauerstoffmangel ist ein Reiz für das Knochenmark, mehr rote Blutkörperchen zu produzieren. Der Hb-Gehalt von Hochlandbewohnern ist deutlich höher als der von Flachländern. Nach einem Aufenthalt von 2 bis 3 Wochen werden die Auswirkungen feststellbar. Der Anteil roter Blutkörperchen hat zugenommen. Das Hb ist angestiegen. Das Flachland-Leistungsvermögen kann nun auch in der Höhe aufrechterhalten werden. Nun ist die Akklimatisierung beendet. Die Trainingsintensität kann gesteigert werden. Dieses Höhentraining bringt Anpassungen mit sich, die mindestens 8 bis 14 Tage anhalten können.

Im Training muss die Höhe berücksichtigt werden. Die Flachlandgeschwindigkeit wird zu Beginn in der Höhe eine hohere HF ergeben. Die Wiederherstellung nach dem Training benötigt in der Anpassungsperiode mehr Zeit. Der Umfang und die Intensität des Trainings müssen bei nicht vollendeter Anpassung niedriger sein als auf Meereshöhe. Wenn die verzögerte Erholung zu spät festgestellt wird, kann es zu einer Ermüdungsakkumulierung kommen. Extra Erholung ist dann notwendig. Erst danach kann wieder normal trainiert werden. Die Gefahr von Trainingslagern besteht darin, dass Sportler übermüdet und übertrainiert davon zurückkommen. Der Hb-Gehalt nimmt pro Woche etwa um 1 % zu. Ein Aufenthalt von 12 Wochen lässt eine beträchtliche Zunahme von etwa 12 % erkennen. Man muss dafür sorgen, dass die Eisenreserven im Körper ausreichend sind. Nehmen Sie bei Eisenmangel Eisentabletten.

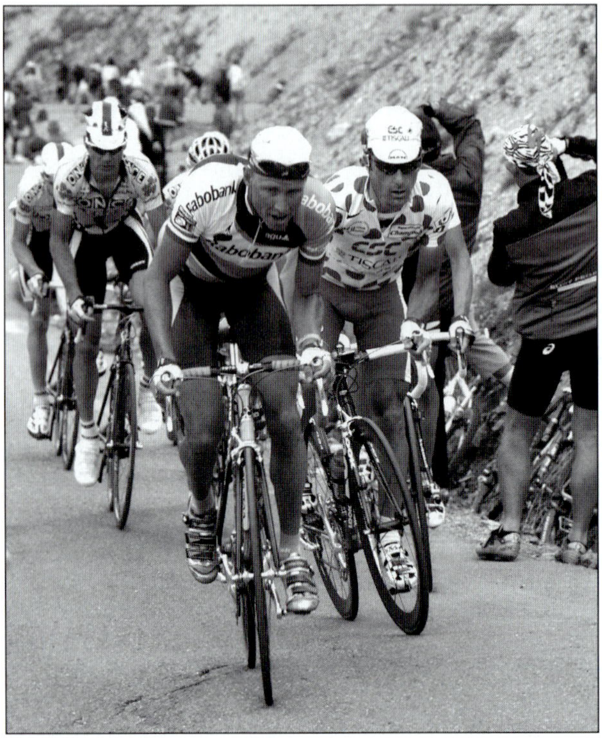

Michael Boogard und Laurent Jalabert, 16. Etappe Les 2. Alpes–La Plagne, Tour de France 2002
Foto: J. Burkhardt, www.radsportfoto.de

Praktische Hinweise bei Höhentraining

- Die ideale Höhe für Höhentraining beträgt 2 000–2 500 Meter.
- Die Dauer eines Höhenaufenthaltes ist für Ausdauersportler mindestens 3 Wochen. Optimal ist eine Zeitspanne von 4 bis 6 Wochen.
- Zu Beginn des Höhentrainings muss das Training eingeschränkt werden. In der Folge kann das Programm dann progressiv gesteigert werden.
- In den ersten Tagen kein forciertes Training durchführen.
- Besonderes Augenmerk der Ruhe und Wiederherstellung widmen, auf das Aufwärmen und den Cool-down, die Ernährung und die Gefahr des Sonnenbrandes.
- Nach der Rückkehr ins Flachland ist eine Akklimatisierungsperiode von 5 Tagen zu empfehlen, bevor an Wettkämpfen teilgenommen wird. 7 bis 10 Tage nach der Rückkehr sind die besten Leistungen zu erwarten, der positive Effekt aber hält viel länger an. Die Lebensdauer der roten Blutkörperchen beträgt stets 90 Tage.

Blockade des Hämoglobins

Kohlenmonoxid (CO):
Eine der nachteiligen Folgen des Rauchens ist die Bindung von Kohlenmonoxid (CO) an das Hb des Blutes. Das hat einen großen Einfluss auf das körperliche Leistungsvermögen. CO hat ein etwa 200-mal größeres Bindungsvermögen an das Hb als Sauerstoff. Es bedarf daher nur einer geringen Menge an CO, um eine deutliche Abnahme der Sauerstoffbindungskapazität im Blut zu bewirken.

Das Inhalieren einer Zigarette hat zur Folge, dass fünf Prozent des Hämoglobins mit CO gesättigt wird. Die starke Bindung von CO an das Hb bedeutet, dass es viele Stunden dauert, bis das CO aus dem Blut verschwunden ist.

Bei starken Rauchern sind mehr als 15 Prozent des Gesamt-Hb mit CO gesättigt. Durch die Abnahme des Sauerstoffgehalts im Blut verringert sich die maximale Sauerstoffaufnahme und das physische Leistungsvermögen.

Aber nicht nur Rauchen stellt eine Quelle für CO dar. Abgase von Autos beinhalten große Mengen CO. Es ist deshalb nicht klug, in unmittelbarer Nähe regen Straßenverkehrs zu trainieren, z. B. neben Schnellverkehrsstraßen. In Wettkampfsituationen können Läufer und Radrennfahrer durch die Motoren von Geleitautos behindert werden. Man denke an eine Spitzengruppe von Rennfahrern bei einer Bergtour während der Tour de France. Sie werden umschwärmt von vielen Motoren, während sie eine maximale Leistung erbringen. Die Menge an eingeatmetem CO in einer derartigen Situation wird beträchtlich sein.

Beispiele:
Auf einer Autobahn in Los Angeles werden im Mittel 55 p.p.m. (parts per million) CO gemessen. Wenn man sich in Ruhe eine Stunde neben der Autobahn aufhält, dann steigt die CO-Konzentration im Blut auf drei Prozent. Nach acht Stunden hat sich dieser Prozentsatz auf sechs Prozent erhöht. Während körperlicher Belastung ist die Atmung beschleunigt, wodurch der CO-Gehalt im Blut noch höher ansteigt. Ab einem CO-Gehalt von sechs Prozent im Blut entstehen beträchtliche Beschwerden wie Abnahme des Sehvermögens, des Reaktionsvermögens und der Leistungsfähigkeit. Ein CO-Gehalt von sechs Prozent im Blut wird in Ruhe nach einer Stunde Aufenthalt in verschmutzter Luft von 100 p.p.m. erreicht. Diese Konzentration wird in Los Angeles häufig in Tunnels und bei Stopplichtern gemessen. der zulässige CO-Wert in Los Angeles beträgt 35 p.p.m. Oberhalb dieser Grenzwerte gibt die Stadtbehörde Hinweise und Vorschriften, um die CO-Emission zu verringern.

Blutarmut

Ausdauersportler kämpfen häufig mit Blutarmut. Die Ursache dafür ist Eisenmangel. Eines der Kennzeichen von Blutarmut ist die Abnahme des Hb-Gehalts, des Serumeisens und des Ferritingehalts. Vor allem Frauen sind durch die monatliche Menstruation besonders betroffen. Warum Ausdauersportler so oft an Eisenmangel leiden, kann verschiedene Ursachen haben:

- Die Nahrung kann ungenügend Eisen enthalten.
- Die Zusammenstellung der Nahrung kann eine Rolle spielen, Tee und Kaffee wirken

hemmend auf die Eisenaufnahme; Vitamin C fördert die Eisenaufnahme, Vitamin C kommt vor allem in Gemüse, Früchten, Kartoffeln und Fruchtsäften vor. Während der Mahlzeiten sollten deshalb bevorzugt Fruchtsäfte getrunken werden.

- Während Belastung wird zusätzlich Eisen durch das Schwitzen verloren.
- Während des Laufens stellt jedes Aufsetzen des Fußes eine mechanische Belastung dar, die durch die Fußsohle abgefangen wird. Dadurch werden Blutzellen beschädigt, wodurch ihre Lebensdauer verkürzt ist.
- Nach Ausdauerbelastungen wird oft ein Blutverlust über Urin und Stuhl festgestellt.

Um das Leistungsvermögen auf hohem Niveau zu halten, kann es vorkommen, dass Ausdauersportler einen Eisenmangel entwickeln.

Empfehlungen zur Vermeidung von Eisenmangelzuständen:

- Die Nahrung soll abwechslungsreich sein. Während der Mahlzeiten soll vor allem Fruchtsaft getrunken werden.
- Eisenreiche Nahrungsmittel sind: Petersilie, Saubohnen, Rapunzelsalat, braune Bohnen, Kapuzinerkraut, Linsen, Schwarzbrot, Vollkornbrot, Apfel- und Rübensirup, Leber, Schweine- und Rindfleisch.
- Dauersportler, die viele Stunden trainieren, sollten regelmäßig das Hb, das Serumeisen und den Ferritingehalt kontrollieren lassen.
- Entsteht dennoch ein Eisenmangel, dann kann es notwendig werden, das Defizit mit Hilfe von Eisenpräparaten zu beseitigen.

Es ist eine feststehende Tatsache, dass eine Verringerung des Sauerstofftransports einen negativen Einfluss auf das Leistungsvermögen hat.

Eisentherapie

In der Sportpraxis ist man gewohnt, Eisen per Injektion zu geben. Dies kann in das Gefäß (intravenös) oder in den Muskel (intramuskulär) erfolgen. Die Idee hierbei ist, dass Eiseninjektionen eventuelle Eisendefizite ausgleichen können. Aber diese Annahme ist falsch. Eisensubstitution via Injektion führt nicht zu einer schnelleren Bildung von roten Blutkörperchen als bei Tablettengabe. Wenn Eisen per Injektion gegeben wird, dann ist keine tägliche Eisenaufnahme via Tablette (oral) notwendig. Diese Kombination kann die Ursache für Fieber sein.

Eisen per Injektion ist potenziell ein gefährlicher Stoff, der nicht gewollte und manchmal sogar gefährliche Nebenwirkungen produzieren kann. Überempfindlichkeitsreaktionen kommen, wenn auch selten, bei zu viel intravenöser als intramuskulärer Substitution vor. Sie können ernsthafter Natur sein und Fälle mit tödlichem Ausgang sind bekannt. Diese Reaktion tritt während der ersten Minuten nach Applikation auf und sie ist gekennzeichnet durch das Auftreten von Atemschwierigkeiten und Schock. Übermäßige Überempfindlichkeit äußert sich auch durch Ausschlag, Juckreiz, Unwohlsein und Schüttelfrost. Wenn diese Erscheinungen auftreten, muss die Zufuhr sofort gestoppt werden. Es werden auch verzögerte Unverträglichkeitsreaktionen beschrieben, die einen sehr ernsten Verlauf nehmen können. Diese Reaktionen treten öfter bei großen intravenösen Dosen auf, aber ebenfalls bei intramuskulärer Gabe.

Kennzeichen dieser Reaktionen sind Gelenkschmerzen, Muskelschmerzen und manchmal Fieber. Diese Erscheinungen können einige Stunden bis zu vier Tagen nach der Zufuhr auftreten. Das Erscheinungsbild ähnelt dem einer Grippe. Die Symptome halten 2 bis 4 Tage an und verschwinden spontan oder nach der Einnahme eines Schmerzmittels.

Weiterhin können Schmerz und eine Entzündung an der Injektionsstelle auftreten. Bei einer fehlerhaften Injektionstechnik entsteht eine braune Verfärbung der Haut, die ein Leben lang bestehen bleibt.

Während der Zeit, in der ich Sportler begleitete, sah ich einige Male eine verzögerte Reaktion nach einer Eiseninjektion. Das Bild dieser verzögerten Reaktion gleicht wie ein Tropfen dem anderen einem Grippeanfall und wird meist auch als solcher gedeutet. Es wird keine Beziehung hergestellt mit der wirklichen Ursache: der Eiseninjektion. Das kommt davon, dass man die ersten zwei, drei Tage nach der Injektion keinerlei Beschwerden hat. Doch danach entsteht das Pseudo-Grippebild.

So bekam ein Sportler monatlich von seinem medizinischen Begleiter eine Eiseninjektion. Die Folge war, dass er monatlich zwei bis vier Tage „Grippe“ hatte. Klar, dass sein Leistungsvermögen sehr darunter litt. Bei einer weitergehenden Blutuntersuchung schien der Sportler keine Eisenarmut zu haben. Nach der Einstellung der Eiseninjektionen verschwanden diese Grippeanfälle. Er gewann danach sogar noch eine Reihe bedeutender Wettkämpfe. Der Hinweis ist deshalb: selbst bei vorliegendem Eisendefizit sollte keine Eisensubstitution via Injektion erfolgen.

Optimierung des Sauerstofftransportsystems des Blutes

Für maximale Leistungen ist eine optimale Sauerstoffversorgung an die Muskelzellen notwendig. Wenn die roten Blutkörperchen nicht in der Lage sind ausreichend Sauerstoff zu liefern, dann leidet die Leistung darunter. Bei vielen Ausdauersportlern nimmt das Leistungsvermögen nach der Verbesserung des Sauerstofftransports zu. Der Sauerstofftransport nimmt zu nach Höhentraining, Transfusion von roten Blutkörperchen oder in Folge einer Erythropetin-Kur. Der Hb-Gehalt steigt, damit auch die VO_2-max und das maximale Leistungsvermögen nimmt zu.

Sportler mit einem hohen Hb-Gehalt profitieren wenig oder gar nicht von diesen Maßnahmen. Aber meistens haben intensiv Sport treibende Ausdauersportler einen niedrigen Hb-Gehalt und dadurch ein insuffizientes Transportsystem.

Blutdoping

Während der Olympischen Spiele von 1976 wurde der finnische Langstreckenläufer Lasse Viren durch die Presse beschuldigt, Blutdoping angewandt zu haben, nachdem er sowohl die 5 000 m als auch die 10 000 m gewonnen hatte und auf der Marathonstrecke 5. geworden war. Die Leistung war in der Tat Aufsehen erregend; kein Wunder, dass nach einer Ursache gesucht wurde.

Blutdoping, d. h. die Abnahme von Blut von jemandem, der später das Blut wieder via Infusion aufnimmt, wird durchgeführt, um das Blutvolumen zwischenzeitlich zu vergrößern und – was das wichtigste ist – eine Zunahme der Anzahl der roten Blutkörperchen zu bewerkstelligen. Die Zunahme des Hämoglobingehaltes des Blutes hat zur Folge, dass die Sauerstofftransportkapazität des Blutes größer wird. Hierdurch nimmt die Ausdauerleistungsfähigkeit zu. Wissenschaftliche Untersuchungen haben inzwischen gezeigt, dass Blutdoping vor allem dann angewandt wird, wenn die Sauerstofftransportkapazität nicht optimal ist. Bei einem optimalen Sauerstoffangebot an die arbeitenden Muskelzellen ist eine Zunahme des Hb-Gehaltes und damit der Sauerstofftransportkapazität ohne sonderlichen Effekt. Beim Blutdoping wird meist das Eigenblut des Sportlers benutzt. Nimmt man Blut von anderen Personen, dann können Komplikationen auftreten wie Transfusionsunverträglichkeiten, die Übertragung von Virusinfektionen, Lungenembolie und das Entstehen von Blutgerinnseln (Thrombose).

Nasenpflaster

Durch Nasenpflaster mehr Sauerstoff?
Nasenpflaster wurden von der amerikanischen Folienwirtschaft 3M vor etwa 8 Jahren auf den Markt gebracht. In das Pflaster sind zwei Bügelstäbchen eingesetzt, welche als Verstre-

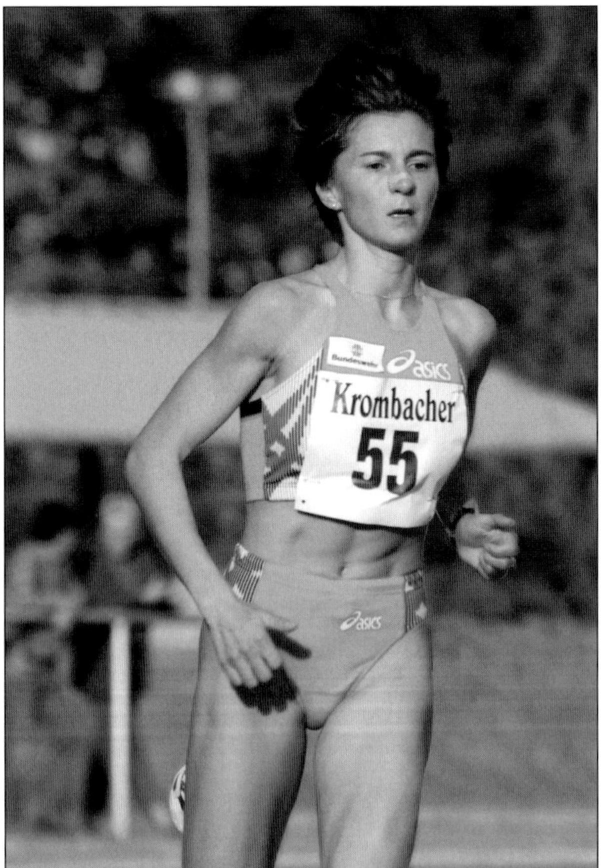

Sportwettkämpferin mit Nasenpflaster
Foto: Polar®

bung fungieren. Das Pflaster wird auf die Nase über die Nasenflügel geklebt. Durch die Biegekraft der Bügelstäbchen werden die Nasenlöcher etwas erweitert, wodurch der Benutzer mehr Luft einatmen kann. Die Pflaster sind ursprünglich als ein Mittel gegen das Schnarchen entwickelt worden. Gegenwärtig werden die Nasenpflaster viel von Topsportlern benutzt, die denken, dass sie damit bei hoher Belastung mehr einatmen können. Dadurch soll das Pflaster die maximale Leistungsfähigkeit verbessern.

Aber aus Untersuchungen der State University von New York in Buffalo geht hervor, dass die Nasenpflaster unwirksam sind*. Der Moment, in dem der Sportler mit einem Nasenpflaster bei starker Belastung von der Nasen- auf die Mundatmung übergeht, unterscheidet sich nicht von Sportlern ohne Nasenpflaster. Auch konnte nicht gezeigt werden, dass Sportler mit einem Nasenpflaster eine größere Belastung erreichen. Das Nasenpflaster liefert keine extra Luft, die bei maximaler Belastung durch die größere „Eingangspforte" eingeatmet werden könnte. Denn die größte „Lufteingangspforte" ist der Mund.

Wenn Sportler meinen, sie hätten mit einem Nasenpflaster einen Vorteil, dann beruht dies oft auf einem Placeboeffekt, ein Effekt, der vom Hörensagen herrührt. Der Placeboeffekt darf nicht unterschätzt werden. Solange ein Sportler fest an eine Methode glaubt, können bessere Resultate erzielt werden.

Erythropoetin (EPO)

Erythropoetin ist ein Hormon, das in den Nieren produziert wird, und die Produktion von roten Blutkörperchen stimuliert. Durch EPO erhöht sich die Zahl der roten Blutkörperchen. Der Hämoglobingehalt (Hb) steigt an und damit die VO_2-max und das Leistungsver-

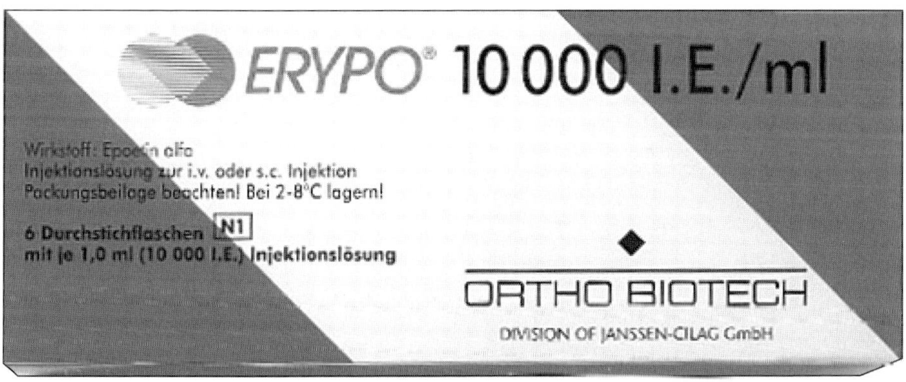

* Eigene Untersuchungen (Weineck 2000, unveröffentlicht) haben gezeigt, dass Athleten mit kleinen Naseneingängen davon profitieren, im Sinne einer geringeren Herzfrequenz und eines geringeren Laktatanstiegs bei vergleichbarer Leistung.

mögen. In einer publizierten Untersuchung wird eine Dosierung von 20 IE pro kg Körpergewicht verwendet, 3 mal pro Woche, während 6 Wochen. Für eine Person von 75 kg bedeutet dies 1 500 IE EPO pro Gabe.

Während dieser Kur wird oft extra Eisen, Folsäure und Vitamin B12 genommen, da diese Stoffe auch eine wichtige Rolle beim Aufbau von roten Blutzellen spielen.

Schlecht fundierte Publikationen haben EPO als das verantwortliche Mittel für den akuten Herztod bei einer Anzahl junger Sportler hingestellt. Der Beweis dafür steht jedoch noch aus. Aber das Vorurteil, dass EPO ein äußerst gefährliches Medikament ist, hat tiefe Wurzeln geschlagen. Aus Untersuchungen geht hervor, dass es keinen Unterschied in der Effektivität gibt zwischen Blutdoping und EPO.

Kontrolle des EPO-Missbrauchs mittels Blutuntersuchung

UCI-Sitzung vom 24. Januar 1997, die Argumente:
Am 24. Januar 1997 beschloss die UCI, die Union Cycliste International (Internationale Rad Union), Bluttests durchzuführen, um die Verwendung von EPO zu verhindern.

Während der Sitzung über dieses Thema wurden folgende Argumente vorgebracht:
- Radrennen haben jedes Jahr ein schlechtes Image durch das anhaltende Gerede über Dopingmissbrauch. Mit Erythropoetin oder EPO wurde vielfach ein Wundermittel genannt, wodurch die italienische Radvorherrschaft der letzten Jahre erklärt wurde.
- Durch das rigorose Durchgreifen beim Gebrauch von Erythropoetin kann das Radrennen wieder zu einer Vorzeigesportart werden. Die Image-Verbesserung, die damit erreicht wird, ist günstig für potenzielle zukünftige Sponsoren. Auch soll der Sport wieder ehrlicher werden, mit gleichen Chancen für alle Teilnehmer.

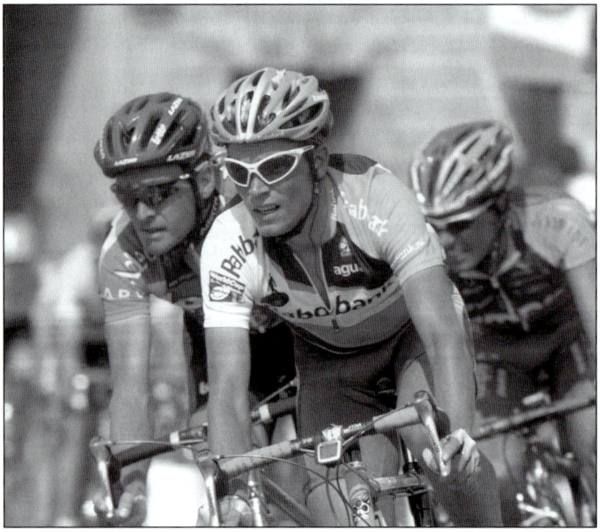

Grischa Niermann, Paris,
Tour de France 2002
Foto: J. Burkhardt, www.radsportfoto.de

- Durch EPO-Gebrauch kann eine Situation entstehen, die gefährlich für die Gesundheit ist. Durch EPO-Gebrauch nimmt die Blutdicke zu. Dadurch erhöht sich die Wahrscheinlichkeit des Auftretens von Thrombosen und Herzinfarkten. Die Blutdicke wird durch den Hämatokrit bestimmt. Der Gebrauch von EPO kann durch Dopingtests nicht nachgewiesen werden. Ein erhöhter Hämatokrit ist demnach in Wirklichkeit eine indirekte Methode, um den Gebrauch von EPO annehmbar zu machen.

Einstimmig wird der Beschluss gefasst – durch die UCI, die Mannschaftsführer und die Spitzenfahrer –, Gesundheitskontrollen durch Blutuntersuchungen durchzuführen, mit dem Ziel, die Sicherheit und die Gesundheit der Radrennfahrer zu garantieren.

Der Bluttest, mit dem der Hämatokrit bestimmt wird, ist demnach keine Dopingkontrolle, sondern eine medizinische Untersuchung. Ein Rennfahrer mit einem zu hohen Hämatokrit-Wert wird daher nicht als Dopingsünder ans Kreuz genagelt. Er bekommt ein Startverbot, da die Teilnahme an einem Radrennen ein unakzeptables Risiko für seine Gesundheit darstellt.

Bei einem Hämatokritwert über 50 wird der Rennfahrer mit einem Startverbot belegt. Für Frauen gilt ein maximaler Hämatokrit von 47. Die Lizenz muss abgegeben werden. Wenn bei einer 14 Tage später stattfindenden Kontrolle der Hämatokrit wieder unter 50 % bzw. 47 % liegt, dann bekommt der Rennfahrer seine Lizenz wieder zurück und kann wieder an Wettkämpfen teilnehmen. Rennfahrer, die nachweisen können, dass ihr individueller Hämatokrit über 50 liegt, werden von dieser Regelung befreit. Hierbei muss man an die kolumbianischen Radrennfahrer denken, die in großer Höhe wohnen. Dadurch haben sie meist einen Hämatokritwert, der reichlich die 50 überschreitet.

Allgemeine Informationen über den Hämatokrit (Hk)

Der Hämatokrit ist das Verhältnis zwischen roten Blutkörperchen und dem Blutplasma. Der Hämatokrit wird mittels einer Hämatokritzentrifuge bestimmt. Nach der Zentrifugierung des Blutes in einem länglichen Röhrchen kann der Hämatokritwert abgelesen werden. Die schwereren roten Blutkörperchen befinden sich nach dem Zentrifugieren unten in dem Röhrchen. Der Hämatokrit wird in Prozent ausgedrückt.

Normalwerte:
Männer: 40–54 %
Frauen: 37–47 %

Durch Bestimmung des Hämatokrits wird die Dicke des Blutes bestimmt.

Es gibt auch eine Formel, nach der die Hämatokritwerte berechnet werden können.

Formel: $\frac{\text{MCV} \times \text{Anzahl RBK}}{1\,000} = \text{Hämatokrit}$

MCV = mean cell volume (mittleres Zellvolumen)
RBC = Anzahl der roten Blutkörperchen

Der Hämatokrit ist abhängig von vielen Faktoren:
- Flüssigkeitsaufnahme
- Flüssigkeitsverlust
- hormonelle Regulation
- Höhe
- Bluttransfusion
- EPO-Gebrauch
- Pathologie: allerlei Krankheiten
- Alkoholzunahme
- Stress*

Es ist unmöglich zu beweisen, dass ein Anstieg des Hämatokritwertes durch EPO verursacht wurde.

Die persönliche Variation, d. h. die Variation von Tag zu Tag beträgt bei der gleichen Person so um die 10 bis 12 %. Auf diese Art und Weise kann der Hämatokrit zu einem gegebenen Zeitpunkt 48 % betragen und einen Tag später 44 %.

Dass ein Hämatokrit-Wert über 50 % ein extra Risiko für die Gesundheit beinhaltet, ist nicht richtig. Daher ist ein deshalb ausgesprochenes Startverbot aus medizinischer Sicht lächerlich. Wenn wir die Normalwerte für Männer und Frauen hernehmen, dann haben 20 % der gesunden Bevölkerung einen zu hohen Hämatokrit und sollten aus diesem Grunde nicht intensiv Sport treiben.

Scheinheilig
In der Volkszeitung vom 21. März 1998 sagt Leon Schattenberg, Vorsitzender der medizinischen Kommission der UCI in dem Artikel „Sie schreien aber sie hören gut“ bzw. „viel Lärm um nichts“.

„EPO-Kontrollen gibt es seit einem Jahr und sie werden dieses Jahr verdoppelt. Sie müssen in einem geschlossenen Gesundheitssystem enden.“ Schattenberg nennt das neue Kontrollsystem einzigartig und die Resultate eine komplette Rehabilitation des Rennsports.

Inzwischen haben wir das Drama von Festina und TVM, das sich während der Tour de France 1998 ereignete. Die komplette Rehabilitation ist auf ein Fiasko hinausgelaufen. Aber die Urheber von diesen Plänen, UCI-Vorsitzender Hein Verbruggen und Leon Schattenberg, haben daraus nichts gelernt. Ihr Motto ist immer noch: Mehr und strengere Kontrollen.

Schattenberg sagte während der Tour: „Eigentlich ist es sehr gut, dass es so ist, damit können wir das Eisen schmieden, so lange es heiß ist“ (lesen Sie: mehr Doping- und mehr Gesundheitskontrollen durchführen). Es ist dieser heillose Weg, der dem Radrennsport noch viel mehr Schaden zufügen wird.

---

* Unter dem Einfluss von Stress kann der Hämatokrit stark wechselnde Werte aufweisen. Während Stress – Radrennen gehören dazu – kann das Plasmavolumen stark abnehmen, wodurch der Hämatokrit zunimmt.

Die Vermehrung von Gesundheitskontrolltests ist nur zum Schein. Professionelles Radrennen ist per definitionem ungesund. Wenn die Gesundheit der Rennfahrer nicht mehr aufs Spiel gesetzt werden kann oder soll, dann gibt es nur eine Lösung: Aufhören mit dem Radrennsport. Rennen verkürzen oder weniger schwer machen ist eine andere Art, um diesem Sport den Todesstoß zu versetzen. Immer wird das große Leiden verherrlicht. Danach wird geschaut. Das allein zählt.

Gesundheitstests und mehr Dopingkontrollen führen zu gar nichts. Das sind falsche Argumente von UCI-Funktionären, die nicht an der Gesundheit ihrer Rennfahrer interessiert sind und das ist auch noch gerecht. Allein der Rennfahrer, das Individuum, ist verantwortlich für seine eigene Gesundheit.

Mit diesen falschen Argumenten versuchen sie, das Produkt Radrennen interessanter zu machen für die Sponsoren, die ihren Namen nicht in Verbindung sehen wollen mit dem negativen Bild, das Doping wachruft. Schade, dass die Rennfahrer mundtot sind. Anstatt sich stark zu machen für eine verantwortliche medizinische Begleitung (lesen Sie: liberale Dopingeinstellung), laufen sie Gefahr, von ihren Sponsoren entlassen zu werden (lesen Sie: Rabobank), aber der Radrennsport ist nicht besser oder schlechter als der Rest der Welt.

Der Radsport ist eine Karikatur der menschlichen Gesellschaft. Auch da liegt der Hypokrit-Wert auf vielen Ebenen oft über 50.

Ernährung

Einleitung

Wer Sport betreibt tut gut daran, der täglichen Ernährung besondere Aufmerksamkeit zu schenken. Es wird immer deutlicher, dass eine gut ausbalancierte Ernährung einen günstigen Einfluss auf das Leistungsvermögen hat. Eine gute Ernährung, während und außerhalb der Wettkampfsaison, ist bei der Sportausübung notwendig.

Ernährung und Herzfrequenz

Durch gute Ernährung während Ausdauerbelastungen kann die Verbesserung des Leistungsvermögens so um die 7 % erreichen. Diese Verbesserung zeigt sich in einer Verringerung der Herzfrequenz bei gleichbleibender Belastung. Aus diesem Grunde wird in diesem Kapitel allen Aspekten der Ernährung in Relation zum Ausdauersport Aufmerksamkeit geschenkt.

Energie

Energie ist notwendig für alles, was sich im Körper abspielt, sowohl in Ruhe als auch bei Aktivität. Wie viel Energie nötig ist, ist individuell verschieden und unter anderem abhängig vom Lebensalter, dem Geschlecht und körperlicher Aktivität.

Wird mehr Energie aufgenommen als nötig, dann wird sie als Reserve in der Form von Körperfett gespeichert. Dadurch nimmt das Gewicht zu. Wird zu wenig Energie aufgenommen, dann wird das Reserve-Körperfett als Energiequelle benutzt. Das Körpergewicht nimmt dann ab. Die Quantität der Energieaufnahme muss in einem Gleichgewicht stehen mit der Menge Energie, die der Körper benötigt.

Die Energiemenge wird in Kilokalorien (kcal) oder Kilojoules (kJ) angegeben. Auch in Ruhe verbraucht der Körper Energie, für jede Aktivität ist extra Energie nötig. Der normale Energiebedarf wechselt je nach der Arbeit, die man leistet und liegt zwischen 2 000 bis 3 000 kcal pro Tag. Sport treiben erfordert extra Energie über den normalen Bedarf hinaus. Die Steigerung des Energiebedarfs ist abhängig von der Intensität und Dauer der körperlichen Belastung und der Art des Sports.

Energieliefernde Nährstoffe sind vor allem Kohlehydrate und Fette. Diese Kohlehydrate und Fette werden durch Enzyme (Hilfsstoffe im Körper) bearbeitet, um die Energielieferung möglich zu machen. Die Rolle der Enzyme bei der Energiebereitstellung ist von großer Bedeutung. Diese Enzyme funktionieren nur dann gut, wenn genügend Eiweiße,

Vitamine, Mineralien und Spurenelemente vorhanden sind. Diese müssen daher in ausreichendem Maße und im richtigen Verhältnis vorhanden sein. Um eine gute Auswahl zu treffen, kann die Essensscheibe (s. Abb. 144) ein gutes Hilfsmittel sein.

Die Essensscheibe

Auf der Essensscheibe stehen alle Nahrungsmittel, die zu einer guten Ernährung dazu gehören. Die Essensscheibe ist unterteilt in vier Fächer. In jedem Fach finden sich Produkte, die bezüglich ihrer Zusammenstellung eine große Ähnlichkeit aufweisen.

Ein gutes Essen setzt sich aus verschiedenen Nahrungsmitteln zusammen, die sich in einem guten Verhältnis zueinander befinden. Jedes Nahrungsmittel ist nämlich eine Kombination von verschiedenen Nährstoffen; kein einziges Nahrungsmittel beinhaltet sie alle zusammen. Nahrungsmittel ergänzen sich demnach gegenseitig.

Eine gute Ernährung beginnt mit guten Mahlzeiten. Diese können mit Hilfe der Essensscheibe zusammengestellt werden. Es ist zu betonen, dass man bei jeder Mahlzeit ein oder mehr Produkte aus jedem Fach essen sollte. Also etwas aus Fach 1, etwas aus Fach 2, etwas aus Fach 3 und etwas aus Fach 4. Wählen Sie dabei zur Abwechslung aus jedem Fach.

Die Einteilung ist wie folgt:

Fach 1: Brot und Kornprodukte, Kartoffeln und Hülsenfrüchte; diese liefern vor allem Kohlehydrate, pflanzliches Eiweiß, Ballaststoffe, B-Vitamine und Mineralien;
Fach 2: Gemüse und Früchte; diese liefern insbesondere Kohlehydrate, Vitamin C und Ballaststoffe.

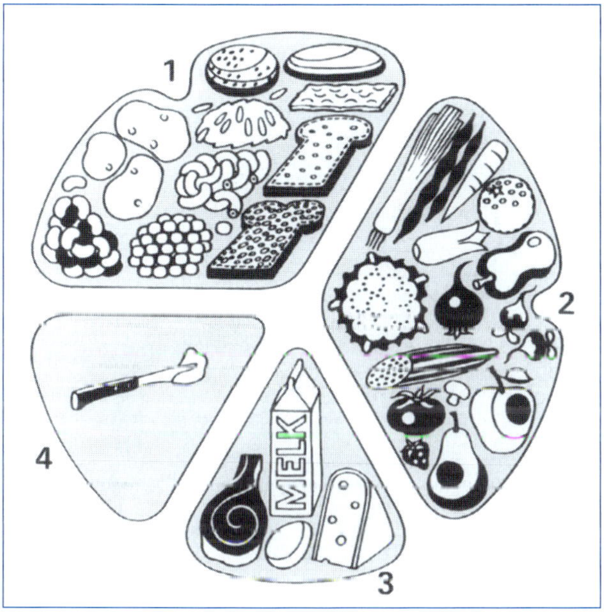

Abb. 144
Die Essensscheibe

Fach 3: Milchprodukte, Käse, Fleisch, Fisch und Ei; diese liefern vor allem Eiweiß;
Fach 4: Pflanzliche Fette, Margarine und Butter; sie liefern vornehmlich Fett, Vitamin A und D und Linolsäure.

In der Praxis wird klar, dass es nicht einfach ist, ein gut ausbalanciertes Essen zusammenzustellen. Fast alle Sportler essen zu viel Fett und zu wenig Kohlehydrate. Während sportlicher Aktivität benutzt der Körper vor allem zwei Energiequellen, nämlich die Kohlehydrate und die Fette. Kohlehydrate stellen während Belastung die wichtigste Energiequelle für die Muskeln dar. Energie aus Kohlehydraten ist schneller verfügbar als aus Fetten. Und was sehr wichtig ist, die Verbrennung von Kohlehydraten kostet 16 % weniger Sauerstoff als die Verbrennung von Fetten.

Der Körper hat einen kleinen Vorrat an Kohlehydraten in den Muskeln und in der Leber in Form von Glykogen gespeichert.

Kohlehydrate, Fette und Eiweiße als Energiequelle

Die wichtigste Energiequelle zur Ausführung intensiver Sportleistungen sind Kohlehydrate. Sie können pro Zeiteinheit die meiste Energie liefern. Wenn die Intensität der Anstrengung niedriger ist, spielt die Fettverbrennung eine wichtige Rolle.

Ein 400-Meter-Läufer erhält seine Energie durch Verbrennung von Kohlehydraten. Beim Radsport oder Marathonlauf, wo die Ausdauer am wichtigsten ist, spielt die Fettverbrennung eine wichtige Rolle. Der Radfahrer wird im Finale eines Wettkampfes oder wenn er sich vom Feld absetzt, wieder auf Kohlehydratverbrennung umschalten, weil die Fettver-

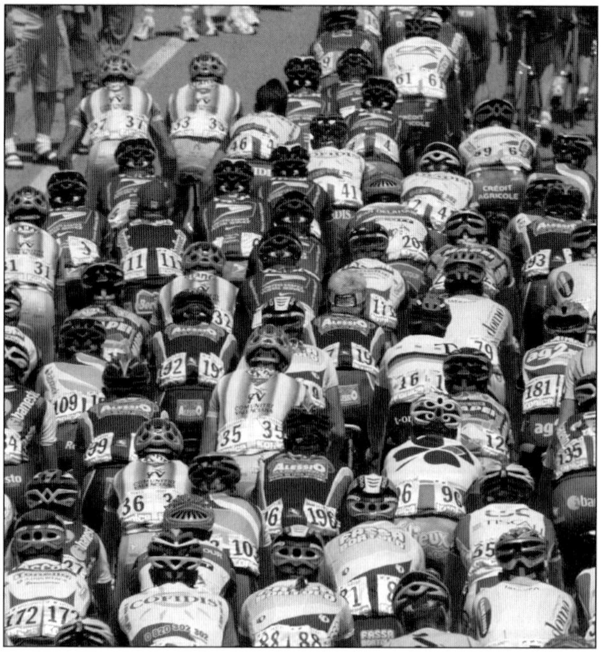

Fahrradfeld, Tour de France 2002, 2. Etappe Luxemburg–Saarbrücken
Foto: J. Burkhardt, www.sportfoto.de

brennung zur Energielieferung nicht ausreicht. Auf diesem Prinzip beruht zum größten Teil die „Wasserträgerarbeit“ im Radsport. Der „Wasserträger“ sorgt dafür, dass sein Spitzenmann nicht das Feld anführen muss, damit er noch frisch das Finale angehen kann. Der „Wasserträger“ arbeitet mit Kohlehydratverbrennung und ist gegen Ende des Wettkampfes „verbraucht“.

Der Spitzenmann fährt im Schutze seines „Wasserträgers“. Seine Anstrengung ist weniger intensiv, dadurch kann er seine Kohlehydratreserve für das Finale aufbewahren.

Die Kohlehydratspeicher betragen bei trainierten Sportlern etwa 700 bis 800 Gramm. Dieser Vorrat ist ausreichend, um 60 bis 90 Minuten eine intensive Belastung durchzuhalten. Wenn während dieser 60 bis 90 Minuten die Kohlehydrate nicht aufgestockt werden, sinkt der Blutzuckerspiegel. Dies ist der Augenblick der „schweren Beine“ oder des so genannten „Kaputtsitzens“. Die Fette und Eiweiße werden beim kompletten Verbrauch der Zuckerspeicher zum wichtigsten Energielieferanten. Diese Umschaltung ist jedoch verbunden mit einem unvermeidlichen Leistungsabfall.

Über Fette als Energielieferanten ist auch einiges zu sagen: Die Nahrung in den Industrieländern ist im Allgemeinen zu fett. Die Fettaufnahme durch die Nahrung soll beschränkt werden. Die Fettreserve beträgt bei vielen Sportlern 10 bis 15 kg. Diese Menge reicht theoretisch für 15 000 Minuten Wandern oder 4 000 Minuten Marathonlauf. Jogger, die abnehmen wollen, sollen mit einer geringen Intensität laufen. Die Fettverbrennung wird dann maximal gefördert und führt zu einer Gewichtsabnahme.

Wie oben bereits erwähnt, läuft eine intensive Belastung mit Hilfe von Kohlehydratverbrennung und eine weniger intensive Belastung mit Hilfe von Fettverbrennung ab. Durch Training ist eine Verschiebung in Richtung Fettverbrennung möglich.

Nach einer Trainingsperiode kommt es zu einer Zunahme der maximalen Leistungsfähigkeit. Der trainierte Sportler kann bis zu 80 Prozent seiner maximalen Leistungsfähigkeit mit der Energiequelle Fett abdecken. Liegt die Leistungsanforderung zwischen 80 und 100 Prozent, dann findet Kohlehydratverbrennung statt. Der untrainierte Sportler kann bis zu 50 Prozent seiner maximalen Leistungsfähigkeit über die Fettverbrennung abdecken. Er wird daher eher auf seine Kohlehydratspeicher zurückgreifen müssen (siehe Abb. 145). Nach dieser Trainingsperiode hat also eine Verschiebung in Richtung Fettverbrennung stattgefunden, d. h., dass der gut trainierte Sportler länger Fette verbrennt und so Kohlehydrate spart.

Endgültige Aussagen über Eiweiß als Energiequelle können noch nicht gemacht werden. Bis vor einigen Jahren war man der Auffassung, dass Eiweiß überhaupt keine Rolle spielt. Neueste Untersuchungen zeigen jedoch, dass Eiweiß sehr wohl von Bedeutung ist. Bei Ausdauersportarten stammen fünf bis 15 Prozent der gelieferten Energie von Eiweiß. Dieser Prozentsatz kann bei mehreren schweren Trainingseinheiten nacheinander zunehmen, desgleichen bei einem weiteren Anstieg der Belastungsdauer, wie beim Marathon oder Triathlon.

Ein hoher Eiweißverbrauch zur Energieabdeckung ist ungünstig. Die verwendeten Eiweiße stammen unter anderem aus den Muskeln. Die Muskeln werden sozusagen aufgefressen, wodurch die Leistung negativ beeinflusst wird.

Schematisch kann die Verschiebung wie folgt dargestellt werden:

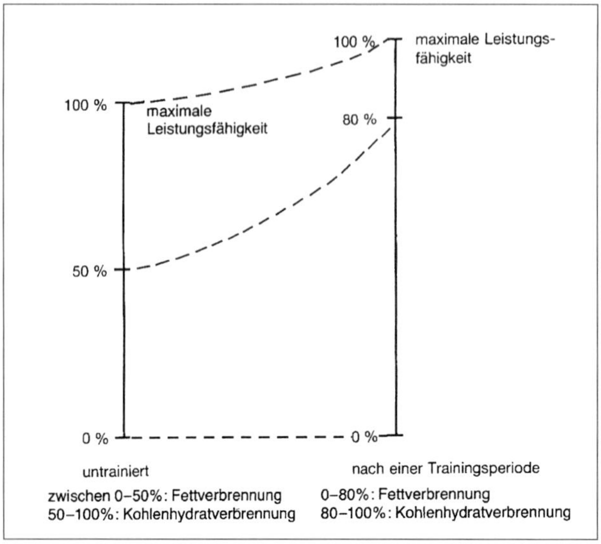

Abb. 145
Unterschiede im Energieverbrauch zwischen Trainierten und Untrainierten bei maximaler Leistungsfähigkeit

Die Empfehlung für einen Ausdauersportler, 0,75 bis 1 g Eiweiß/kg/Tag aufzunehmen, ist überholt. Im Moment geht man von einem Eiweißbedarf von 1,5 bis 2 g Eiweiß/kg/Tag aus. Ein Ausdauersportler von 70 kg Körpergewicht braucht also pro Tag $70 \times 1{,}5 = 105$ g bis $70 \times 2 = 140$ g Eiweiß pro Tag.

Beim Verbrauch hat tierisches Eiweiß gegenüber pflanzlichem den Vorrang. Tierisches Eiweiß enthält normalerweise mehr essentielle Aminosäuren als pflanzliches Eiweiß. Das heißt, man muss weniger essen, um das ganze Spektrum abzudecken. Außerdem ist tierisches Eiweiß besser resorbierbar als pflanzliches, so dass man relativ weniger benötigt. Milcheiweiß ist für Sportler besonders günstig, da es alle essenziellen Aminosäuren in großen Mengen enthält, leicht resorbierbar und einfach zu konzentrieren ist.

Zahlen zur Verbrennung von Kohlehydraten, Fetten und Eiweißen

Die Verbrennung von Kohlehydraten, Fetten und Eiweißen liefert verschiedene Energiebeträge.

Durch die Verbrennung von einem Gramm Kohlehydrate werden 17,22 kJ (4,1 kcal) geliefert; ein Gramm Fett liefert 39,6 kJ (9,4 kcal) und ein Gramm Eiweiß 17,22 kJ.

Auf den ersten Blick scheint Fett der ökonomischste Brennstoff zu sein. Doch ist dies nicht immer richtig, da eine unterschiedliche Menge Sauerstoff zur Verbrennung dieser drei Stoffe benötigt wird. Bei der Verbrennung von Kohlehydraten liefert ein Liter Sauerstoff 21 kJ (5 kcal), bei der Verbrennung von Eiweiß 18,9 kJ (4,5 kcal).

Während der Belastung sollte der Körper den Brennstoff verwenden, der bei einer gegebenen Sauerstoffaufnahme am besten verwertet werden kann. Deshalb soll der Körper bei Belastungen von geringer Intensität Fett verbrennen, damit bei diesem niedrigen Belastungsniveau die Sauerstoffaufnahme nicht beeinträchtigt wird. Wenn jedoch die Belastung intensiver zunimmt und die Sauerstoffaufnahme vermehrt beansprucht wird, dann soll den Kohlehydraten der Vorzug gegeben werden. Eiweiße müssen einen langen Weg im Körper zurücklegen, bis sie als Brennstoff verwertbar sind, aus diesem Grunde stellen sie keinen besonders ökonomischen Brennstoff dar, trotz ihres günstigen Brennstoff-, Sauerstoff- und Energieverhältnisses.

KH-Verbrennung:	1 Gramm	17,2 kJ	1 Liter O_2	21,1 kJ
Fett-Verbrennung:	1 Gramm	39,6 kJ	1 Liter O_2	19,8 kJ
Eiweiß-Verbrennung:	1 Gramm	17,2 kJ	1 Liter O_2	18,7 kJ
Alkohol-Verbrennung:	1 Gramm	29,7 kJ	1 Liter O_2	20,3 kJ

Kohlehydrate (KH) haben einen relativ geringen Sauerstoffbedarf; deshalb werden bei intensivem Training Kohlehydrate verbrannt.
Fette haben einen relativ höheren Sauerstoffbedarf; bei einem Training mit geringer Intensität wird Fett verbraucht.
Eiweiße durchlaufen einen langen, energetisch aufwändigen Weg.

Der Basisenergieverbrauch in Abhängigkeit vom Körpergewicht

Der Basisenergieverbrauch (Grundumsatz) ist die Summe von:

8 Stunden schlafen mit einem Verbrauch von einer Kalorie pro kg Körpergewicht pro Stunde (kcal/kg/Std.).

Dazu kommen 16 Stunden im Mittel leichte Arbeit (Büro, Geschäft, Lehrer), normale Haushaltsarbeit mit einem Verbrauch von 1,5 kcal/kg/Std.

Körpergewicht (kg)	**50**	**55**	**60**	**65**	**70**	**75**	**80**	**85**	**90**	**95**	**100**
Basisenergieverbrauch pro 24 Std. in kcal	1 600	1 760	1 920	2 080	2 240	2 400	2 560	2 720	2 880	3 040	3 200

Tab. 54
Basisenergieverbrauch pro kg Körpergewicht pro 24 Stunden in Kalorien (kcal)

Der Basisenergieverbrauch von einer Person mit 75 kg wird wie folgt berechnet:

Kalorienverbrauch während 8 Stunden Schlaf:	$75 \times 8 \times 1$	= 600 kcal
Kalorienverbrauch während 16 Stunden leichter Aktivität:	$75 \times 16 \times 1{,}5$	= 1 800 kcal
		2 400 kcal

Der Gesamtenergieverbrauch

Der Gesamtenergieverbrauch ist die Summe aus Basisenergiebedarf und Sportenergiebedarf (Leistungsumsatz).

Gesamtenergie = Basisenergiebedarf + Sportenergiebedarf

Der Sportenergiebedarf bei verschiedenen Sportarten und Intensitäten kann aus dem Sportenergiemeter abgelesen werden.

Gibt die Sportenergie 10 kcal pro Stunde Sportaktivität an, dann wird pro Stunde 8,5 kcal/kg Basisenergie hinzugezählt.

Einige Rechenbeispiele für den Energieverbrauch während sportlicher Aktivität

Beispiel 1
Energieverbrauch während eines Dauerlaufs von 2 Stunden, mit einer Laufgeschwindigkeit von 10 km pro Stunde bei einem Läufer mit 70 Kilo.

Im Sportenergiemeter kann man ablesen, dass pro Stunde 10 kcal/kg verbraucht werden. Der Nettoenergieverbrauch durch die sportliche Aktivität beträgt 10–1,5 = 8,5 kcal/kg/Std. Der Basisenergieverbrauch (1,5 kcal/kg/Std.) wird davon abgezogen.

Dieser Läufer von 70 kg verbraucht während seines Dauerlaufes von 2 Stunden: 70 × 2 × 8,5 = 1 190 kcal.
Sein Basisenergieverbrauch beträgt 2 240 kcal.
Sein Gesamtenergieverbrauch pro Tag beträgt dann 3 430 kcal.

Beispiel 2
Der Energieverbrauch von einem Radrennfahrer während einer intensiven Fahrt mit einigen forschen Anstiegen:

Dauer des Trainings:	6 Stunden
Körpergewicht des Fahrers:	65 kg
Sportenergiemeter:	17,5 kcal/kg/Std.
Netto-Energieverbrauch:	17,5 – 1,5 = 16 kcal/kg/Std.

Energieverbrauch während des Trainings:	16 × 65 × 6 = 6 240
Basisenergieverbrauch:	2 080
	8 320

Beispiel 3:
Marathonläufer
Gewicht: 65 kg
Marathonzeit: 2 Stunden 30 Minuten
Laufgeschwindigkeit: 16,8 km pro Stunde
Sportenergiemesser: 19,5 kcal/kg/Std.

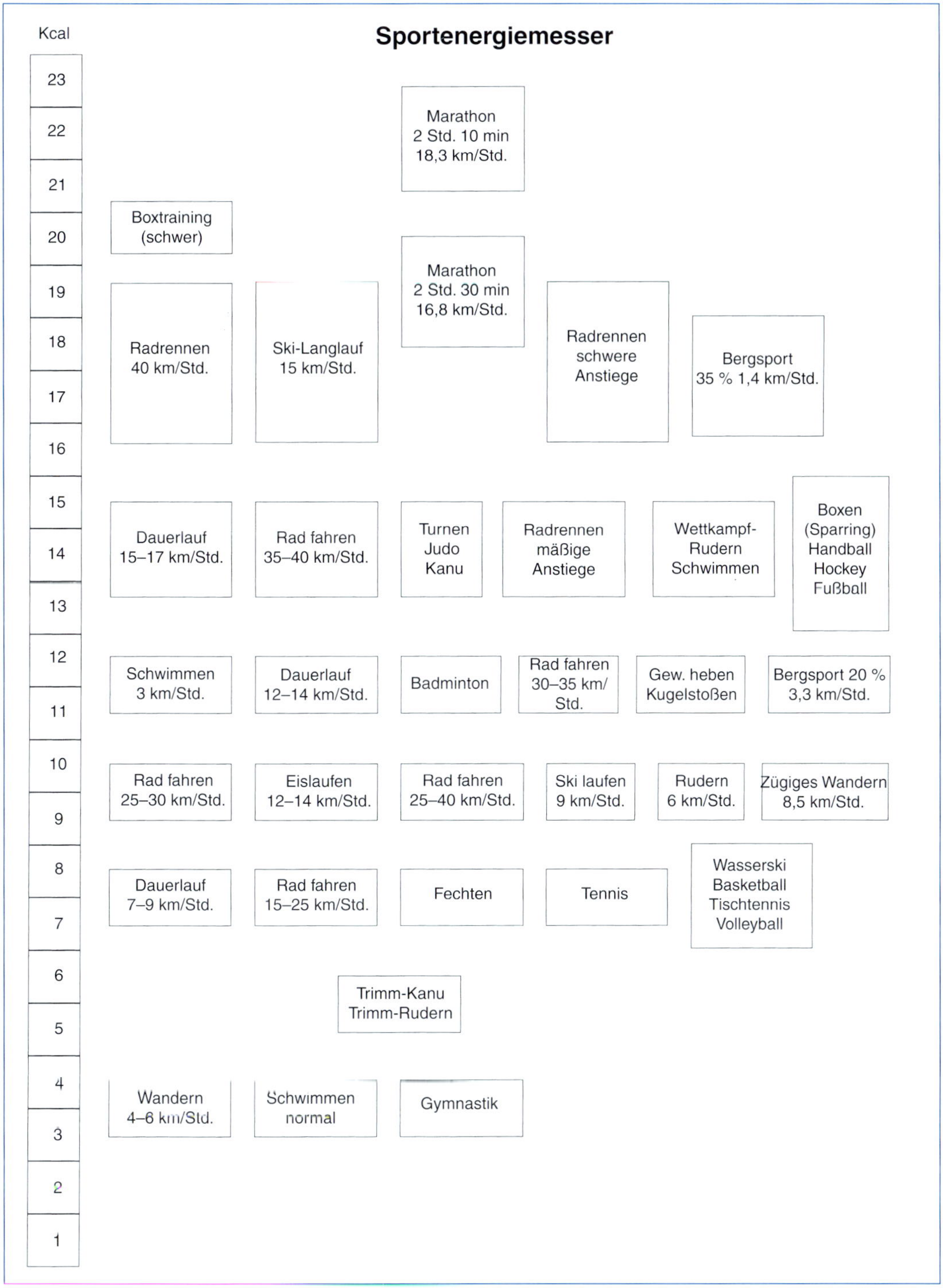

Tab. 55
Mittlerer Energieverbrauch in kcal pro kg Körpergewicht pro Std. (kcal/kg/Std.)

Nettoverbrauch: 19,5 – 1,5 = 18 kcal/kg/Std.

Energieverbrauch während des Marathonlaufes: 18 × 65 × 2,5 = 2 925
Basisenergieverbrauch: 2 080
Gesamtenergieverbrauch: 5 005

Beispiel 1 **kg**	**50**	**55**	**60**	**65**	**70**	**75**	**80**	**85**	**90**	**95**	**100**
2 Std. Rad fahren 25–30 km/Std.	850*	935	1.020	1.105	1.190	1.275	1.360	1.445	1.530	1.615	1.700
netto: 10–1,5 = 8,5 kcal/kg/Std.											
+ Basisenergie	1.600	1.760	1.920	2.080	2.240	2.400	2.560	2.720	2.880	3.040	3.200
Gesamtenergie pro Tag	2.450	2.695	2.940	3.185	3.430	3.675	3.920	4.165	4.410	4.655	4.900
Beispiel 2 **kg**	**50**	**55**	**60**	**65**	**70**	**75**	**80**	**85**	**90**	**95**	**100**
5 Std. Judo, Kanu, Fußball	975	1.072,5	1.170	1.267,5	1.365	1.462,5	1.560	1.658	1.755	1.853	1.950
netto: 14,5 – 1,5 = 13 kcal./kg/Std.											
+ Basisenergie	1.600	1.760	1.920	2.080	2.240	2.400	2.560	2.720	2.880	3.040	3.200
Gesamtenergie pro Tag	2.575	2.832,5	3.090	3.347,5	3.605	3.862,5	4.120	4.378	4.635	4.893	5.150
Beispiel 3 **kg**	**50**	**55**	**60**	**65**	**70**	**75**	**80**	**85**	Radrennfahrer auf diesem Niveau sollten im Allgemeinen zwischen 60 und 80 kg wiegen		
5 Std. Radrennen 40 km/Std.	4.000	4.400	4.800	5.200	5.600	6.000	6.400	6.800			
Anstiege											
netto: 17,5 – 1,5 = 16 kcal/kg/Std.											
+ Basisenergie	1.600	1.760	1.920	2.080	2.240	2.400	2.560	2.720			
Gesamtenergie pro Tag	5.600	6.160	6.720	7.280	7.840	8.400	8.960	9.520			

* Rechenbeispiel: 850 = 8,5 (kcal) × 50 (Körpergewicht in kg) × 2 (Std.)

Tab. 56
Energieverbrauch pro kg Körpergewicht pro Stunde bei 3 Beispielen

Ernährung im Ausdauersport

Während der Belastung, aber in Abhängigkeit vom Trainingszustand und der Intensität, sind die Kohlehydrate die wichtigsten Brennstoffe für die Resynthese von ATP.

Pro Liter eingeatmetem Sauerstoff liefern Kohlehydrate 16 % mehr ATP als Fette.

Der gesamte Triathlon wird bei einem gut trainierten Athleten mit einer Intensität von 60 bis 70 % seiner VO_2-max absolviert. Bei diesem Intensitätsniveau werden sowohl Fette als auch Kohlehydrate als Brennstoff verwendet. Je geringer die Belastungsintensität, desto größer wird der Anteil der Fettverbrennung für die Energiebereitstellung.

Also: Muskeln verbrennen sowohl Kohlehydrate als auch Fette. Je intensiver die Belastung ist, desto mehr Kohlehydrate und desto weniger Fette werden verstoffwechselt.

Der Kohlehydratvorrat

Die Gesamtmenge Glykogen in Leber und Muskulatur beträgt unter normalen Umständen 400 bis 500 Gramm. Ein kg Kohlehydrate ist gut für + 4 000 kcal. Der Kohlehydratvorrat im Körper liefert also 1 600 bis 2 000 kcal ab. Dieser Vorrat ist im Schnitt ausreichend für 60 bis 90 Minuten submaximaler Belastung. Die Schnelligkeit, mit der das Muskelglykogen verbraucht wird, hängt ab von der Intensität der Belastung. Je intensiver die Belastung, desto eher ist der Vorrat an Glykogen verbraucht. Bei der Entleerung des Glykogenvorrates entsteht ein niedriger Blutzuckerspiegel. Das Gefühl des „kaputt Sitzens" oder des „Mannes mit dem Hammer" wird durch den niedrigen Blutzuckerspiegel verursacht. Weitere wichtige Kennzeichen eines niedrigen Blutzuckerspiegels sind: Leistungsabnahme, Hungergefühl, Gefühl von kaltem Schweiß, schlappe kraftlose Beine und Leere im Kopf.

Auch das Zentralnervensystem funktioniert nicht mehr gut, wodurch die Bewegungen unkoordiniert werden (denken Sie an Sportler, die schwankend ins Ziel kommen). Durch rechtzeitiges Essen während der Belastung kann der Entleerung der Glykogenspeicher zuvor gekommen werden.

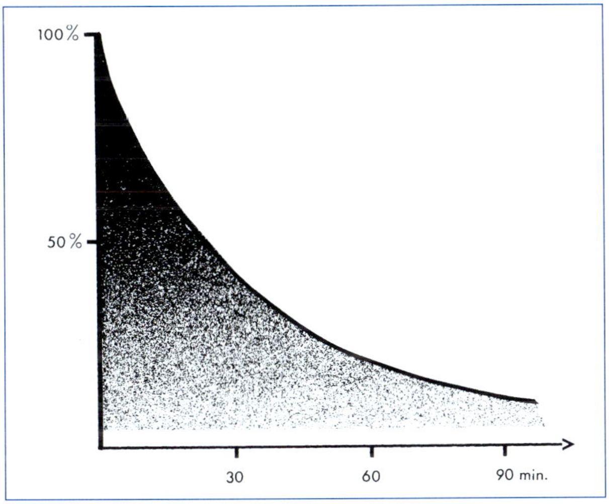

Abb. 146
Abnahme des Glykogenvorrates bei submaximaler Belastung: Marathonlauf oder 1 Stunde Zeitfahren.

Der Fettvorrat

Ein gut trainierter Sportler mit einem Körpergewicht von 75 kg und einem Fettanteil von 10 % hat einen Fettvorrat von 7,5 kg. Körperfett liefert pro kg + 7 000 kcal. Insgesamt hat dieser Sportler in seinem Fettvorrat so etwa + 50 000 kcal als Reserve angelegt. Praktisch gesprochen ist immer genügend Fett als Vorrat vorhanden.

Verschiedene Arten von Kohlehydraten

Die Kohlehydrate bestehen aus Einfach- und Mehrfachzuckern. Die Einfachzucker sind Glukose und Fruktose. Glukose und Fruktose können direkt, ohne Verdauungsarbeit des Darmes in das Blut aufgenommen werden. Will man während und nach einem Wettkampf jene schnelle Wiederauffüllung erreichen, dann sind Glukose und Fruktose in aufgelöster Form die günstigste Aufnahmeform. Die Mehrfachzucker sind die Disaccharide und die Polysaccharide. Disaccharide sind Saccharose und Maltose, Polysaccharide sind Stärke und Glykogen.

Die Mehrfachzucker werden durch Verdauungsenzyme zu kleinen Teilchen (Glukose) abgebaut. Erst danach ist die Aufnahme via Darm in das Blut möglich. Der Verdauungsprozess benötigt Zeit. Deshalb werden Mehrfachzucker langsam aufgenommen. Während langandauernder Belastungen ist eine Kombination von Einfachzuckern und Mehrfachzuckern zu empfehlen. Durch die schnelle und langsame Aufnahme ist eine durchgehende Aufnahme von Kohlehydraten in das Blut garantiert.

Im Körper wird Glukose in der Leber und im Muskel in Form von Glykogen gespeichert. Es gibt demnach im Körper zwei Formen von Kohlehydraten, nämlich die Glukose im Blut und das Glykogen in den Muskelfasern und in der Leber. Ein Regelmechanismus unter dem Einfluss von den Hormonen Insulin und Glukagon sorgt dafür, dass der Glukosegehalt im Blut konstant bleibt. Ein hoher Glukosegehalt im Blut, z. B. direkt nach einer Mahlzeit, stimuliert die Insulinproduktion. Glukose wird mit Hilfe von Insulin als Glykogen in der Leber und in den Muskeln gespeichert.

Das Glykogen in der Leber hat vor allem die Aufgabe, den Glukosegehalt im Blut auf einem gleichen Niveau zu halten. Dies ist wichtig, weil das Nervensystem ausschließlich Glukose als Brennstoff verwenden kann und deshalb stets auf die im Blut befindliche Glukose angewiesen ist. Das Glykogen in den Muskeln wird als Brennstoff für Muskelarbeit gebraucht.

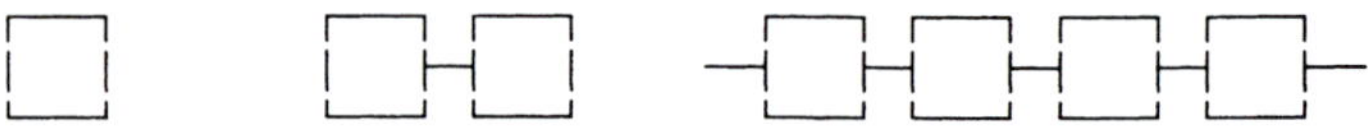

Monosaccharide, z. B. Glukose, Fructose — Disaccharide, z. B. Saccharose, Maltose — Polysaccharide, z. B. Stärke, Glykogen

Die Banane

Die Banane ist voller Kohlehydrate. Eine Banane wiegt im Durchschnitt 150 g und enthält 32 g Kohlehydrate, den Superbrennstoff für intensive Ausdauerleistungen. Die Frucht ist reich an Magnesium, Kalium und Vitamin C und enthält ebenso die Kartoffelstärke. Stärke besteht aus langen Ketten von Glukosemolekülen. Während der Verdauung werden diese Ketten aufgebrochen bis zu den kleinsten Bausteinen, den Glukosemolekülen. Darüber hinaus beinhaltet die Banane noch kleine Mengen an freien Zuckern wie Glukose, Fruktose (Fruchtzucker) und Saccharose (Tafelzucker, bekannt als Rüben- und Rohrzucker). Die

Banane ist eine kompakte Einheit aus Kohlehydraten und Energie. Bananen schmecken gut und sind auf Grund des hohen Feuchtigkeitsgehalts gut bei trockenem Mund während Belastung zu essen.

Weiterhin enthält diese Frucht Faserstoffe, die nicht verdaut werden und als Füllstoff in den Dickdarm gelangen. Dadurch entsteht eine Zunahme des Stuhlvolumens und der Stuhlpassagegeschwindigkeit. Aus diesem Grund ist die Banane wirksam gegen Durchfall.

Das Maß der Verdaulichkeit ist stark abhängig von der Reife der Banane. Je reifer, desto besser. Eine rohe Kartoffel ist kaum verdaulich und verbleibt nach dem Verzehr völlig als Füllstoff im Stuhl. Nach dem Kochen der Kartoffel verändert sich die Struktur der Stärke, was in einer guten Verdaulichkeit resultiert.

Die Banane besitzt einen eigenen Reifungsprozess, wobei die Struktur der Stärke langsam verändert wird von schlecht verdaulich in Richtung gut verdaulich.

Während des Reifungsprozesses nimmt der Gehalt freier, schnell resorbierbarer Zucker zu. Unreife Bananen (gelb mit grünen Punkten) kommen zu 75 % unverdaut in den Dickdarm. Reife Bananen (gelb mit schwarzen Punkten auf der Schale) werden völlig verdaut und in das Blut aufgenommen. Für Ausdauerathleten und Organisatoren von Marathon- und Triathlonwettkämpfen ist diese Tatsache von großer Bedeutung. Beim Essen von unreifen Bananen kommt es zu einer Gasentwicklung und der unverdauliche Faseranteil verursacht Bauch- und Darmbeschwerden mit dem nachfolgendem Stuhldrang.

Bananen enthalten 50 % mehr Magnesium als die Kartoffel. Darüber hinaus besteht kein Unterschied in Nährstoffen zwischen der Banane und der Kartoffel.

Kohlehydratreiche Nahrungsmittel		
Brot Korinthenbrot Rosinenbrot Kuchen Gebäck Kartoffeln Reis Makkaroni Spaghetti Gekochter Reis Bami	Sirup Honig Rosinen Korinthen Datteln Feigen Zuckererbse Zwiebeln Braune Bohnen Graue Erbsen Früchte oder Säfte	Fruchtsaft Honigkuchen Süßigkeiten Müsliriegel Traubenzucker Kohlehydratgetränke Süße Erfrischungsgetränke Zucker Bananen

Der Energieverbrauch während eines ganzen Triathlons*

Energieverbrauch bei Toptriathleten

± 10 000 kcal

± 5 000 kcal Fett	± 5 000 kcal Kohlehydrate
± 50 000 kcal Fettreserve	± 2 000 kcal Kohlehydrate als Glycogenspeicher
Keine Fettaufnahme	± 2 000 kcal Kohlehydrate zur Bedarfsdeckung
	+ 2 000 kcal Kohlehydrate extra zur Vermeidung der Entleerung der Glycogendepots
	für den ganzen Triathlon ± 5 000 kcal Kohlehydrate via Nahrungsaufnahme nötig
	± 1 250 Gramm Kohlehydrate
	Aufnahme in Nahrungsmitteln (g)
	± 40 g Banane (1 Banane wiegt 150 Gramm und enthält 32 Gramm Kohlehydrate)
	± 80 g Butterbrot
	± 1 250 g auflösbare Kohlehydrate

PS: Ein Athlet, der 14–15 Stunden benötigt, verbraucht 7 500 kcal.

Der Energieverbrauch für einen gesamten Triathlon von einem Top-Triathleten und einem Triathleten, der über 15 Stunden benötigt.

	Gesamt-Energieverbrauch in kcal	Gesamtzeit Holland-Triathlon in Stunden	Schwimmen			Rad fahren			Laufen		
			km/Std.	Stunden	kcal	km/Std.	Stunden	kcal	km/Std.	Stunden	kcal
Sieger	10620	9	4,0	1,0	1275	40,0	4,5	5670	13,0	3,5	3675
15 Stunden	7410	15	2,0	2,0	1200	22,5	8,0	3360	8,5	5,0	2850

Tab. 57
Energieverbrauch bei einem Triathlon

Der Energieverbrauch während eines Marathonlaufes

Während eines Marathonlaufes ist die Arbeitsintensität höher als während eines Triathlons. Topläufer in gut trainiertem Zustand laufen den Marathon mit 75 bis 90 % ihrer

* Strecke des gesamten Triathlons: Schwimmen 3,8 km; Radfahren 180 km; Laufen 42,2 km.

VO_2-max. Da die Intensität der Belastung während des Marathonlaufes zugenommen hat, nimmt auch der Anteil der Kohlehydratverbrennung stark zu. Bei Zunahme der Intensität werden mehr Kohlehydrate und weniger Fette als Brennstoff für die Energielieferung verbraucht. Wenn während des Marathonlaufes keine Kohlehydrate via Nahrung aufgenommen werden, sind nach etwa 60 bis 90 Minuten die Glykogenreserven erschöpft. Dann entsteht ein niedriger Blutzuckerspiegel. Die Folge ist eine verringerte Leistungsfähigkeit. Das Lauftempo kann nicht mehr aufrechterhalten werden, da von Kohlehydrat- auf Fettverbrennung umgeschaltet wird. Durch den niedrigen Blutzuckerspiegel fühlt man sich hungrig, feuchtkalt, schweißnass und schlapp. Der Moment, in dem die Glykogenspeicher entleert sind, liegt durchgehend bei etwa 30 bis 35 km. Durch die Einnahme kleiner Mengen Kohlehydrate weit vor Kilometer 30, kann man der vollständigen Entleerung während der Belastung zuvorkommen. Darüber hinaus ist es sinnvoll, durch kohlehydratreiche Ernährung einige Tage vor einer langen Ausdauerbelastung die Kohlehydratspeicher zusätzlich zu füllen. Dadurch wird die Entleerung der Kohlehydratspeicher auf einen späteren Zeitpunkt verschoben.

Essen vor einer langen Belastung

Die Mahlzeiten vor langen Ausdauerbelastungen müssen kohlehydratreich sein. Damit kann bereits einige Tage vor dem Wettkampf begonnen werden. Auf diese Weise kommt es zu einer extra Füllung der Kohlehydratspeicher. Diese Methode wird Glykogenmast oder Superkompensation genannt

Es gibt verschiedene Methoden, um den Glykogenvorrat in den Muskeln zu erhöhen.

Erste Methode: die letzten 3 oder 4 Tage vor dem Wettkampf wird von einer normalen Mischkost auf eine kohlehydratreiche Kost umgeschaltet. Der Glykogenvorrat in den Muskeln steigt dadurch von 15 auf 25 g pro kg Muskelgewebe. Während dieser 3 oder 4 Tage wird nicht mehr erschöpfend trainiert.

Zweite Methode: Diese besteht aus einer Kombination von Ernährung und körperlicher Belastung. Zu Beginn wird durch eine langdauernde Belastung der Glykogenspeicher völlig entleert. Danach folgen einige Tage mit einer kohlehydratreichen Ernährung. Mit dieser Methode lässt sich der Glykogenvorrat verdoppeln. Das Glykogen steigt von 15 auf 30 g pro kg Muskelgewebe. Während der Tage mit kohlehydratreicher Ernährung darf nicht erschöpfend trainiert werden.

Dritte Methode: diese basiert auf körperlicher Belastung und Erweiterung des Ernährungsregimes. Auch nun werden durch erschöpfende Belastung die Glykogenspeicher entleert, gefolgt von einer 3-tägigen kohlehydratreichen Diät. Während dieser 3 Tage ist die Ernährung fett- und eiweißreich und es muss hart trainiert werden, um die Kohlehydratspeicher noch weiter zu entleeren. Dann folgen 3 kohlehydratreiche Tage ohne hartes erschöpfendes Training. Der Glykogenvorrat steigt nun von 15 bis auf 50 g pro kg Muskelgewebe an.

Unter normalen Umständen liegt der Glykogenspeicher bei 350 Gramm. Durch diese Art der Nahrungsmanipulation kann der Vorrat an Glykogen bis auf 800 g steigen.

Diese dritte Methode ist schwierig in der Durchführung. Ein Ernährungsregime von einer Woche Dauer dauert sehr lange und erfordert viel Disziplin. Nach dem erschöpfenden Training folgen 3 Tage mit einer eiweiß- und fettreichen Kost. Während dieser 3 Tage liegt ein starkes Müdigkeitsgefühl vor. Das ist ein psychologischer Nachteil in der Vorbereitung auf einen Wettkampf.

Ein anderer Nachteil einer Kohlehydratmast ist eine Zunahme der Gesamtwassermenge im Muskelgewebe. Dadurch kommt es zu einer Gewichtszunahme. Bei maximaler Einspeicherung kann die Gewichtszunahme 2 bis 4 kg betragen. Durch diese Extrafüllung kann ein Gefühl von Schwere und Muskelsteifheit entstehen. Auch Durchfall kann vorkommen, wenn man nicht ausreichend an eine kohlehydratreiche Ernährung gewöhnt ist.

Die Glykogenspeicherfüllung nach Methode 1 und 2 ist leichter durchzuführen und auch besser in der Vorbereitungsperiode zu trainieren.

Zusammenfassung: 3 Methoden von Glykogenspeicherung (nach Saltin)

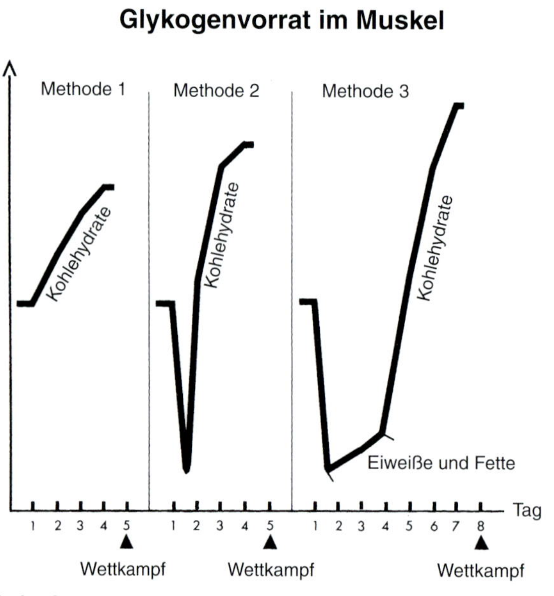

Methode 1:
Mischkost, kohlehydratreiche Ernährung

Methode 2:
Mischkost, erschöpfende Belastung, kohlehydratreiche Ernährung

Methode 3:
Mischkost, erschöpfende Belastung, fett- und eiweißreiche Ernährung, kohlehydratreiche Ernährung

Abb. 147
Auswirkung von drei verschiedenen Glykogenmastmethoden.

Ernährung unmittelbar vor dem Wettkampf

Die letzte kleine Mahlzeit vor einem langen Training oder Wettkampf muss spätestens 2 Stunden vor dem Beginn der Belastung eingenommen werden; größere Mahlzeiten in Ausdauersportarten mindestens 3 Stunden zuvor. Diese Mahlzeiten müssen kohlehydratreich sein. Hierdurch bleibt der Glukosegehalt im Blut auf einem adäquaten Niveau, wodurch man sich während der Belastung gut fühlt.

Da der Körper nach der letzten Mahlzeit noch Energie und Flüssigkeit verbraucht, ist es ratsam, 5 Minuten vor Beginn der sportlichen Aktivität ein kohlehydratreiches Getränk zu sich zu nehmen, insgesamt etwa 300 bis 500 ml.

Wenn dieses Zeitschema eingehalten wird, kann nach dem Start mit erhöhtem Blutzuckerspiegel gerechnet werden.

Von der Aufnahme großer Mengen Glukose oder Zucker, vor allem in flüssiger Form, ist weniger als eine Stunde vor der Belastung abzuraten.

Der Insulinschock

Wenn 45 Minuten vor dem Start 75 g Glukose in 300 ml Wasser eingenommen wird, produziert die Bauchspeicheldrüse zusätzlich Insulin. Insulin sorgt dafür, dass Glukose aus dem Blut in die Muskeln gelangt. Bei Belastungsbeginn ist der Insulingehalt noch erhöht. Durch die Kombination von Belastung und erhöhtem Insulinspiegel fällt der Blutzuckerspiegel zu schnell. Dadurch bekommt der Sportler ein Gefühl der Schlappheit. Dieses ungünstige Phänomen wird als Insulinschock bezeichnet. Durch das Essen während körperlicher Belastung entsteht dieses Problem nicht, da während der Belastung kein Insulin produziert wird. Deshalb ist es auch besser, eineinhalb oder zwei Stunden vor dem Wettkampf nichts mehr zu essen.

Insulinschock durch Glukoseaufnahme vor der Belastung

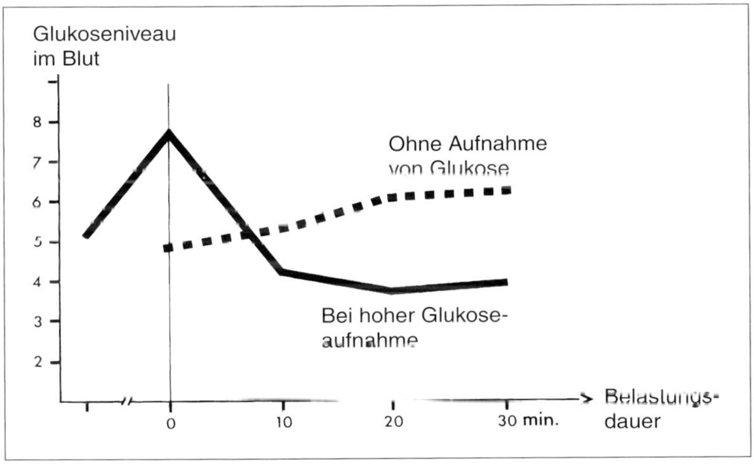

Abb. 148
Das Phänomen des Insulinschocks.

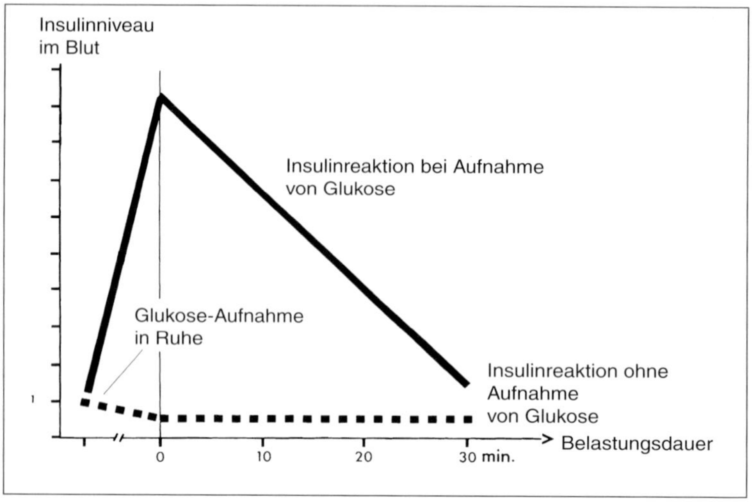

Abb. 149
Die Insulinreaktion mit und ohne Einnahme von Glukose vor der Belastung.

Eine große Menge Zucker (75 g in 300 ml Wasser), 45 Minuten vor der Belastung eingenommen, verursacht einen Anstieg des Insulinspiegels im Blut. Die Folge davon ist, dass der Blutzuckerspiegel sinkt, und auch während der Belastung niedriger ist als ohne Einnahme von Zucker. Dadurch wird der Muskelglykogenspeicher früher angegriffen und es kommt zu einer früheren Entleerung, wodurch während langdauernden Belastungen eine schnellere Ermüdung erfolgt (nach Costill).

Wenn die Zuckerkonzentration im Sportgetränk nicht zu hoch ist, dann entsteht dieser Effekt nicht. Die Konzentration sollte nicht höher sein als 2,5 g Glukose pro 100 ml Wasser.

Bis zu einer halben Stunde vor dem Start kann ein derartiges Getränk getrunken werden, ohne dass die Leistung negativ beeinflusst wird.

Auch können bis zu einer halben Stunde vor dem Start verdünnte Gemüse- oder Fruchtsäfte getrunken werden.

Flüssige Nahrung vor dem Wettkampf

Viele Sportler haben vor einem Wettkampf Essensverdauungsstörungen nervöser Ursache. Die Beschwerden, wie Durchfall, Unwohlsein, Erbrechen und Bauchkrämpfe, können die Leistung danach beeinträchtigen. Durch den Ersatz fester durch flüssige Nahrung können diese Beschwerden minimalisiert werden. Flüssige Nahrung hat ein ausbalanciertes Nährstoffverhältnis, schmeckt gut, ist leicht und voll resorbierbar und passiert den Magen schnell.

Da die Nahrung flüssig ist, wird neben Energie auch Flüssigkeit aufgenommen. Flüssige Nahrung kann eine Hilfe für Sportler mit nervösen Magenbeschwerden sein. Der Körper braucht Zeit, um sich an ein neues Ernährungsregime zu gewöhnen; deshalb muss auch ein Übergang zu einer flüssigen Nahrungsaufnahme vor Beginn der Wettkampfperiode trainiert werden.

Methoden zur Verzögerung des Glykogenverbrauchs

Fettreiche Mahlzeit

Die letzte Mahlzeit vor dem Start kann bestens fett- und eiweißreich sowie kohlehydratarm sein. Deshalb keine oder wenig Süßigkeiten, aber wohl Ei oder Omelette, Käse, Fleisch und Joghurt. Hierdurch kommt es zu einem erhöhten Fettspiegel im Blut zu Beginn der Belastung, zusammen mit einem relativ niedrigen Blutzuckerspiegel. Durch diese Kombination werden die Muskelfasern dazu gebracht, mehr Fett zu verbrennen, wodurch Glykogen weniger schnell verbraucht wird.

Diese Methode ist gut bei langen Ausdauerbelastungen, bei denen das Tempo – vor allem zu Beginn des Wettkampfes – nicht zu hoch ist. Auch dieses Regime rechtzeitig vor den Wettkämpfen trainieren!

Koffein

Koffein stimuliert die Bauchspeicheldrüse, wodurch der Glykogenvorrat geschont wird. Diese Methode wirkt am besten bei Menschen, die normalerweise keinen Kaffee trinken. Manchmal wirkt Koffein auch umgekehrt mit Magenbeschwerden, Herzklopfen, Schlaflosigkeit und Nervosität. Koffein führt zu einer Verbesserung der Ausdauerleistung. Koffeintabletten, welche die gleiche Menge Koffein enthalten wie eine Tasse Kaffee, wirken beträchtlich besser. Wahrscheinlich wird das Koffein aus den Tabletten schneller im Körper aufgenommen als das Koffein in einer Tasse Kaffee.

Dauerläufe mit einer Intensität von 91 % der HF-max = 85 % der VO_2-max können 23 bis sogar 85 % länger durchgehalten werden.

Koffein steht auf der Dopingliste. Der Sportler ist positiv, wenn er mehr als 12 Mikrogramm Koffein pro Milliliter Blut aufweist. Es ist nicht möglich anzugeben, wie viel Tassen Kaffee dies entspricht. Das ändert sich von Person zu Person und ist auch abhängig von Faktoren wie warmem Wetter und dem Maß der Austrocknung des Sportlers. Ein ausgetrockneter Sportler wird bei der Dopingkontrolle einen konzentrierten Urin produzieren und daher eher positiv sein.

Fünf Tassen starker Kaffee innerhalb einer Stunde vor dem Wettkampf scheint bereits riskant zu sein. Kaffee in Kombination mit Pillen wie APC (Paracetamol mit Koffein) ist noch riskanter. Trinken Sie den Kaffee eine Stunde vor dem Wettkampf oder dem Training. Probieren Sie den Effekt des Koffeins zuerst im Training aus. Den Beweis, dass Kaffee auch die Marathonleistung beeinflusst, ist noch nicht geliefert. Wohl aber ist bei Ein-

Tasse	Koffein
1 Tasse Kaffee	80 100 mg
1 Tasse Tee	50 mg
1 Glas Cola	30–60 mg
1 Glas Schokomilch	5–40 mg
APC	60 mg

nahme von 300 Milligramm Koffein (3 Tassen starker Kaffee) ein Zeitgewinn zu erwarten bei Strecken bis einschließlich 10 000 m. Auch die Dauer eines harten Trainings, z. B. eines Tempolauftrainings, kann um etwa 20 % verlängert werden.

Ernährung während langdauernder Belastungen

Bei Belastungen, die länger als 60 bis 90 Minuten dauern, wird der Glykogenvorrat aufgebraucht. Es ist wichtig, dies durch regelmäßiges Essen zu vermeiden. Hierdurch kann ein Defizit rechtzeitig umgangen werden.

Während Belastung funktioniert der Magen-Darm-Trakt weniger gut, da das meiste Blut in die Muskeln umverteilt wird. Auch die Nahrungspassage in den Därmen verläuft langsamer. Deshalb wird Nahrung während der Belastung oft schlecht vertragen. Wenn das Belastungsniveau nicht zu hoch ist, kann während der Belastung feste Nahrung aufgenommen werden, wie z. B. Kuchen, Brot, Bananen, Rosinen und Plätzchen. Als Alternative, oder wenn feste Nahrung nicht vertragen wird, können kohlehydratreiche Getränke eingenommen werden. Die Konzentration dieser Getränke darf nicht zu hoch sein. Der Glukosegehalt in diesen Getränken sollte nicht höher sein als 1,0–2,5 g pro 100 ml Wasser. Ist die Konzentration höher, dann wird die Magenpassage verzögert, wodurch Glukose weniger schnell durch das Blut aufgenommen wird.

Während Wettkämpfen muss man rechtzeitig kleine Mengen feste oder flüssige Nahrung zu sich nehmen. Das Essen während der Belastung muss gut davor geübt werden. Der Magen-Darm-Trakt ist gut im Verdauen von Nahrung während Belastung zu trainieren.

Während langdauernder Belastung stellt die Aufnahme von Kohlehydraten und Flüssigkeit ein zentrales Thema dar. Kohlehydrate haben während Belastung einen Muskel-Glykogen-Speicher schonenden Effekt und vermeiden niedrige Blutzuckerspiegel. Dadurch fühlt man sich länger fit und das Müdigkeitsgefühl wird auf einen späteren Zeitpunkt verschoben.

Einnahme von Glukose in flüssiger Form während langdauernder Belastung hat einen glykogeneinsparenden Effekt. Dadurch entstehen keine niedrigen Blutzuckerspiegel. Deshalb wird man weniger schnell müde und man kann länger auf einem hohen Niveau Leistung erbringen (nach Ivy)

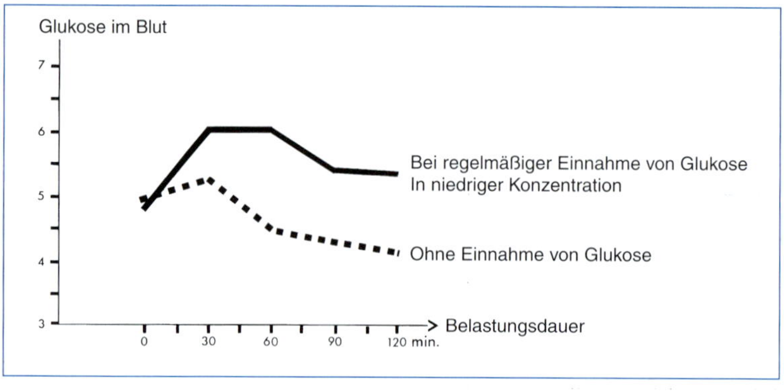

Abb. 150
Glukoseaufnahme während der Belastung.

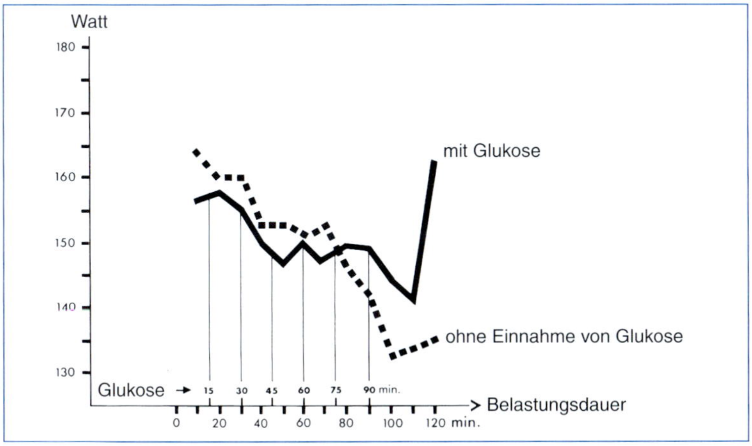

Abb. 151
Leistungsfähigkeit mit und ohne Glukoseaufnahme.

Ernährung nach Belastung

Nach einer intensiven Ausdauerbelastung ist eine schnelle Wiederauffüllung von Flüssigkeit und Mineralien notwendig. Danach ist eine schnelle Auffüllung der Energiespeicher essentiell, vor allem dann, wenn am folgenden Tag wieder eine neuerliche Belastung auf dem Programm steht. Die Veränderung des Körpergewichts vor und nach Belastung wird durch Flüssigkeitsverlust verursacht.

Nehmen Sie direkt nach dem Zieleinlauf innerhalb der nächsten Minuten, auch wenn kein Hungergefühl vorliegt, schnell resorbierbaren Zucker in flüssiger Form oder ein flüssiges Nahrungskonzentrat auf. Bereits eine Stunde nach dem Wettkampf ist es möglich, einen Schnellimbiss zu sich zu nehmen, der kohlehydratreich ist.

Wenn am folgenden Tag wieder ein Wettkampf auf dem Programm steht, dann stellen Sie diese Mahlzeit aus leicht verdaulichen Nahrungsmitteln zusammen, wie z. B. Rahm und Butter (Fette); Brot, Pudding und Reis (Kohlehydrate); Fisch, weich gekochtes Ei, Käse und Milchprodukte (Eiweiß) und frische Früchte und Fruchtsäfte.

Wichtige Ernährungsregeln für Ausdauersportler

Für Ausdauersportler gelten die folgenden Ernährungsregeln:

- Experimentieren Sie nicht mit einem neuen Ernährungsschema kurz vor einem Wettkampf! Neue Ernährungsmuster ausreichend lange vorher testen und erlernen! Der Magen Darm-Trakt lässt sich gut im Verdauen von Nahrung während Belastung trainieren.
- Essen Sie und trinken Sie während der Belastung regelmäßig und rechtzeitig! Wenn man erst zu essen und zu trinken anfängt, wenn man Hunger und Durst hat, dann ist man schon zu spät dran. Sorgen Sie bei Ausdauerbelastungen, die länger als 60 bis 90 Minuten dauern, für eine gute Auffüllung der Glykogenspeicher.
- Die letzte Nahrung vor einem Wettkampf oder Training sollte 2 bis 3 Stunden vor der Belastung eingenommen werden.
- Den größten Ernährungsfehler, den man während sportlicher Aktivität machen kann, ist, zu wenig zu trinken.

- Der Glykogenspeicher ist nach 60 bis 90 Minuten submaximaler Belastung aufgebraucht (Abb. 151).
- Flüssige Nahrung passiert den Magen schneller als feste.
- Durch Kohlehydratmast ist der Kohlehydratspeicher zu verdoppeln.
- Von der Aufnahme großer Mengen Glukose oder Zucker, vor allem in flüssiger Form, kürzer als eine Stunde vor Belastungsbeginn ist abzuraten.
- Zucker in flüssiger Form direkt nach Ausdauerbelastungen beschleunigt die Wiederherstellung.

Flüssigkeit und Ausdauersport

Flüssigkeitsverlust und Herzfrequenz

Flüssigkeitsverlust während langdauernder Belastung verursacht bei unzureichendem Trinken eine Abnahme des zirkulierenden Blutvolumens. Das Blut wird dickflüssiger und sirupartig.

Um die Sauerstoffversorgung aufrecht zu erhalten, steigt die Herzfrequenz an. „Nicht Trinken“ verursacht eine deutlich höhere Herzfrequenz, verglichen mit „Trinken“ unter vergleichbaren Umständen. Anders gesagt: Durch nicht Trinken, zu spät Trinken oder zu wenig Trinken nimmt die Leistungsfähigkeit ab. Auch der Moment der Erschöpfung wird eher erreicht.

Ein ausgeglichener Flüssigkeitshaushalt während Belastung ist von großer Wichtigkeit. Den größten Ernährungsfehler, den man während sportlicher Aktivität machen kann, ist zu wenig zu trinken. Der Körper besteht zu mehr als 60 % aus Wasser. Flüssigkeit hat verschiedene wichtige Funktionen:

- Auflösung und Beförderung von zahlreichen Stoffen;
- Regulierung des Wärmehaushalts;
- Ausscheidung giftiger Stoffe mit Schweiß und Urin.

Während körperlicher Belastung wird viel Wärme freigesetzt, wodurch es zu einem Anstieg der Körpertemperatur kommt. Um eine Überhitzung zu vermeiden, muss der Körper schwitzen bzw. transpirieren. Durch Transpiration kann der Sportler viel Flüssigkeit verlieren.

Bei intensiven Belastungen unter warmen Umgebungstemperaturen kann der Flüssigkeitsverlust bis 3 Liter pro Stunde betragen. Wenn dieser Verlust nicht rechtzeitig wieder aufgefüllt wird, geht das zu Lasten des Leistungsvermögens.

Bei einem Flüssigkeitsverlust von mehr als 6 % des Körpergewichts kann es zu gravierenden Folgen kommen. Schon ein geringer Verlust von 2 % kann zu einer Leistungsabnahme führen. Bei einem Verlust von 3 bis 6 % des Körpergewichts verringert sich die Kraft und das Ausdauerleistungsvermögen um etwa 30 %.

Ein 70 kg wiegender Sportler ist bei einem Flüssigkeitsverlust von 3 bis 4 kg, das entspricht 4 bis 6 % von seinem Körpergewicht, nicht in der Lage, sein Leistungsniveau aufrecht zu erhalten.

Flüssigkeitsverlust und Leistungsfähigkeit

Flüssigkeitsverlust in % des Körpergewichts	Folgen
2 %	Gestörte Wärmeregulation; die Körpertemperatur steig an; Durst
3 %	Abnahme des Ausdauerleistungsvermögens
4–6 %	Das Bedürfnis zu essen und zu trinken nimmt ab; Kopfweh; Kraftverlust
6–10 %	Überhitzung, Muskelkrämpfe, Benommenheit, Kurzatmigkeit, Müdigkeit, Erbrechen
> 10 %	Schluckbeschwerden, Flüssigkeitssubstitution nur durch Infusion möglich; Bewusstlosigkeit, Koma, Tod

Gut Trainierte verlieren weniger Flüssigkeit und Salze während der Belastung als Untrainierte. Durch viel Sport lernt der Körper effizienter zu schwitzen.

Um zu wissen, wie groß der Flüssigkeitsverlust unter wechselnden äußeren Bedingungen ist (Training, Wettkampf, Hitze, Kälte etc.), müssen Sie sich vor und nach der Belastung wiegen. Die dabei gemessenen Unterschiede geben den Flüssigkeitsverlust mit ziemlicher Genauigkeit wieder. Wenn ein Sportler während eines Trainings 3 kg verliert, dann ist das Training nicht sehr effizient gewesen. Ein derartiges Training ist eher schlechter als besser; Sie haben es dann mit körperlichem Raubbau zu tun.

Der Gewichtsverlust während Belastung ist nicht vollständig auf die Dehydrierung zurückzuführen. Es ist bekannt, dass Glykogen ziemlich viel Wasser an sich bindet. Beim Leeren der Glykogenvorräte geht Wasser verloren, das keinen Beitrag an der Dehydratation liefert. Wenn Sie eine Glykogenspeicherdiät durchführen, kann das Körpergewicht durch das an Glykogen gebundene Wasser sicherlich um 2 bis 3 kg zunehmen. Aus diesem Grunde ist ein gewisser Flüssigkeitsverlust bei länger dauernden Belastungen akzeptabel.

Es gibt hinsichtlich des Trinkens eine gute Regel: Trinken Sie während Belastung regelmäßig und warten Sie nicht, bis Sie Durst bekommen. Wenn Sie erst trinken, wenn Sie Durst bekommen, dann ist es meist schon zu spät. Bei Durst besteht bereits ein Flüssigkeitsverlust von 2–3 %. Die Praxis zeigt uns, dass während der sportlichen Aktivitäten zu wenig getrunken wird. Lediglich 30–50 % des Flüssigkeitsverlustes während Belastung wird durch Trinken kompensiert.

Was trinken?

Die Osmolarität eines Getränks ist der wichtigste Faktor, der bestimmend ist, ob ein Getränk schnell oder langsam den Magen passiert, um dann in der Folge durch den Darm in den Körper, oder besser gesagt, in das Blut aufgenommen zu werden. Die Osmolarität gibt die Anzahl gelöster Teilchen an, die aus Kohlehydraten, Zucker und Mineralien bestehen, im Vergleich mit der Anzahl gelöster Teilchen im Blut. Getränke können hypoton, isoton und hyperton sein in Bezug auf das Blut.

Hypoton: Das Getränk beinhaltet eine geringere Teilchenzahl als das Blut
Isoton: Die Anzahl der Teilchen entspricht dem des Blutes
Hyperton: Das Getränk enthält mehr gelöste Teilchen als das Blut.

Wasser enthält keine gelösten Teilchen. Deshalb passiert Wasser den Magen am schnellsten. Aber das Trinken von reinem Wasser während des Wettkampfes bringt einige Probleme mit sich. Der Geschmack ist nicht angenehm. Dies wird den Sportler nicht dazu bringen, regelmäßig zu trinken. Dies ist nachteilig, weil das Durstgefühl während Belastung verringert ist. Nach dem Wasser passieren die hypotonen Getränke den Magen am schnellsten. Hypertone Getränke passieren den Magen sehr langsam, weil sie erst verdünnt werden müssen, wodurch ein Völle- und Plätschergefühl im Bauch entsteht.

Wasser	↓	Wasser passiert den Magen am schnellsten
hypoton		
isoton		
hyperton		Hypertone Getränke passieren träge

Die Passagegeschwindigkeit nimmt von oben nach unten ab.

Weil während langdauernder Belastungen auch die verloren gegangenen Zucker und Kohlehydrate ersetzt werden müssen, ist der ideale Durstlöscher hypoton. Das Getränk enthält kleine Mengen Kohlehydrate und kleine Mengen an Mineralien. Geeignete Getränke während sportlicher Aktivitäten sind stark verdünnte Fruchtsäfte, hypotone Durstlöscher. Bei Belastungen, die kürzer als eineinhalb Stunden dauern, kann Wasser getrunken werden. Mineralwasser ist besser als gewöhnliches Leitungswasser. Leitungswasser hat weniger Mineralien.

Durch übermäßiges Trinken von hypotonem Wasser kann es zu ernsthaften Störungen der Elektrolytbalance kommen. Diese Elektrolytstörung wird *Wasserintoxikation* genannt.

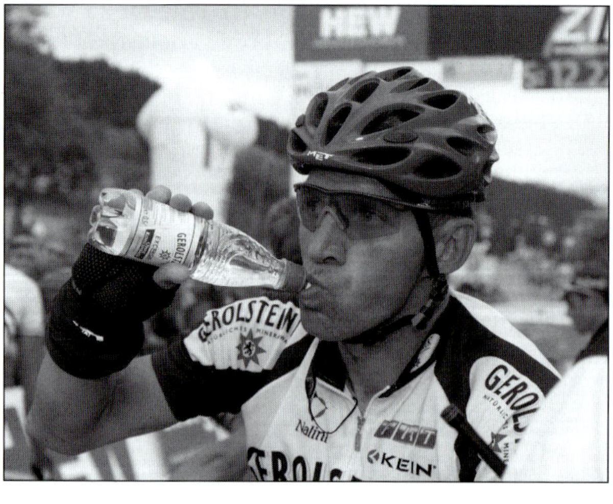

Michael Rich, Gerolsteiner-Team 2002
Foto: J. Burkhardt, www.radsportfoto.de

Profil des Durstlöschers

- Hypoton
- Maximal 2,5 bis 4 % Fruktose (Kohlehydrat)
- Salze, vor allem Kochsalz (NaCl)
- Angenehmer Geschmack
- kalt (4 bis 10 °C)

In Abhängigkeit von der Menge des Flüssigkeitsverlustes während der Belastung trinkt man alle 15 bis 20 Minuten 100 bis 200 ml.

In Abhängigkeit von den Wetterumständen und der Intensität der Belastung kann der Flüssigkeitsverlust und damit der Flüssigkeitsbedarf stark wechseln.

Pro Stunde kann der Magen maximal 800 ml Flüssigkeit passieren lassen. Wenn mehr getrunken wird, entstehen Beschwerden wie Völlegefühl und Magenplätschern.

Bei einem warmen Tag während der Tour de France, wenn die Rennfahrer eine Etappe von 200 km oder mehr fahren müssen, ist eine Flüssigkeitsaufnahme von 10 bis 15 Liter pro Person während des ganzen Tages sicherlich keine Ausnahme.

Ungefähr 30 Minuten vor Beginn der Belastung können noch 400 bis 600 ml von einem kohlehydratreichen Getränk aufgenommen werden. Nur wenn die Belastung weniger als eine Stunde dauert, hat eine zusätzliche Nahrungsaufnahme wenig Sinn. Allein die Flüssigkeitsregulation, in Abhängigkeit von den Begleitumständen, ist bei dieser relativ kurzen Belastung von Belang. Ein hypotones Getränk kann in einem gewissen Sinn den Flüssigkeitsverlust kompensieren. Bei Belastungen, die länger als eine Stunde dauern, kann in „Ruhephasen" des Wettkampfes oder des Trainings ein Getränk mit Kohlehydraten eingenommen werden. Es dauert dann noch eine Weile, bis diese in das Blut aufgenommen werden.

Viele Sportgetränke sind zu konzentriert. Hierdurch wird die Magenpassage stark verzögert. Magenbeschwerden wie Unwohlsein, plätschernder Magen, Völlegefühl und Erbrechen können die Folge sein.

Während intensiver Belastungen müssen jede Viertelstunde ungefähr 100 bis 200 ml getrunken werden, auch wenn noch kein Durstgefühl besteht; wenn Sie Durst bekommen, ist es schon zu spät.

Eine Faustregel für Rennfahrer: Jede Stunde eine Flasche.

Es ist besser kalte als warme Getränke zu trinken, da warme Getränke den Magen nicht so schnell passieren: unter kalt verstehen wir 4 bis 12 °C. Übrigens ist von einem warmen Getränk während kalter Umgebungstemperaturen nicht abzuraten.

Wichtige Trinkregeln für Ausdauersportler

Für Ausdauersportler gelten folgende Trinkregeln:

- Die Flüssigkeit sollte hypoton sein.
- Nicht mehr als 2,5 bis 4 g Glukose oder Fruktose pro 100 ml.
- Die Flüssigkeit sollte kalt sein: 4 bis 12 °C.
- Der Geschmack sollte angenehm sein.
- Trinken Sie 30 Minuten vor Beginn des Trainings oder Wettkampfes ein hypotones Getränk von 400 bis 600 ml.
- Trinken Sie während des Wettkampfes so etwa alle 15 Minuten 100 bis 200 ml eines hypotonen Getränks.
- Essen Sie nach dem Wettkampf Nahrung, die mehr als normal gesalzen ist und trinken Sie mineralreiche Getränke. Es sollte zu einer Wiederauffüllung der durch den Schweiß verloren gegangenen Elektrolyte (Natrium, Kalium) kommen.
- Die Leistungsfähigkeit nimmt deutlich zu, wenn bei Belastungen, die länger als 60 Minuten dauern, regelmäßig getrunken wird.

HF-Registrierungen aus der Praxis

Analyse einiger Ausdauertrainings

Querfeldeinfahren

	Teilnehmer												
	1	**2**	**3**	**4**	**5**	**6**	**7**	**8**	**9**	**10**	**11**	**12**	**13**
L 1	8,2	5,0	4,3	4,2	15,7	11,1	8,9	4,1	3,9	7,2	7,2	12,5	8,5
L 2	8,7				14,3	9,8	10,7			4,8	4,8	12,1	12,6

Tab. 58
Laktatwerte beim Gruppentraining von 13 Querfeldeinfahrern

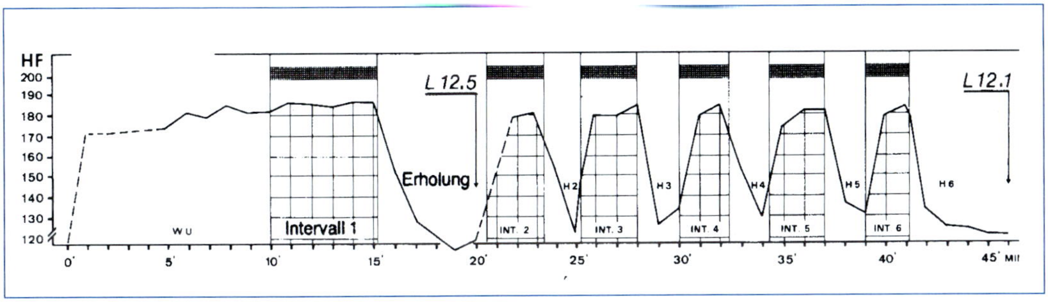

Abb. 152
Telemetrie-Querfeldeinfahren (11.9.84); *F. van Bakel,* 26 Jahre, 73 kg.

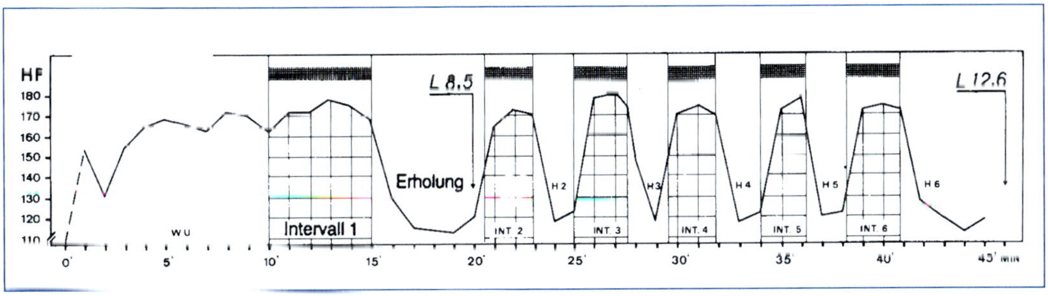

Abb. 153
Telemetrie-Querfeldeinfahren (11.9.84); *J. Martens,* 26 Jahre, 79 kg.

Die Laktatwerte L 1 und L 2 wurden zu zwei verschiedenen Zeitpunkten beim Gruppentraining von 13 Querfeldeinfahrern bestimmt (siehe Tab. 58). Es gab keine vorgegebene Trainingsaufgabe. Es ist ein Durchschnittstraining, welches zwei- oder dreimal pro Woche mit gleicher Intensität durchgeführt wird. Von den Teilnehmern 12 und 13 wurde die HF-Registrierung aufgezeichnet (siehe Abb. 152 und 153).

Kommentar: Die erreichten Laktatwerte gehen bei den verschiedenen Teilnehmern stark auseinander. Das bedeutet, dass das Training für den einen Sportler eine ganz andere Wirkung hat als für seinen Trainingspartner.

Die Teilnehmer 2, 3, 4, 8 und 9 trainieren das aerobe Ausdauervermögen. Die übrigen Teilnehmer erreichen hohe Laktatwerte. Das bedeutet, dass das Stehvermögen trainiert wird. Training der aeroben Leistungsfähigkeit kommt bei ihnen nicht zur Anwendung. Drei derartige Trainingseinheiten pro Woche mit zusätzlichen Wettkämpfen am Wochenende sind eine zu schwere Trainingsbelastung.

Ein maximal hohes Leistungsniveau kann mit diesem Trainingsvolumen nicht durchgehalten werden. Die hohen Laktatbelastungen greifen das aerobe Vermögen an. Es liegt an dieser zu hohen Trainingsintensität, warum viele Querfeldeinfahrer im Laufe der Saison einen Leistungseinbruch haben. Es kostet viel Mühe, die Sportler zu überzeugen, ihre Trainingsgestaltung zu verändern und die Anzahl der Trainingseinheiten mit zu hoher Milchsäure zu beschränken. Diese sollen durch Trainingseinheiten zur Verbesserung des aeroben Ausdauervermögens ersetzt werden, wobei der Milchsäuregehalt nicht über sechs mmol steigen soll.

Viele Sportler sind nicht zufrieden, wenn sie sich nach einem Training nicht „kaputt" fühlen. Sie meinen, es müsste das gleiche Ermüdungsgefühl wie nach einem Wettkampf vorhanden sein. Dieses Gefühl wird verursacht durch hohe Milchsäurewerte. Durch eine richtige Trainingszusammenstellung und Änderung kann das Leistungsniveau erhalten und bei den meisten Sportlern noch wesentlich gesteigert werden.

Schwimmtraining

Bestimmung der Laktatwerte während eines Sprinttrainings bei fünf Schwimmern

Auftrag: Etwa 16 Sekunden maximale Belastung, danach etwa 16 Sekunden Erholung. Die gesamte Trainingszeit beträgt 30 Minuten.

Beim Sprinttraining wird mehr das Kreatinphosphatsystem trainiert. Hohe Laktatwerte bei einem Sprinttraining sind unerwünscht. Die Entstehung von hohen Milchsäurewerten ist Ausdruck der Benutzung des Milchsäuresystems. Die Laktatwerte während eines Sprinttrainings dürfen nicht über sechs oder sieben mmol steigen.

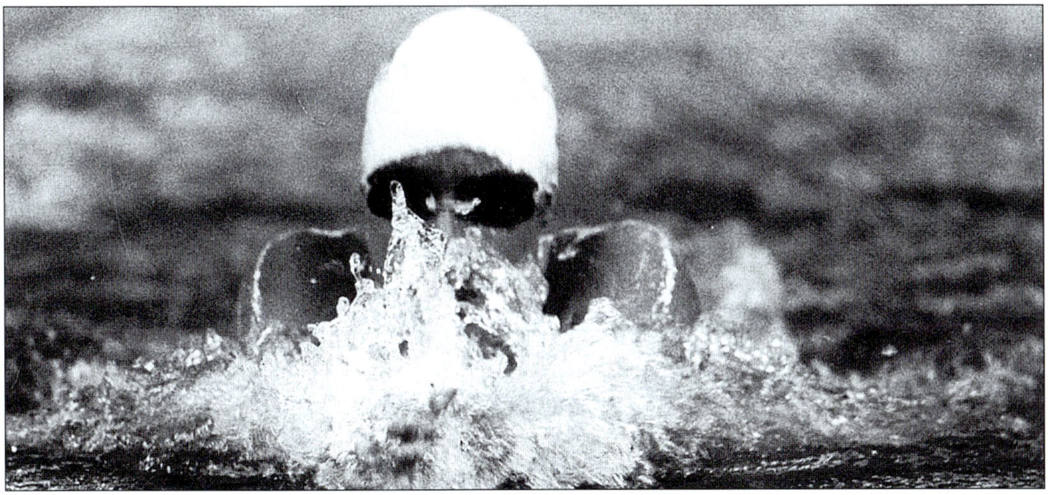

Schwimmerin (Foto: Wout Steensma)

	Teilnehmer 1	2	3	4	5
L 10 min	5,9	14,0			
L 20 min	7,0	14,0			
L 30 min	6,4	14,6	5,8	4,3	5,6

Tab. 59

Kommentar: auch hier wurden wieder deutlich verschiedene Laktatwerte bei genau gleichen Trainingsaufgaben gefunden.

Nummer 2 ist eine deutliche Ausnahme. Wenn die Ruheperioden länger gemacht werden oder die Intensität des Sprints verringert wird, steigen die Laktatwerte weniger hoch. Dann wird sein Training ein richtiges Sprinttraining.

Die Nummern 1, 3, 4 und 5 erreichen gute Laktatwerte, was bedeutet, dass ihr Sprinttraining gut gelaufen ist.

Sprinttraining bei 13 Teilnehmern

Auftrag: 30 Sekunden maximale Schwimmleistung, danach 15 Sekunden Erholung.

	Teilnehmer 1	2	3	4	5	6	7	8	9	10	11	12	13
L	7,0	7,2	4,1	12,0	6,3	6,6	7,8	5,1	4,0	5,5	11,9	10,1	6,7

Tab. 60
Sprinttraining und individuelle Laktatwerte

Sprinttraining ist ein Training des Kreatinphosphatsystem.

Milchsäurewerte über sechs oder sieben mmol dürfen nicht erreicht werden.

Kommentar: Die Laktatwerte bei diesem Gruppentraining zeigen große Unterschiede.

Alle Teilnehmer haben den gleichen Auftrag bekommen. Ein großer Teil der Teilnehmer macht aber kein Sprinttraining, sondern ein Stehvermögenstraining. Der Trainingsauftrag wird bei dieser Gruppe nicht erfüllt. Es fehlt ihnen das richtige Gefühl, mit welcher Intensität trainiert werden muss.

Schwimmtraining bei fünf Teilnehmern

Protokoll: Nach 15 Minuten Aufwärmen folgt ein 30-minütiges Dauertraining. Die Intensität des Dauertrainings ist so hoch wie die Teilnehmer gewöhnlich trainieren.

Nach 15 Minuten und nach 30 Minuten Ausdauertraining wird der Laktatgehalt bestimmt (L 1 und L 2). Danach eine Erholungspause von 20 Minuten, gefolgt von einem Intervalltraining mit der Aufgabe 12 × 60 m mit 80 Prozent der maximalen Intensität. Bei der Hälfte und am Ende des Intervalltrainings wird der Laktatgehalt bestimmt (L 3 und L 4).

	Teilnehmer				
	1	2	3	4	5
L 1	3,3	1,7	1,6	4,9	2,7
L 2	2,4	1,8	1,6	4,9	1,4
L 3	1,0	1,3	4,9	8,4	1,8
L 4	1,2	1,0	2,9	8,8	1,4

Tab. 61

Kommentar: Nur Schwimmer 4 führte die Aufgabe gut durch. Die Intensität seines Dauertrainings ist gut. Der Trainingsimpuls fördert hervorragend den optimalen Gebrauch des aeroben Energielieferungssystems. Auch das Intervalltraining bei Nummer 4 geht gut. Die erreichten Laktatwerte sind ausreichend hoch, was bedeutet, dass das Milchsäuresystem ausreichend getestet wurde.

Bei den übrigen Teilnehmern 1, 2, 3 und 5 waren das Dauertraining sowie das Intervalltraining nicht gut. Die vorgegebene Trainingsaufgabe wurde durch die Schwimmer nicht erreicht. Ein optimales Dauertraining sollte stets im Bereich eines Milchsäurewertes von zwei bis vier mmol stattfinden, das Stehvermögenstraining bei einem Milchsäuregehalt von sechs bis zehn mmol.

Radrenntraining

Radrenntraining mit drei Teilnehmern auf einer hügeligen Strecke (Berg und Tal bei Nijmegen):

Auftrag: Es werden vier Runden mit maximaler Intensität gefahren. Am Schluss jeder Runde, die mit einem Anstieg von 2,5 km Länge endet, wird eine Laktatbestimmung gemacht. Während dieses Trainings wird die HF laufend registriert (siehe Abb. 154–156).

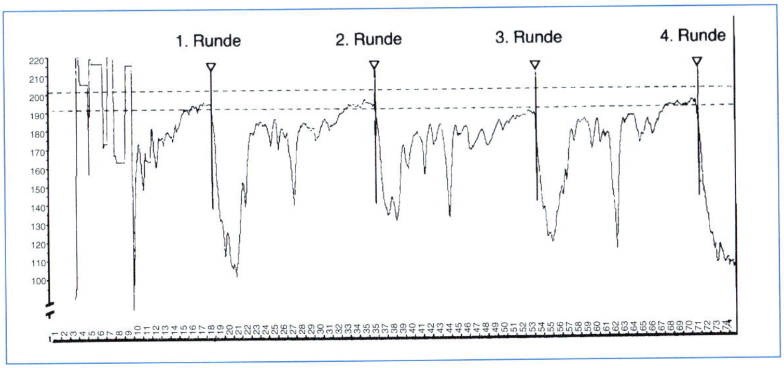

Abb. 154
Herzfrequenzkurve während eines Radrenntrainings.

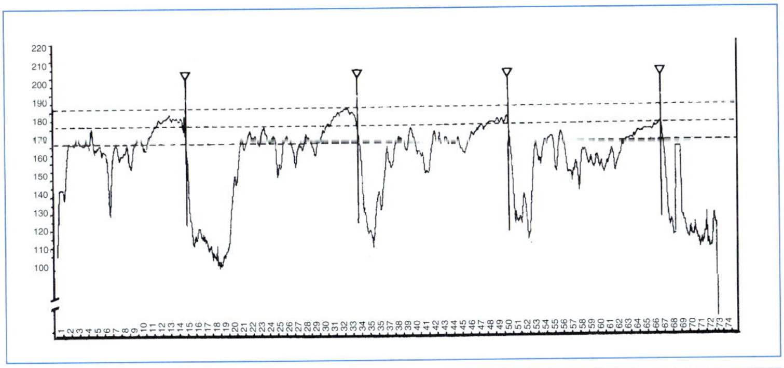

Abb. 155
Herzfrequenzkurve während eines Radrenntrainings.

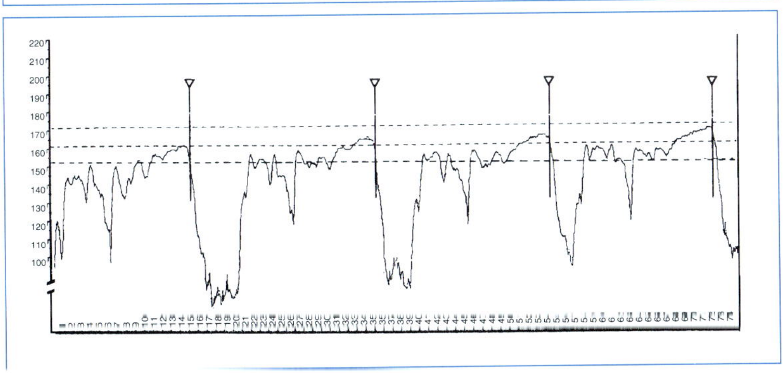

Abb. 156
Herzfrequenzkurve während eines Radrenntrainings.

	Teilnehmer			
	1	2	3	
L 1	9,1	9,1	7,6	1. Runde
L 2	7,0	8,6	7,3	2. Runde
L 3	3,7	5,1	8,2	3. Runde
L 4	5,6	4,8	12,0	4. Runde

Tab. 62 Radrenntraining und zugehörige individuelle Laktatwerte

Kommentar: Für jeden Teilnehmer gilt die gleiche Schlussfolgerung. Das Training lässt sich als ein ideales Training für das Stehvermögen bezeichnen, d. h. für das Milchsäuresystem. Für ein Training des Ausdauervermögens (aerobes Leistungsvermögen) ist dieses Training zu intensiv. Diese Art von Training ist einmal pro Woche mehr als ausreichend. Wenn viele Wettkämpfe gefahren werden, ist ein solches Training nicht notwendig. Dann sind diese Wettkämpfe ein ideales Training, um das Stehvermögen zu verbessern.

Training von Langstreckenläufern

Bestimmung der Laktatwerte und Registrierung der HF bei 15 Langstreckenläufern

Auftrag: Nach einem Aufwärmen von 20 Minuten folgt ein Dauertraining von 30 Minuten. Danach eine Erholungsperiode von 15 Minuten, gefolgt von einem Intervalltraining. Das Dauertraining und das Intervalltraining werden mit der gleichen Intensität absolviert wie normalerweise im Training.

Nach 15 Minuten Dauertraining wird L 1 bestimmt und nach 30 Minuten L 2. Nach der Hälfte des Intervalltrainings wird L 3 bestimmt und am Ende des Trainings L 4.

	Teilnehmer														
	1	2	3	4	5	6	7	8	9	10	11	12	13	14	15
L 1	2,3	1,5	1,1	2,6	0,8	0,8	1,0	1,5	1,1	2,2	1,7	5,1	4,5	1,3	1,0
L 2	1,3	1,4	0,9	1,8	0,8	0,6	0,9	1,4	0,8	2,5	1,9	5,1	4,2	1,4	0,9
L 3	0,8	2,9	7,3	6,4	8,3	4,1	10,1	10,0	9,9	8,0	5,8	11,1	5,7	8,6	4,4
L 4	0,8	2,9	5,8	7,2	9,7	8,4	8,5	12,3	7,7	10,1	6,8	9,9	6,9	9,4	5,2

Tab. 63
Ausdauertraining nach der Dauer- und Intervallmethode und individuelle Laktatwerte

Kommentar: Der Trainingsreiz für ein Dauertraining ist gut, da bei diesem Training Milchsäurewerte zwischen zwei und vier mmol erreicht wurden. Die Intensität liegt während des Dauertrainings bei zwölf der 15 Läufer zu niedrig. Nur die Läufer 10, 12 und 13 absolvieren ihr Dauertraining mit einer guten Intensität. Die leichte Übersäuerung, die beim Läufer 12 auftritt, hat wahrscheinlich keine negativen Folgen (siehe Abb. 157–171).

Eine leichte Überschreitung der Vier-mmol-Grenze beim Dauertraining hat keine Bedeutung. Es wäre ideal, bei diesen Läufern den genauen Umschlagpunkt festzustellen, um ganz sicher die genaue Trainingsintensität zu bestimmen.

Das Intervalltraining als Training des Milchsäuresystems erfordert Milchsäurewerte zwischen sechs und zehn mmol Milchsäure.

Dieses Training ist für die meisten Läufer besser gelaufen, aber einige haben den Trainingsauftrag nicht richtig befolgt.

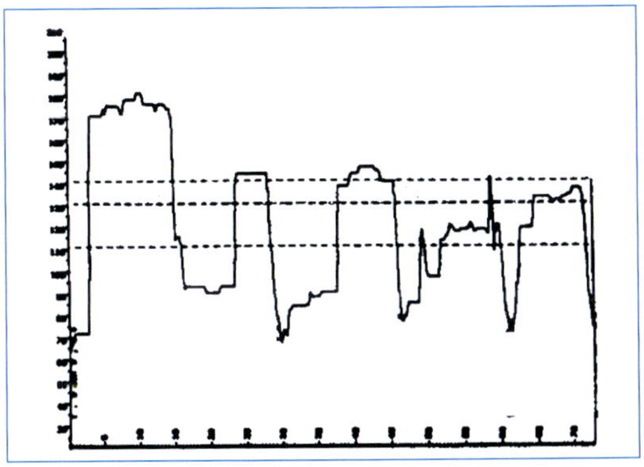

Abb. 157
Herzfrequenzkurve von Läufer 1: Grenzbereiche 140–130–110 (gestörte Aufnahme durch schlechten Kontakt der Elektrode).

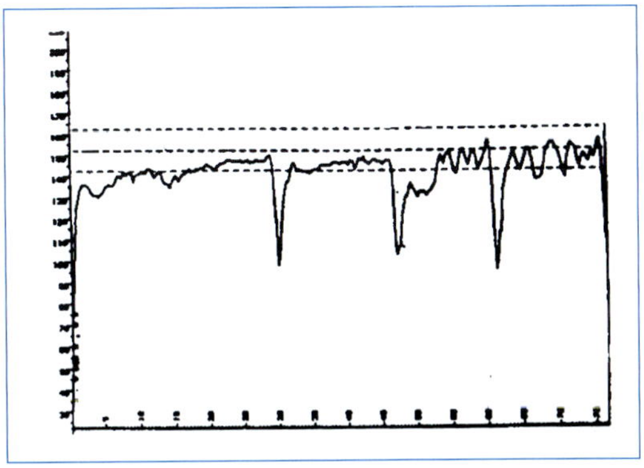

Abb. 158
Herzfrequenzkurve von Läufer 2: Grenzbereiche 160–150–140.

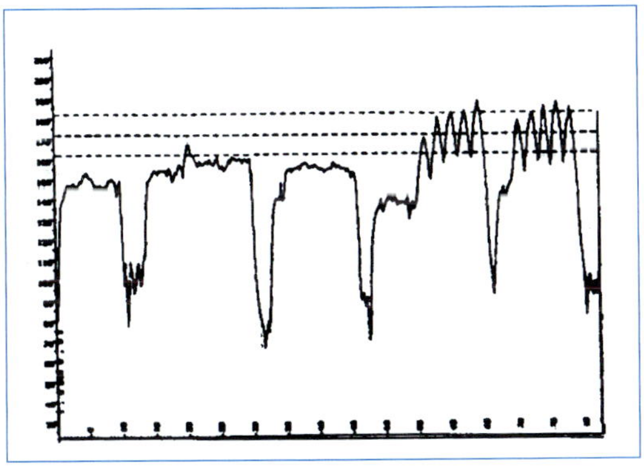

Abb. 159
Herzfrequenzkurve von Läufer 3: Grenzbereiche 190–170–150.

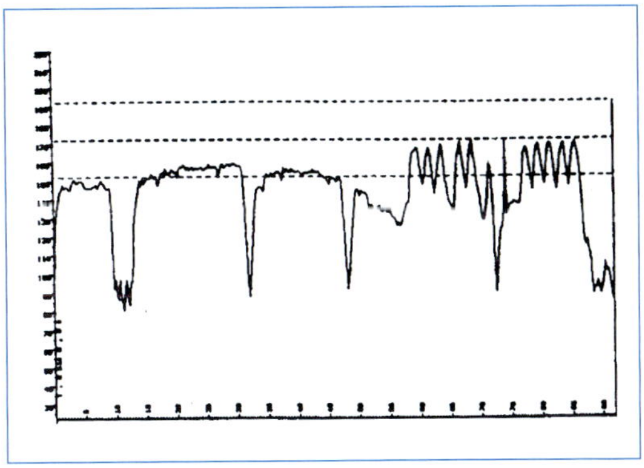

Abb. 160
Herzfrequenzkurve von Läufer 4: Grenzbereiche 190–170–150.

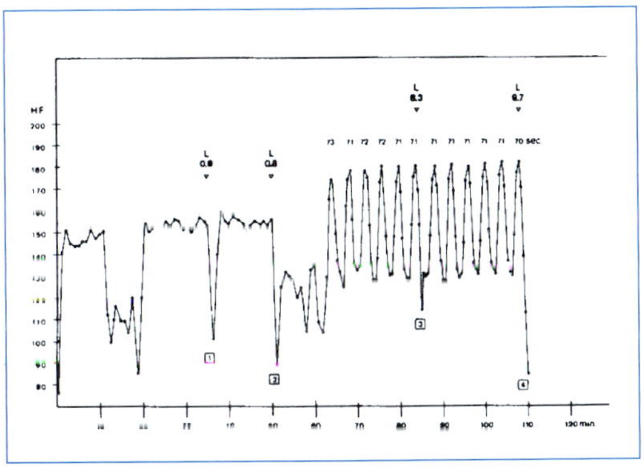

Abb. 161
Herzfrequenzkurve von Läufer 5: Dauertraining HF 160, Intervalltraining HF 180.

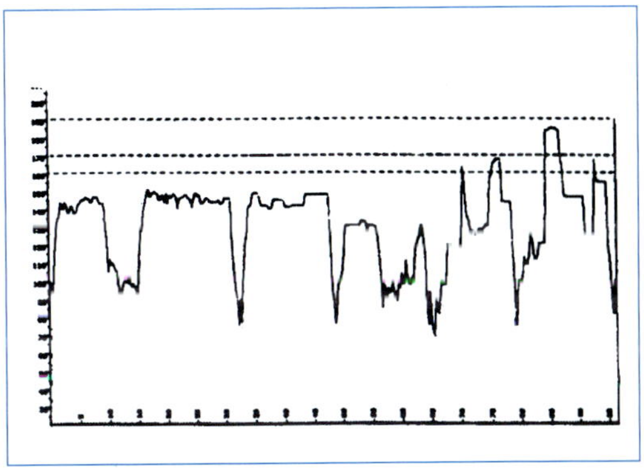

Abb. 162
Herzfrequenzkurve von Läufer 6: Grenzbereiche 190–170–150.

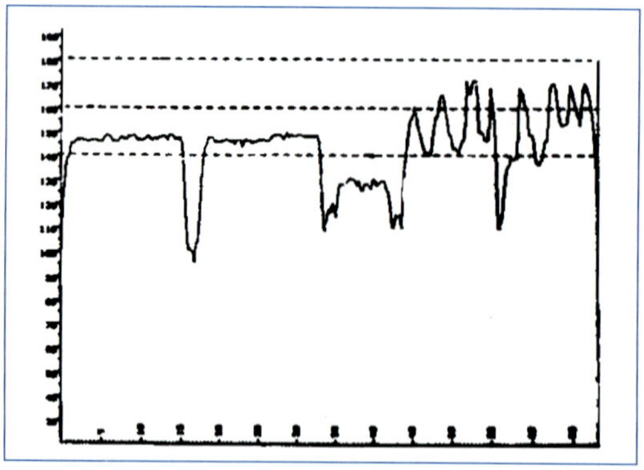

Abb. 163
Herzfrequenzkurve von Läufer 7: Grenzbereiche 180–160–140.

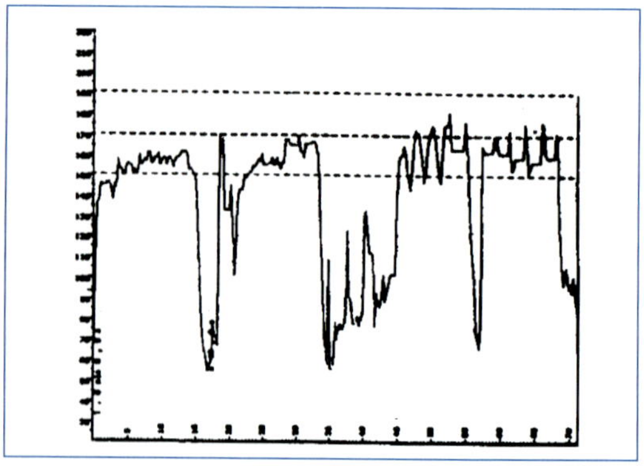

Abb. 164
Herzfrequenzkurve von Läufer 8: Grenzbereiche 190–170–150.

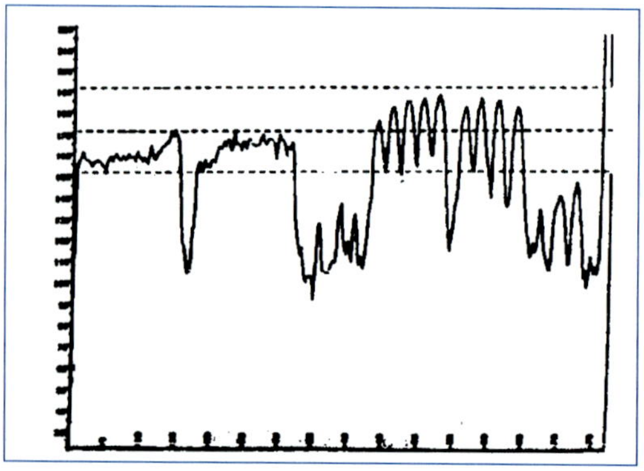

Abb. 165
Herzfrequenzkurve von Läufer 9: Grenzbereiche 190–170–150.

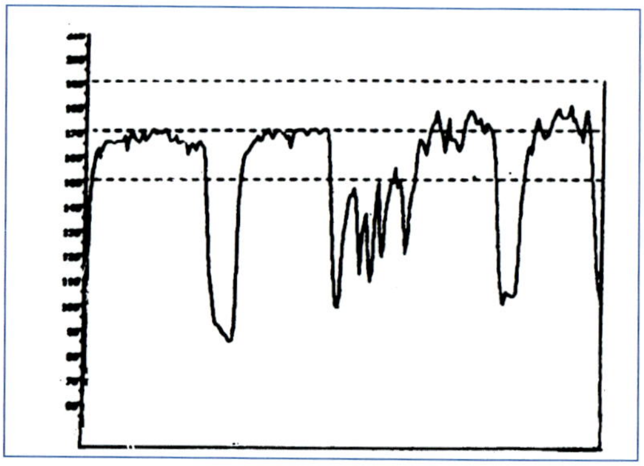

Abb. 166
Herzfrequenzkurve von Läufer 10: Grenzbereiche 190–170–150.

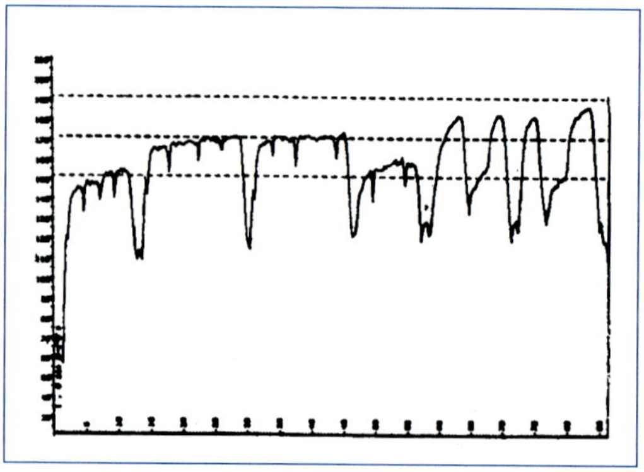

Abb. 167
Herzfrequenzkurve von Läufer 11: Grenzbereiche: 190–170–150.

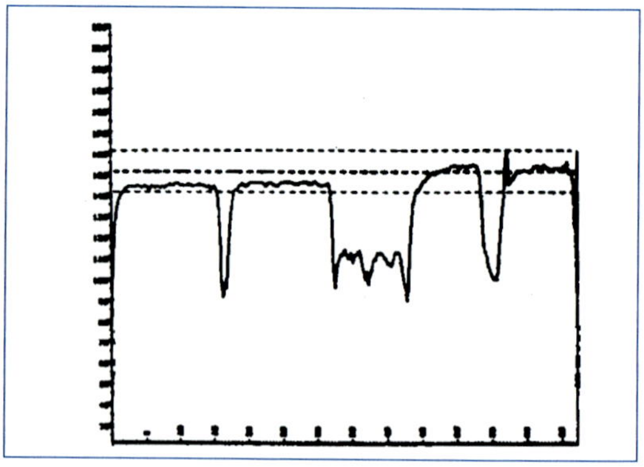

Abb. 168
Herzfrequenzkurve von Läufer 12: Grenzbereiche 160–150–140.

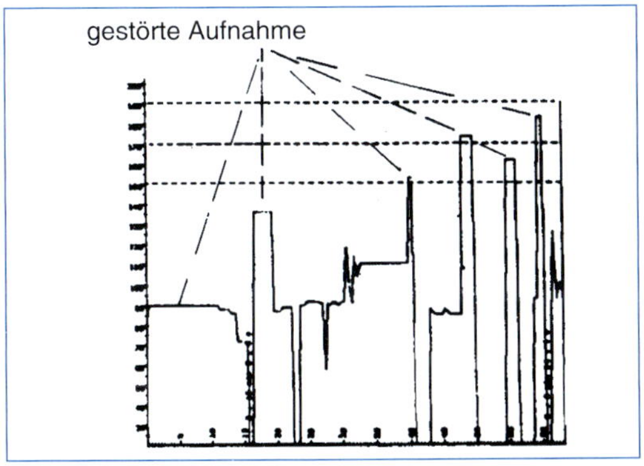

Abb. 169
Herzfrequenzkurve von Läufer 13: Grenzbereiche 190–170–150 (gestörte Aufnahme).

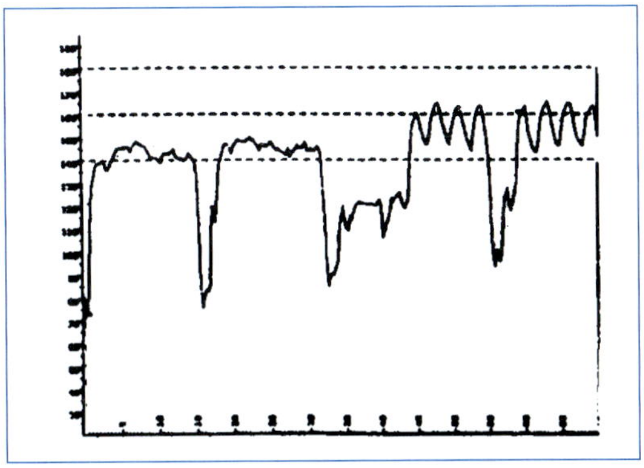

Abb. 170
Herzfrequenzkurve von Läufer 14: Grenzbereiche 180–160–140.

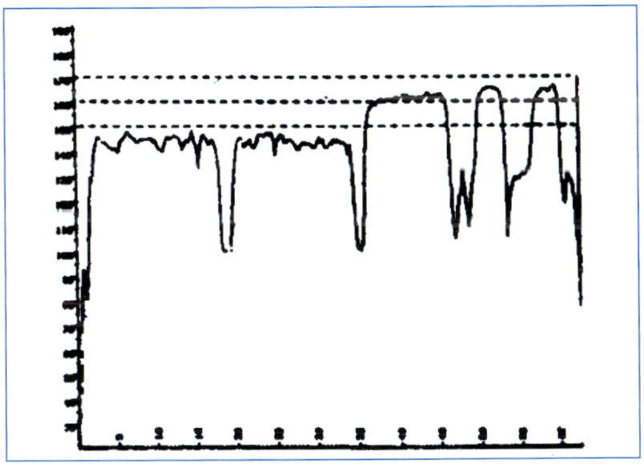

Abb. 171
Herzfrequenzkurve von Läufer 15: 170–160–150.

Dauerlauf bei Langstreckenläufern

Bei drei Langstreckenläufern wurden Laktatbestimmungen vorgenommen und die Herzfrequenz registriert (siehe Abb. 172 und 173).

Auftrag. Mache einen Dauerlauf von 30 Minuten mit einer Intensität, mit der normalerweise ein Dauertraining durchgeführt wird.
L 1 wird nach 15 Minuten bestimmt und L 2 nach 30 Minuten, also am Ende des Trainings.
Herzfrequenzkurve von Athlet 1 ist nicht registriert.

		Teilnehmer	
	1	2	3
L 15 min	4,0	7,5	9,5
L 30 min	4,1	9,1	10,9

Tab. 64

Kommentar: Athlet 1: gutes Dauertraining mit richtiger Intensität.
Athleten 2 und 3: Diese Athleten führen kein Dauertraining, sondern ein Stehvermögenstraining durch. Der Trainingsauftrag wurde also nicht befolgt.

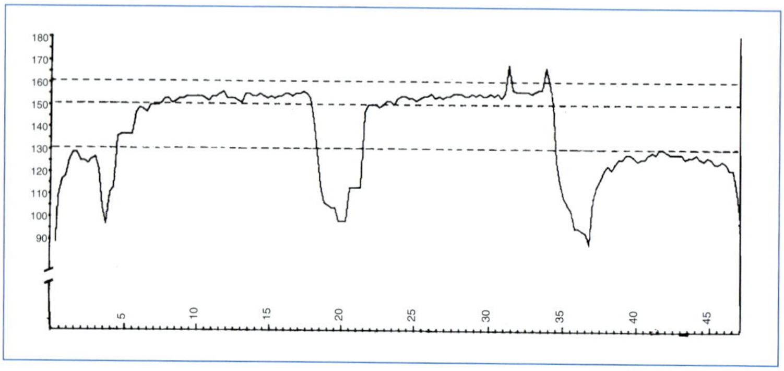

Abb. 172

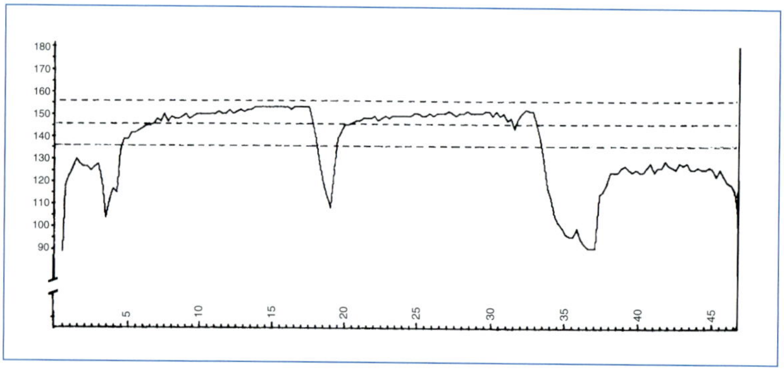

Abb. 173

Fußball

Training

Auftrag: 6 × Hügellauf mit maximaler Schnelligkeit.
Nach dem Abfall der HF auf 120 wird von neuem gestartet.

Während dieser Trainingsform werden maximale Laktatwerte zwischen 15 und 24 mmol erreicht. Die hohen Laktatwerte erfordern eine Erholungszeit von mindestens 48 Stunden. In diesem Zeitabschnitt ist das Verletzungsrisiko groß.

Das Techniktraining ist nicht optimal durchführbar, da das koordinative Leisungsvermögen in dieser Wiederherstellungsperiode herabgesetzt ist.

Diese Art von Training lässt sich im Fußball häufig beobachten. Die Folge ist die Abnahme des Ausdauerleistungsvermögens. Aus diesen Gründen sollte in der Vorbereitungsperiode ein derartiges Training besser unterlassen werden.

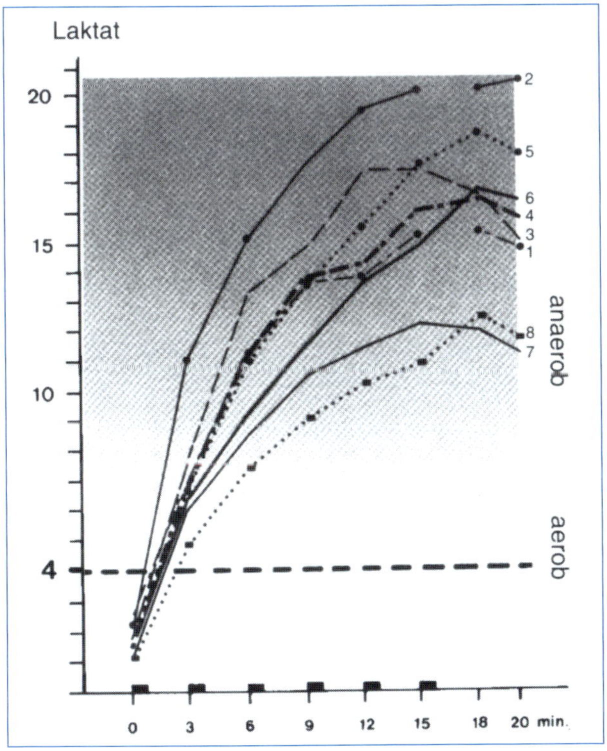

Abb. 174
Laktatkurven von acht Fußballspielern beim Training in der Vorbereitungsphase auf die neue Saison.

Meisterschaftsspiel

Um zu sehen, ob ein Fußballspieler während eines Spiels eine hohe Belastung eingeht, wurden bei Untersuchungen unter anderem die HF und der Laktatgehalt bestimmt. Die HF bleibt beim Fußball spielen während eines großen Teils des Wettkampfes über 85 Prozent der maximalen Herzfrequenz.

Bei Berufsfußballspielern in Schweden zeigt sich, dass der durchschnittliche Verbrauch an Sauerstoff während eines normalen Spieles fast 80 Prozent der VO_2-max beträgt. Das bedeutet, dass der Fußballspieler ein ausgezeichnetes aerobes und ein fußballspezifisches anaerobes Ausdauervermögen besitzen muss. Aus Abbildung 175 ist zu entnehmen, dass Fußballspieler während eines Spiels Laktatwerte zwischen vier und 14 mmol erreichen.

Die Belastungen während eines Fußballmatches ist oft anaerob, mit allen nachteiligen Folgen wie gestörter Koordination und einer Zunahme der Verletzungsmöglichkeiten.

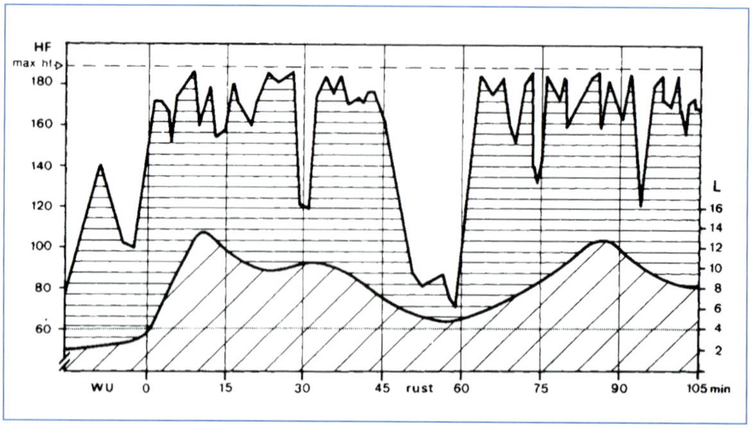

Abb. 175
Herzfrequenz und Blutlaktat eines Mittelfeldspielers während eines Fußballspiels der schwedischen Oberliga.

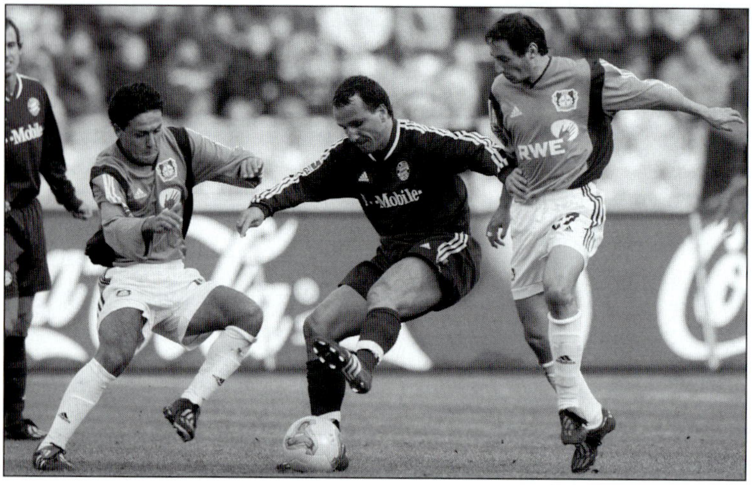

Jens Jeremies (mi.), FC Bayern München gegen Leverkusens Yildiray Bastürk (li.) und Oliver Neuville, 1. Bundesliga, Saison 2002/03

Training eines 17-jährigen Sprinters

Es wurden drei Serien gelaufen: 5 × 50 m, 5 × 60 m, 5 × 70 m.

Laktat nach dem Aufwärmen: 4,3
Laktat nach drei Minuten Umhergehen: 2,9 (Ausgangslaktat).

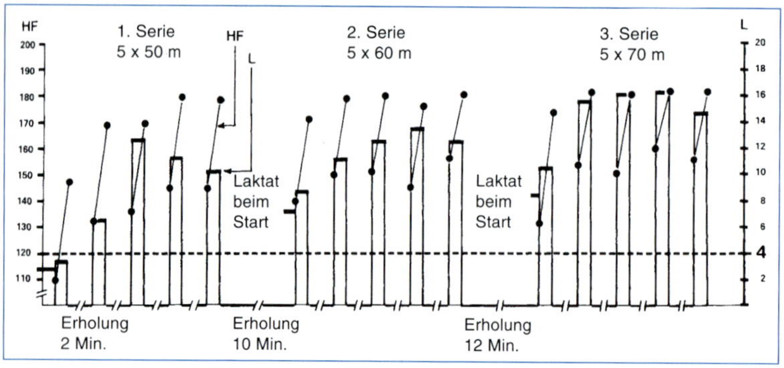

Abb. 176

Erste Serie			Ausgangs-Laktat 2,9	
m	HF	Zeit	Pause	Laktat
1× 50	110 > 147	5,8 Sec.	2 Min.	3,7
2× 50	132 > 168	5,9 Sec.	2 Min.	6,3
3× 50	136 > 169	5.9 Sec.	2 Min.	2,8
4× 50	145 > 179	6,0 Sec.	2 Min.	11,2
5× 50	145 > 178	6,0 Sec.	2 Min.	10,2

Tab. 65

Nach dieser Serie wurde zehn Minuten ausgelaufen

Zweite Serie			Ausgangs-Laktat 7,1	
m	HF	Zeit	Pause	Laktat
1× 60	140 > 172	6,8 Sec.	2 Min.	8,6
2× 60	150 > 169	1,0 Sec.	2 Min.	11,1
3× 60	151 > 180	7,3 Sec.	2 Min.	12,6
4× 60	145 > 176	6,9 Sec.	2 Min.	13,5
5× 60	157 > 180	6,9 Sec.	2 Min.	12,7

Tab. 66

Nach dieser Serie wurde zehn Minuten ausgelaufen

Dritte Serie			Ausgangs-Laktat 8,3	
m	HF	Zeit	Pause	Laktat
1× 70	132 > 174	8,2 Sec.	2 Min.	10,6
2× 70	154 > 181	8,0 Sec.	2 Min.	15,5
3× 70	151 > 180	8,3 Sec.	2 Min.	16,1
4× 70	161 > 181	8,4 Sec.	2 Min.	16,2
5× 70	156 > 181	8,4 Sec.	2 Min.	14,8

Tab. 67

Kommentar: Dieser junge Sprinter trainiert auf diese Art und Weise drei bis vier mal pro Woche. Das letzte Jahr konnte er keine Leistungsverbesserung mehr erzielen. Die Zahl der Verletzungen hat stark zugenommen.

Dieses Training ist mit hohen Milchsäurewerten verbunden. Das Training kann als sehr intensives Stehvermögenstraining (Schnelligkeitsausdauertraining) bezeichnet werden. Als Sprinttraining ist es völlig missglückt. Bereits ein einmaliges derartiges Training pro Woche ist wahrscheinlich zu viel. Drei oder vier derartige Trainings verursachen sicher Probleme. Hierin liegt die Ursache für die Stagnation des Leistungsvermögens und die Zunahme der Anzahl der Verletzungen.

Während des Sprinttrainings darf der Laktatgehalt im Blut nicht stark ansteigen. Um dies zu vermeiden, muss die Erholungszeit verlängert werden. In dieser Erholungszeit wird dem Kreatinphosphat (KP) und dem ATP (die Phosphatbatterie) Zeit gegeben, sich wieder aufzubauen.

Es fällt auf, wie hoch die HF noch zu Beginn der zweiten und dritten Serie ist

Vergleich des Leistungsvermögens verschiedener Sportler

Die Laktatuntersuchung ist ein stark zu beachtendes Element bei der sportmedizinischen Trainingsbegleitung. Nach einer Laktatuntersuchung kann sehr genau angegeben werden, auf welche Weise und mit welcher Intensität trainiert werden soll. Trainingsanalysen zeigen, dass viele ihren Sport in verkehrter Weise betreiben. Die Beispiele aus der Praxis, die in diesem Buch beschrieben wurden, zeigen dies eindeutig. Aber die Laktatuntersuchung gibt uns noch andere wichtige Informationen. Das Leistungsvermögen kann genau bestimmt werden.

Fragen wie: „Bin ich für eine bestimmte Gruppe gut genug?" oder: „Welche Zeit kann ich mit meiner jetzigen Kondition schaffen?" können beantwortet werden.

Bei einem bekannten Leistungsvermögen können Athleten miteinander verglichen werden. Bei Auswahlverfahren wird davon in Zukunft sicher Gebrauch gemacht werden.

Das Leistungsvermögen wird über einen Konditionstest beurteilt. Die Qualität des Konditionstests bestimmt, ob das Leistungsvermögen gut beurteilt werden kann. Eine erste Forderung für einen zuverlässigen Test ist, dass der Sportler während seiner normalen Sportausübung getestet wird, d. h. der Schwimmer im Wasser, der Marathonläufer auf der Straße und der Radrennfahrer auf dem Fahrradergometer.

Ein Schwimmer, der auf einem Laufband oder auf einem Fahrradergometer getestet wird, vermittelt ein schlechtes Bild seines schwimmspezifischen Leistungsvermögens. Die Laktatkurve sollte sportspezifisch bestimmt werden, nur dann bekommt man gute Informationen über das sportspezifische Leistungsvermögen.

Was versteht man unter sportspezifischem Leistungsvermögen?
Es ist die Geschwindigkeit, die bei Laktat 4 erreicht wird. Sie wird auch die V4-Geschwindigkeit genannt.

Diese V4-Geschwindigkeit ist ein wichtiger Indikator für das wirkliche Leistungsvermögen. Eine Verbesserung der V4-Geschwindigkeit geht stets parallel mit einer Zunahme des Leistungsvermögens. An Hand dieser V4-Geschwindigkeit lassen sich auch Vorhersagen für den Wettkampf machen. Die regelmäßige Bestimmung der V4-Geschwindigkeit gibt Auskunft darüber, wie es um die Kondition der Athleten bestellt ist.

Für Läufer und Schwimmer wird diese V4 in Meter pro Sekunde errechnet. Beim Radfahrer wird die V4 in Watt ausgedrückt, wobei Watt (W) eine Größe für das gelieferte Leistungsvermögen ist.

Schwimmer

Tabelle 68 vergleicht die V4-Geschwindigkeit bei Schwimmern und Schwimmerinnen unterschiedlichen Niveaus. Zu einem bestimmten Niveau gehört eine bestimmte V4-Geschwindigkeit. Geht man von diesem Vorgehen ab, dann werden die Leistungen schlecht ausfallen.

V4 (m/s)	100 m		200 m		400 m	
Niveau	Schwimme-rinnen	Schwimmer	Schwimme-rinnen	Schwimmer	Schwimme-rinnen	Schwimmer
National	1,331	1,440	1,281	1,304	1,177	1,343
Europäisch	1,467	1,565	1,412	1,478	1,264	1,480
Welt	1,553	1,634	1,473	1,531	1,438	1,532

Tab. 68
Das durchschnittliche sportspezifische Vermögen auf verschiedenen Strecken. Je höher das Niveau desto höher die V4.

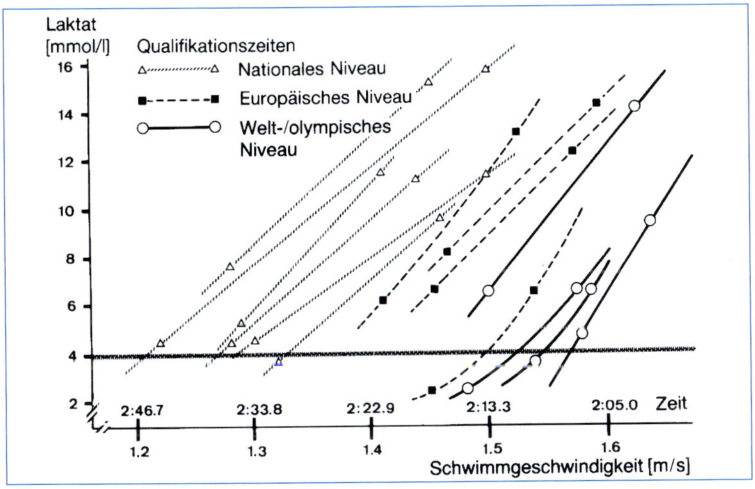

Abb. 177
Die Laktat-Schwimmgeschwindigkeits-Kurve beim Schwimmen auf verschiedenen Qualitätsstufen. Je besser das Niveau, desto höher ist die V4-Geschwindigkeit. Die V4-Geschwindigkeit ist bestimmend für das Wettkampfergebnis.

Radrennfahrer

Wenn Radrennfahrer aus verschiedenen Gruppen miteinander verglichen werden, bemerkt man eine progressive Verbesserung der Leistung bei zwei und vier mmol (respektive bei der aeroben und anaeroben Schwelle). Vom Anfänger, Junior, Amateur bis zum Profi-Radrennfahrer verschiebt sich die Laktatkurve allmählich nach rechts.

	Anfänger 15–16 J.	Junior 17–18 J.	Amateur	Berufsradrennfahrer
Watt bei 2 mmol	200	270	320	360
Watt bei 4 mmol	270	315	376	425

Tab. 69
Leistung (in Watt) bei Radrennfahrern unterschiedlicher Leistungsstärke

Wenn wir die Radrennfahrer der gleichen Leistungskategorie vergleichen, finden wir deutliche Unterschiede.

Vier Berufsradrennfahrer	B 1	B 2	B 3	B 4
Watt bei 2 mmol	360	345	320	320
Watt bei 4 mmol	425	394	380	371

Tab. 70

Wir dürfen annehmen, dass Profiradrennfahrer, die zum gleichen Zeitpunkt untersucht werden, den gleichen Trainingszustand aufweisen. Der Unterschied zwischen ihren Laktatwerten liegt in den verschiedenen Neigungswinkeln.

B 1 ist ein sehr erfolgreicher Berufsfahrer, 26 Jahre alt.

B 2 und B 3 sind Jungprofis. B 2 hat, wie erwartet, bereits gute Leistungen erbracht. B 4 ist das klassische Beispiel des „Wasserträgers" eines Spitzenfahrers und hat während seiner Profikarriere die vorgegebenen Möglichkeiten sehr gut wahrzunehmen gewusst.

B 3, der weniger begabte Neuprofi, hat seine Möglichkeiten weniger gut eingeschätzt und wurde bereits Anfang des Jahres aus einer großen Fahrradmannschaft entlassen, die ihn erst vergangenes Jahr angeworben hatte.

Wir können mit Sicherheit sagen, dass sich das Leistungsvermögen von Radrennfahrern sehr gut in der Laktatkurve widerspiegelt.

Langstreckenläufer

Vergleich von Laufzeiten mit Laborleistungen bei vier mmol
Tabelle 71 zeigt Athleten, die nach ihren im Labor bei vier mmol erbrachten Leistungen (km/h und HF auf Laufteppich) klassifiziert wurden.

Die Tabellen 72, 73 und 74 zeigen Vergleiche zwischen den besten Laufzeiten der Läufer im Wettkampf und im Laborergebnis bei vier mmol.

Es ist bemerkenswert, dass wir fast immer die gleiche Reihenfolge bekommen und dass die Wettkampfleistungen sehr gut mit dem Testergebnis bei der Vier-mmol-Grenze übereinstimmen. Nach *Mader* ist die Leistung bei der anaeroben Grenze das beste Kriterium zur Beurteilung der maximalen aeroben Kapazität eines Athleten. Die Zahlen aus diesen Tabellen liefern jedenfalls den Beweis für diese Behauptung.

Reihenfolge	Name	Leistung bei 4 mmol	
		km/h	HF
1	G. W.	21,2	179
2	M. D.	21,2	185
3	V. M.	21,0	176
4	D. E.	20,7	175
5	B. H.	19,8	177
6	D. S. E.	19,8	189
7	D. G.	19,7	176
8	M. G.	18,6	168

Tab. 71
Langstreckenläufer.

Reihenfolge	Name	Leistung bei 4 mmol km	 HF
9	L. J. M.	18,0	176
10	V. L.	17,8	170
11	P. R.	17,75	185
12	E. A.	17,6	164
13	G. L.	15,8	178

Tab. 71
Fortsetzung

Name	Laufzeit [min]	Reihenfolge Leistung 4 mmol
1500 m		
1. G. W.	3:40,02	1
2. V. M.	3:45,16	3
3000 m		
1. G. W.	7:55,00	1
2. D. S. E.	8:22,00	6
3. B. H.	8:24,00	5
4. D. E.	8:30,00	4
5. D. G.	8:32,00	7
6. V. L.	9:10,00	10
7. E. A.	9:40,00	12

Tab. 72
Aerobe Ausdauer von kurzer Dauer (28 Minuten).

Name	Laufzeit [min]	Reihenfolge Leistung 4 mmol
5000 m		
1. G. W.	13:55,28	1
2. M. D.	14:14,03	2
3. V. M.	14:23,00	3
4. D. E.	14.30,00	4
5. D. S. E.	14:39,00	6
5000 m		
6. B. H.	14:43,00	5
7. D. G.	14:52,00	7
8. V. L.	15:42,00	10
9. E. A.	17:02,00	12

Tab. 73
Aerobe Ausdauer von mittlerer Dauer (15 Minuten).

Name	Laufzeit [min]	Reihenfolge Leistung 4 mmol
10000 m		
1. G. W.	29:40,00	1
2. M. D.	29:43,00	2
3. D. E.	30:13,00	4
4. B. H.	30:38,00	5
5. D. S. E.	30:55,00	6

Tab. 74
Aerobe Ausdauer von längerer Dauer (länger als 15 Minuten).

Name	Laufzeit [min]	Reihenfolge Leistung 4 mmol
6. D. G.	31:37,00	7
7. V. L.	32:40,00	10
8. E. A.	35:02,00	12
Wettkämpfe über 21 km 750 m		
1. M. D.	1:09,24 h	2
2. M. G.	1:09,32 h	7
3. L. J. M.	1:09,40 h	9
4. G. L.	1:13,02 h	13
5. P. R.	1:13,30 h	11

Tab. 74
Fortsetzung

Vergleich der Laktatergebnisse zu verschiedenen Zeitpunkten bei vier Langstreckenläufern

Langstreckenläufer 1 wurde am 17. Januar und am 25. Juli 1986 getestet.

	17.1.1986	25.7.1986
Aerobe Schwelle	18,6 km/h	17,1 km/h
Anaerobe Schwelle	21,2 km/h	19,3 km/h

Tab. 75

Die Laktatkurve hat die gleiche Form, aber die Leistungen im Bereich der aeroben und anaeroben Schwelle haben sich verschlechtert und zwar sechs Monate nach der ersten Untersuchung. Die Verschlechterung des Trainingszustandes ist mit einer Verletzung zu erklären, die den Athleten gezwungen hat, sein Training in Bezug auf Umfang und Intensität zu verringern (siehe Abb. 178 a und b).

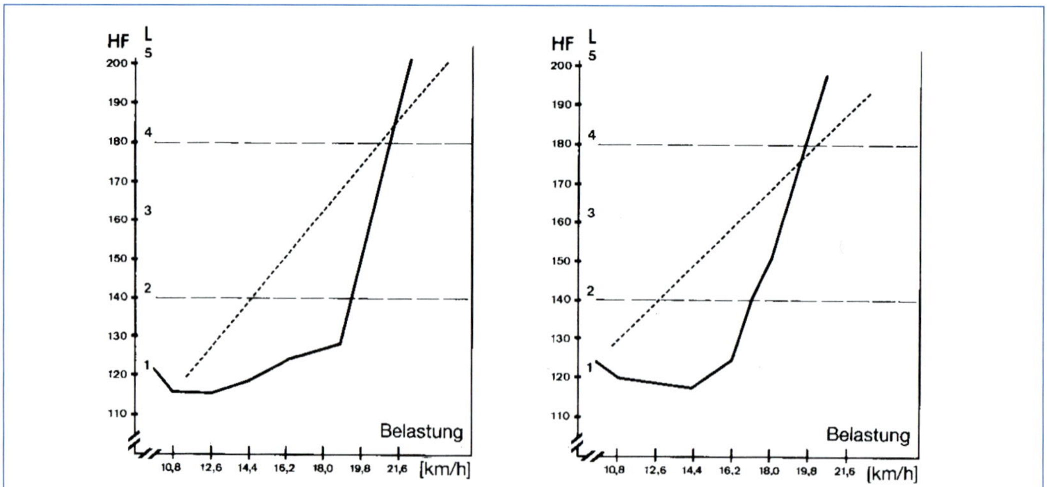

Abb. 178 a + b
Herzfrequenz-Laktat-Kurven von Läufer 1.

Langstreckenläufer 2 wurde am 5. September 1985 und am 6. Mai 1986 getestet.

	5.9.1985	6.5.1986
Aerobe Schwelle (2 mmol)	18,0 km/h	17,8 km/h
Anaerobe Schwelle (4 mmol)	19,8 km/h	19,7 km/h

Tab. 76

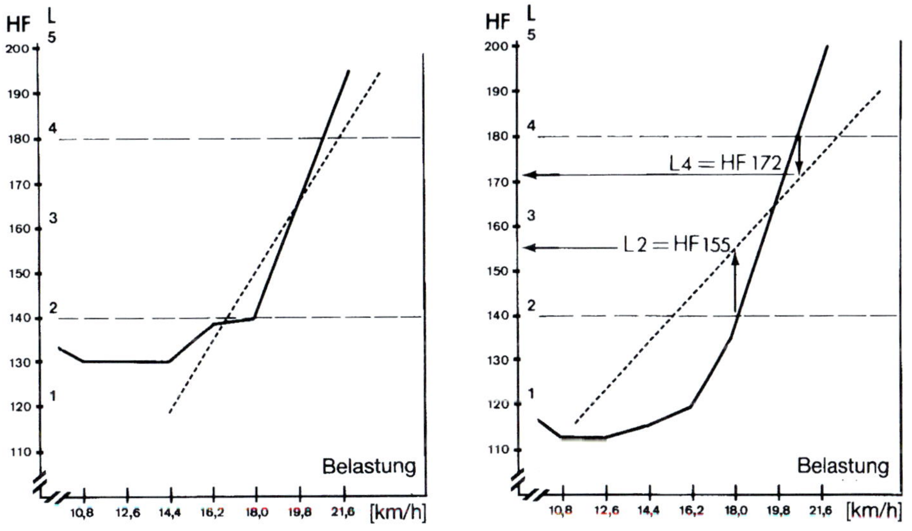

Abb. 179 a + b
Herzfrequenz-Laktat-Kurven von Läufer 2.

Die Leistungen bei zwei und vier mmol sind fast identisch. Die Laktatkurven verlaufen bei zwei mmol fast gleich. Unterhalb dieser zwei mmol verläuft die Kurve niedriger (6.5.1986, siehe Abb. 179 a + b).

Langstreckenläufer 3 unterzog sich am 26. November 1985 und 15. April 1986 einer Laktatbestimmung.

	26.11.1985	15.4.1986
Aerobe Schwelle (2 mmol)	17,3 km/h	18,5 km/h
Anaerobe Schwelle (4 mmol)	20,0 km/h	21,2 km/h

Tab. 77

Dieser Athlet zeigt eine deutliche Verbesserung seines Ausdauervermögens. Dies führte zu einer deutlichen Verbesserung als Langstreckenläufer und auch zu sehr guten Wettkampfleistungen. Er wurde 1986 sogar belgischer Meister auf einer der Seniorenlangstrecken.

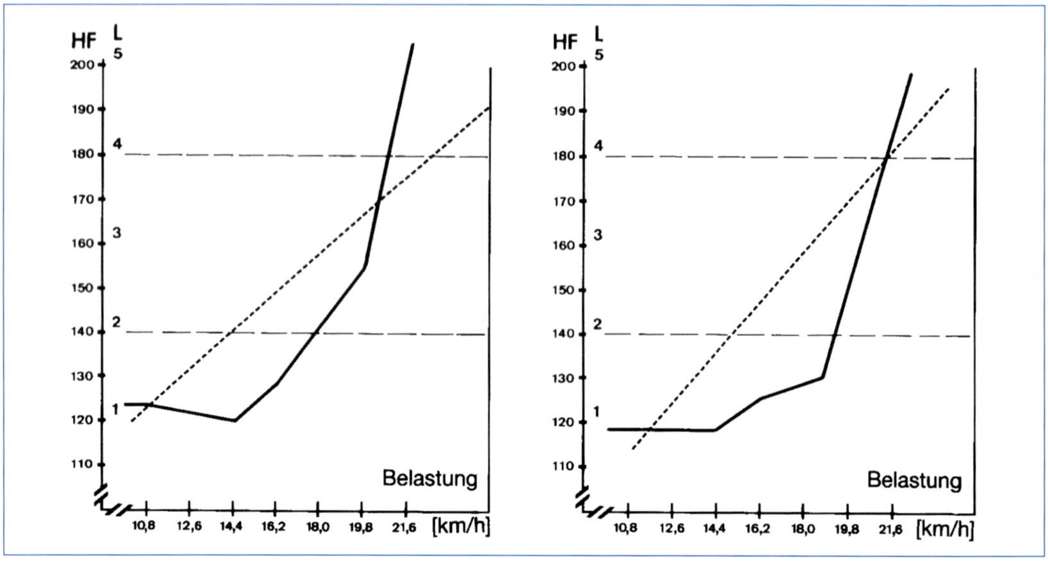

Abb. 180 a + b
Herzfrequenz-Laktat-Kurven von Läufer 3.

Langstreckenläufer 4 unterzog sich einem Laktattest am 3. September 1985 und am 25. Juli 1986.

	3.9.1985	25.7.1986
Aerobe Schwelle (2 mmol)	16,2 km/h	17,2 km/h
Anaerobe Schwelle (4 mmol)	18,5 km/h	19,2 km/h

Tab. 78

Dieser Langstreckenläufer zeigt ebenfalls eine Verbesserung seiner Testergebnisse. Auffallend ist die Tatsache, dass er bei zwei und vier mmol die gleiche HF bei verschiedenen Untersuchungsstufen aufweist (siehe Abb. 181 a b). Er läuft fast 1 km pro Stunde schneller.

Aus dem Vergleich von Langstreckenläufern zu verschiedenen Zeitpunkten ergibt sich eindeutig die Möglichkeit, den Trainingszustand von Athleten auf präzise Art und Weise zu evaluieren.

Als Abschluss dieses Kapitels noch ein Schema (nach *Mader*) der Laufgeschwindigkeit von Langstreckenläufern im Grenzbereich von vier mmol.

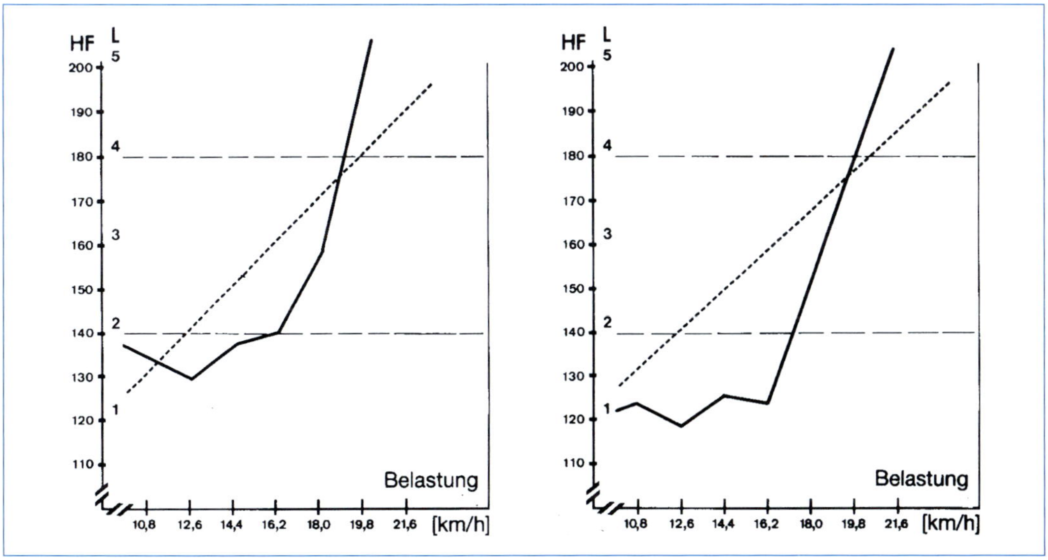

Abb. 181 a + b
Herzfrequenz-Laktat-Kurven von Läufer 4.

Nicht trainiert	Zwischen	3 und 3,5 m/s	Zwischen	10,8 und 12,6 km/h
Etwas trainiert		3,5 und 4		12,6 und 14,4
Mittelmäßig		4 und 4,7		14,4 und 16,92
Sehr gut		4,8 und 5,2		17,28 und 18,72
Super		5,3 und 5,6		19,08 und 20,16

Tab. 79
Laufgeschwindigkeit im Bereich der anaeroben Schwelle (4 mmol) bei Läufern unterschiedlicher Leistungsstärke

Kontinuierliche Herzfrequenzregistrierung bei verschiedenen Trainingsformen

Trainingsaufzeichnungen

Mit Hilfe der Langzeitregistrierung der HF kann objektiv festgestellt werden, welches Training der Sportler durchgeführt hat. Hierdurch kann festgestellt werden, ob Trainingsaufträge in der richtigen Weise ausgeführt wurden. Gemachte Trainingsfehler können auf Grund der Registrierung korrigiert werden. Dadurch lernt und erfühlt ein Sportler, wie es richtig gemacht werden muss, weshalb bei welcher Intensität welche Trainingsform verwendet wird.

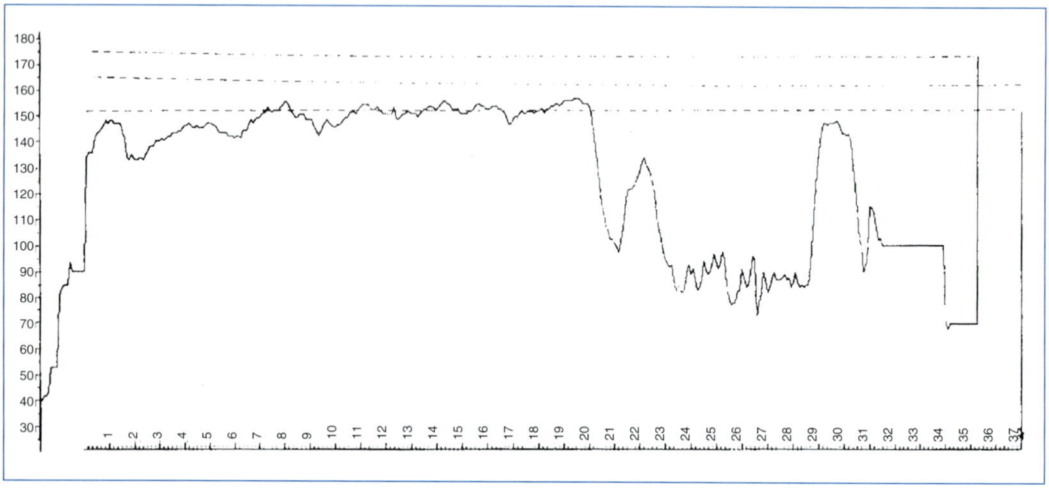

Abb. 182
Herzfrequenzkurve bei Erholungstraining.

Erholungstraining

Abbildung 182 zeigt ein Erholungstraining.
Daten des getesteten Sportlers:

HF bei Laktat 4 beträgt 175.
HF bei Laktat 2 beträgt 160.

Während des Erholungstrainings dürfen die Milchsäurewerte nicht über zwei mmol steigen. Bei gut trainierten Sportlern werden Erholungstrainingseinheiten oft unter zwei mmol absolviert. Bei diesem Sportler war bekannt, dass er oft zu intensiv trainierte. Er konnte sich selbst nicht bremsen. Durch zu intensives Training sind die Ergebnisse in Wettkämpfen oft schlechter. Aufgabenstellung dieses Trainings war, die HF nicht über 150 ansteigen zu lassen. Bei Überschreiten einer HF von 150 ertönt ein Signal. Der Sportler weiß dann, dass er weniger hart trainieren muss. Dadurch, dass das Training im Speicher festgehalten wird, kann später festgestellt werden, ob gut trainiert worden ist.

Intensives Dauertraining

Abbildung 183a zeigt die Herzfrequenz eines Radrennfahrers beim intensiven Training auf der Straße.

Daten dieses Sportlers:

Beim Fahrradtest im Labor ist ein Umschlagpunkt von L 4 = HF 164 und L 3 = HF 157 errechnet worden.

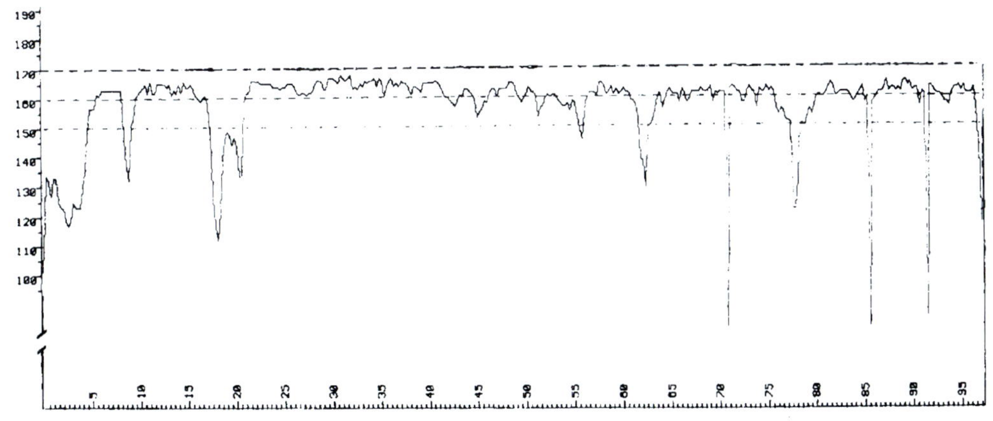

Abb. 183a
Herzfrequenzkurve bei intensivem Dauertraining.

Ein intensives Dauertraining findet bei einem gut trainierten Radrennfahrer bei einem Milchsäuregehalt zwischen drei und vier mmol statt. Während dieses Trainings schwankt die HF um 160. Dieses Training kann also als eine Form des intensiven Ausdauertrainings betrachtet werden. Die Aufgabe war es, während mindestens einer Stunde ein maximal hohes Tempo zu fahren, ohne dass es zu einem Tempoabfall kam. Die Zacken nach unten im Kurvenverlauf stellen Situationen im Straßenverkehr dar, durch die das Tempo über kurze Zeit gestört wird.

Abbildung 183b zeigt als Beispiel einen Marathonläufer während eines intensiven Ausdauertrainings.

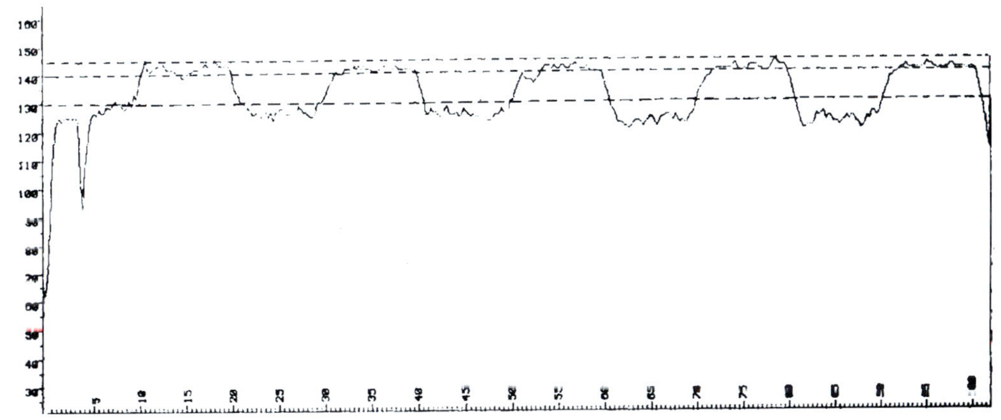

Abb. 183b
Herzfrequenzkurve eines Marathonläufers während eines intensiven Ausdauertrainings.

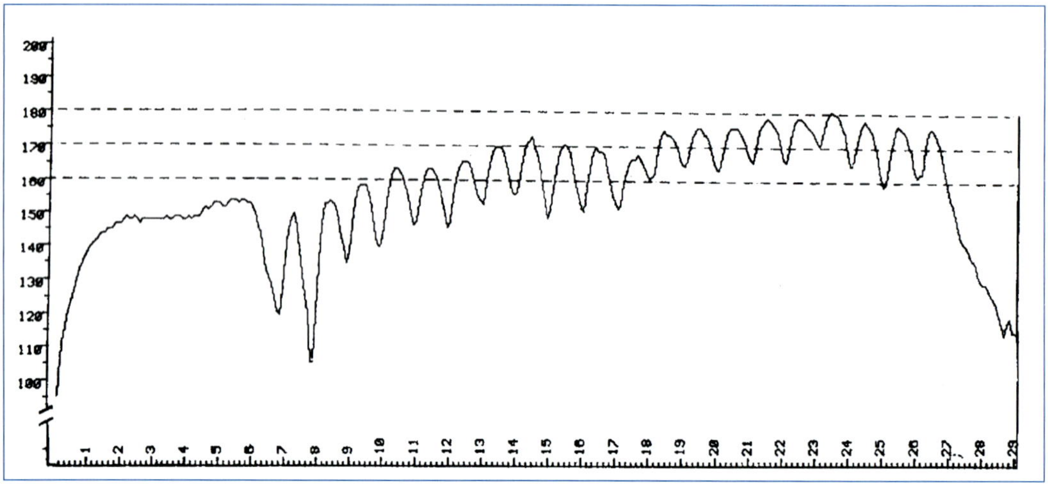

Abb. 184
Herzfrequenzkurve eines Radrennfahrers bei intensivem Intervalltraining.

Auftrag war, in Blöcken von zehn Minuten mit einer HF zwischen 140 und 145 zu laufen. Nach diesem Zeitabschnitt folgte ungefähr die gleiche Zeit Erholung.

Dieser Läufer hat einen Umschlagpunkt L 4 = HF 144 und L 3 = HF 138.
Der intensive Teil wurde mit einer HF zwischen 140 und 145 gelaufen.
Der Trainingsauftrag wurde sehr gut durchgeführt.

Intensives Intervalltraining

Abbildung 184 zeigt das Training eines Radrennfahrers auf einem Fahrradergometer. Beispiel eines intensiven Intervalltrainings. Der Umschlagpunkt L 4 = HF 165. Auftrag: 20 × 10 Sekunden so intensiv wie möglich, abwechselnd mit 50 Sekunden Erholung:

Laktat nach 10 × 10 sec = 7,4 mmol
Laktat nach 20 × 10 sec = 9,8 mmol.

Für ein Training mit intensiven Intervallen war die Intensität gut. Der Laktatgehalt lag zwischen sechs und zwölf mmol. Es ist festzuhalten, dass es lange dauerte, bis die maximale HF erreicht wurde.

Während dieses Trainings wurde speziell das Stehvermögen geschult. Dies wird ersichtlich durch die hohen Milchsäurewerte, die erreicht wurden. Wenn es das Ziel gewesen wäre, das Kreatinphosphatsystem zu trainieren, dann wäre das Training zu intensiv gewesen. Beim Training des KP-Systems dürfen solch hohe Laktatwerte nicht erreicht werden. Diese hohen Laktatwerte hätten durch längere Ruhepausen vermieden werden können. Das KP-System hat dann mehr Zeit zur Erholung. Die ersten sechs Minuten der Kurve geben das Warmmachen wieder.

Extensives Intervalltraining

Abbildung 185 zeigt das Beispiel eines extensiven Intervalltrainings während eines Querfeldeintrainings im Wald.

Umschlagpunkt L 4 = HF 165.

Anzahl der Blöcke mit einer Intensität über HF = 165. Lange Erholungsperiode.
Laktat am Ende des Trainings = 10,2.
Für ein extensives Training war die Intensität zu hoch.

Abbildung 186 zeigt noch ein Beispiel von *intensivem Intervalltraining* bei einem Radrennfahrer während eines sogenannten Viadukttrainings. Dabei wechseln sich maximale Belastungen von 15 bis 20 Sekunden Dauer mit einer kurzen Erholungsphase ab. Auch jetzt wird die maximale HF nur allmählich erreicht.

Abbildung 187 zeigt das Beispiel eines Marathonläufers. Das Training stellt eine Kombination von *intensivem Ausdauertraining* dar, gefolgt von *extensivem Intervalltraining*.

Umschlagpunkt L 4 = HF 144.

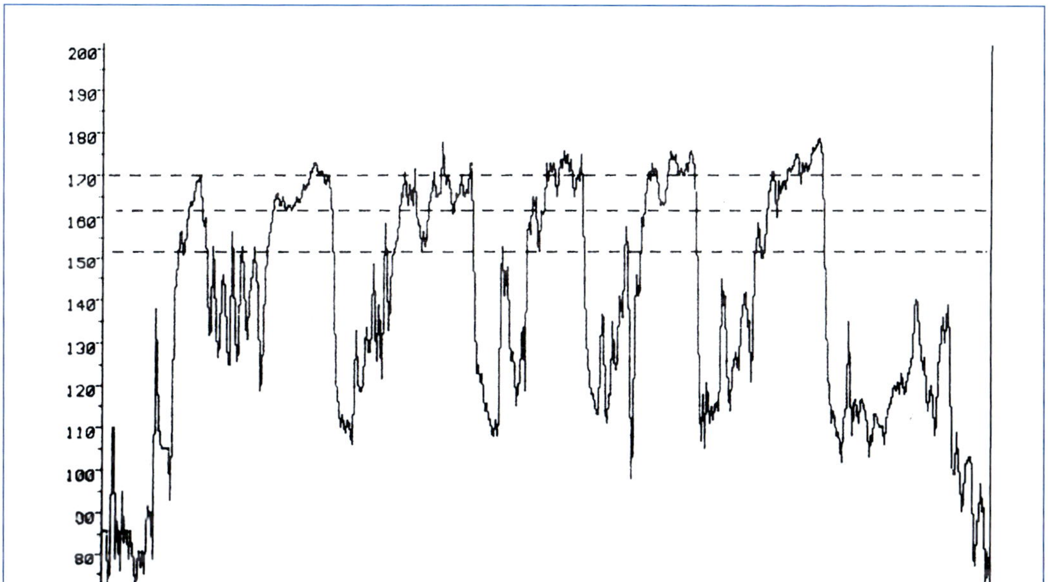

Abb. 185
Herzfrequenzkurve eines Radrennfahrers während eines Viadukttrainings.

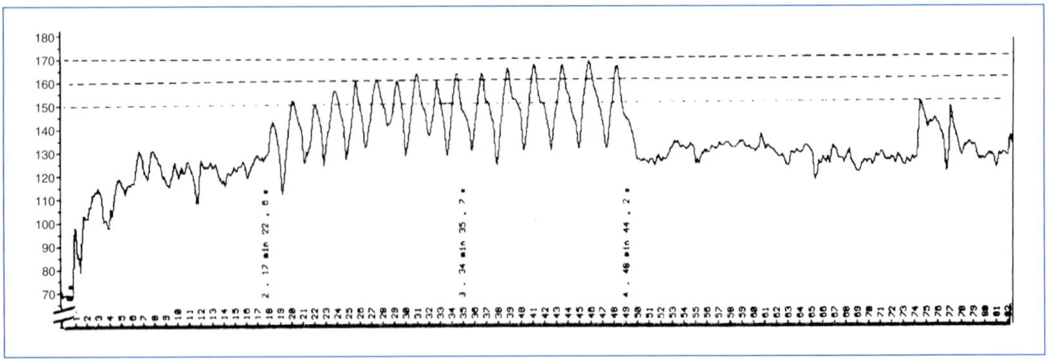

Abb. 186
Herzfrequenzkurve während eines intensiven Intervalltrainings.

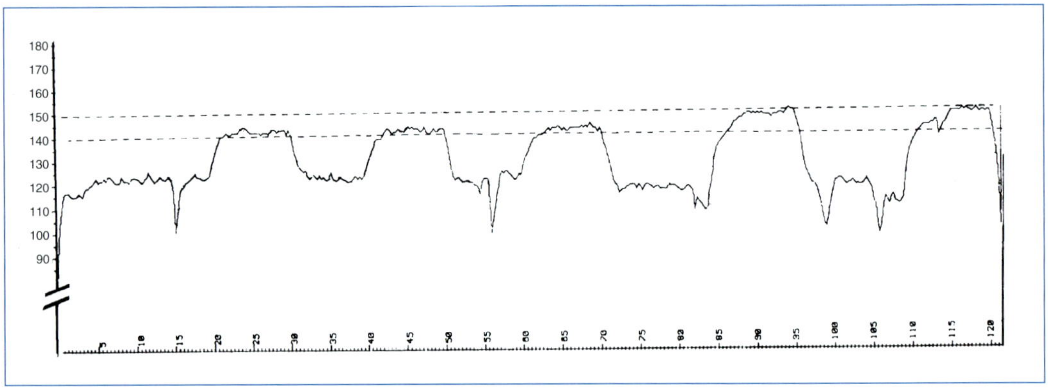

Abb. 187
Herzfrequenzkurve eines Marathonläufers während eines Kombinationstrainings aus intensivem Ausdauertraining und extensivem Intervalltraining.

Es werden drei Blöcke mit einer HF zwischen 140 und 145 (intensives Ausdauertraining) gelaufen, dann folgen zwei Blöcke mit HF ± 150 (extensives Intervalltraining). Zwischen den Blöcken lange Erholung.

Die ersten 3 Blöcke sind ein DT 3-Training.
Die letzten 2 Blöcke sind Tempolauftraining lang (TL).

Herzfrequenzmessungen aus der Praxis

Mannschaftszeitfahren eines 23-jährigen Radrennfahrers

Testdaten:
Laktat 2 = HF 165
Laktat 3 = HF 175
Laktat 4 = HF 180

Maximale HF 197

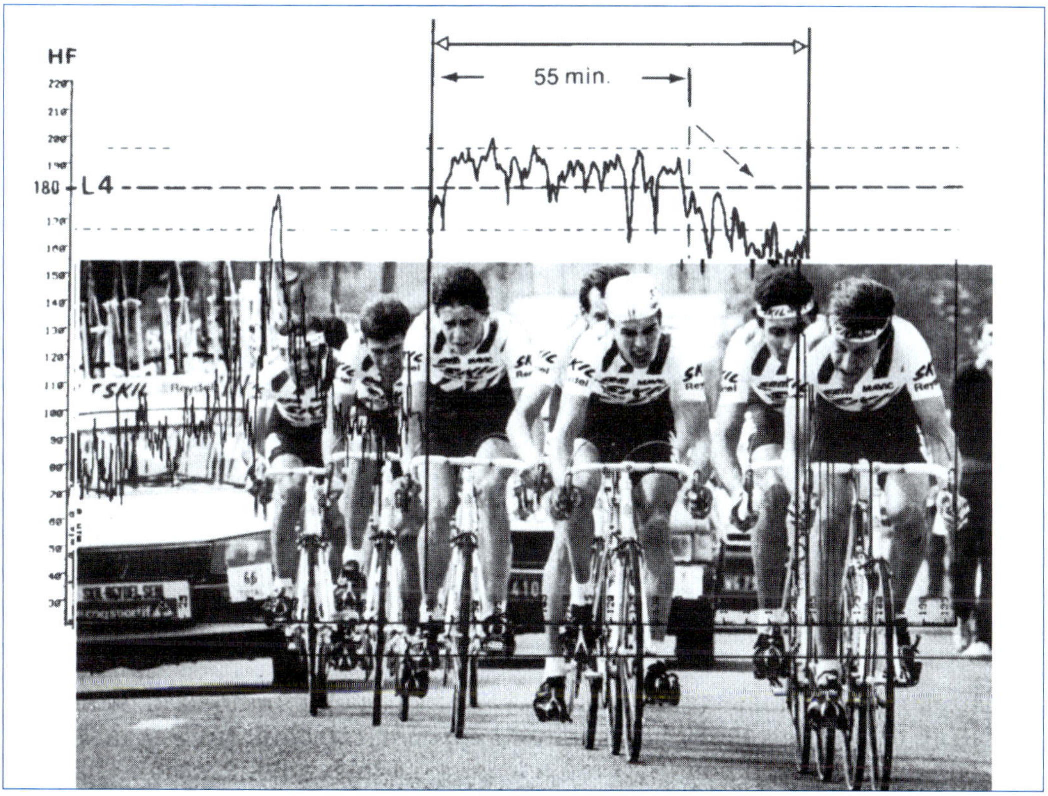

Abb. 188
Wettkampf.

Die Aufzeichnung ist eine Wiedergabe von einem Mannschaftszeitfahren in Paris während der Tour de France 1986.

Erster Teil ist das Aufwärmen.
Während des Wettkampfes fährt er bis zur 55. Minute weit über dem Niveau von L 4 = HF 180.

Die maximale HF während des Wettkampfes ist 197. Nach 55 Minuten Wettkampf muss er sich von der Gruppe lösen. Zu diesem Zeitpunkt hat er seine maximale Übersäuerung erreicht. Er kann dem Tempo seines Mannschaftsführers dann nicht mehr folgen. Doch muss er sich völlig verausgaben, um im Zeitlimit zu bleiben. Gelingt das nicht, muss er aus dem Wettkampf ausscheiden. Trotz der Tatsache, dass er sich subjektiv maximal anstrengt, sinkt die HF und auch die Fahrgeschwindigkeit. Er ist demnach zu lange oberhalb des Umschlagpunktes gefahren. Die Kurve lässt deutlich erkennen, dass gut Trainierte über einen langen Zeitraum und weit im anaeroben Bereich fahren können.

Aerobes Training eines Profiradrennfahrers

Testdaten:
Laktat 2 = HF 150 Maximale HF = 175
Laktat 3 = HF 155
Laktat 4 = HF 160

Die Kurve gibt ein Training zur Verbesserung des Ausdauerleistungsvermögens wieder.

Dieses Training wird auf zwei verschiedene Arten ausgeführt.
1. Blockweise mit kurzen Ruhepausen.
2. Kontinuierlich, also ohne Ruhepausen.

Schlussfolgerung: Korrektes Training des aeroben Systems. Während des Belastungsteils, sowohl bei blockweiser als auch kontinuierlicher Ausführung, befindet sich die HF zwischen 150 und 160, also zwischen L 2 und L 4.

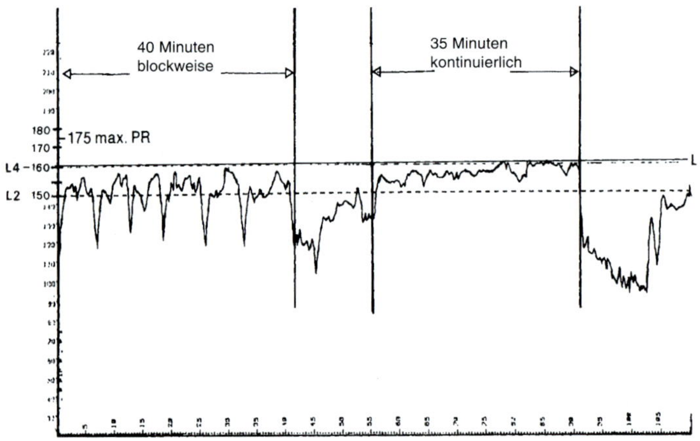

Abb. 189

Training und Zeitfahrregistrierung eines 22-jährigen Profiradrennfahrers

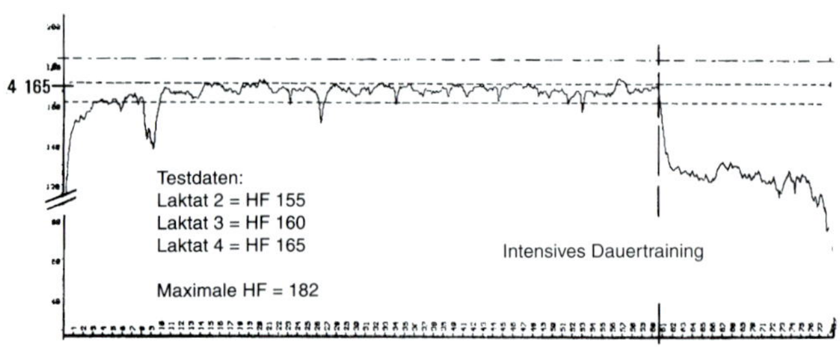

Abb. 190
Training von 60 Minuten Dauer mit einer HF konstant auf dem Niveau von 165. Es handelt sich um ein intensives Dauertraining. Dieser Trainingsform wird vom Radrennfahrer als schwer empfunden.

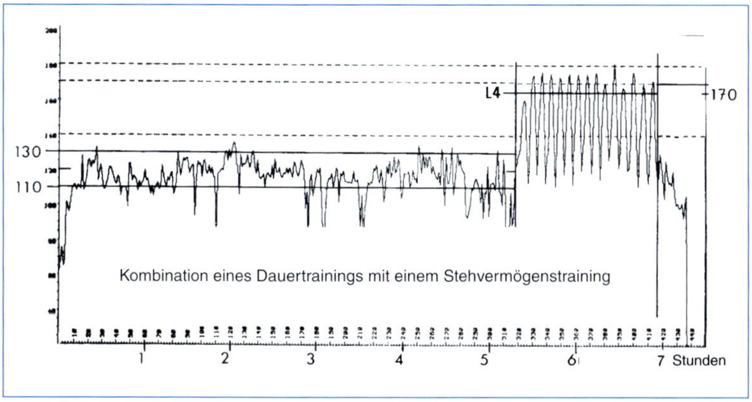

Abb. 191
Totale Trainingsdauer sieben Stunden.
HF während der ersten fünf Stunden zwischen 110 und 120. Es handelt sich um ein extensives Dauertraining bzw. Regenerationstraining. Es wird vor allem die Fettverbrennung stimuliert. Die letzten eineinhalb Stunden sind ein intensives Stehvermögenstraining, wobei immer wieder eine Steigung von 1 200 m vollständig hinaufgefahren wurde (15mal).

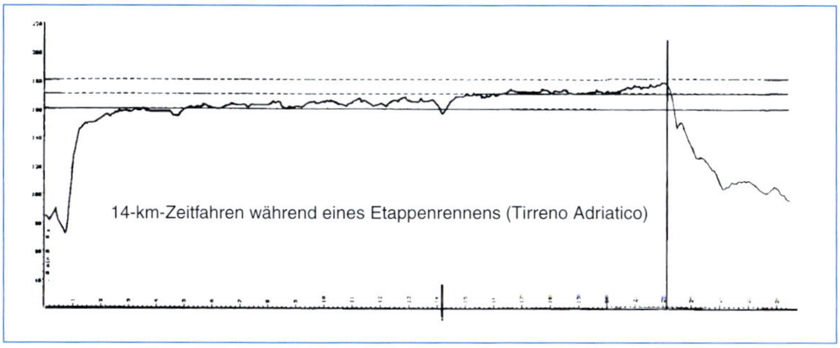

Abb. 192
In dem gute 22 Minuten dauernden Wettkampf steigt die HF nach und nach von 160 auf beinahe 180 an. Die Senkung bei 14
Minuten ist auf eine Wende von 180 Grad zurückzuführen. Von diesem Punkt an herrscht starker Gegenwind, und die HF steigt schnell auf 170 an. Die Möglichkeiten des Rennfahrers wurden die ersten acht Minuten nicht voll ausgeschöpft.

Extensives Dauertraining eines Triathleten

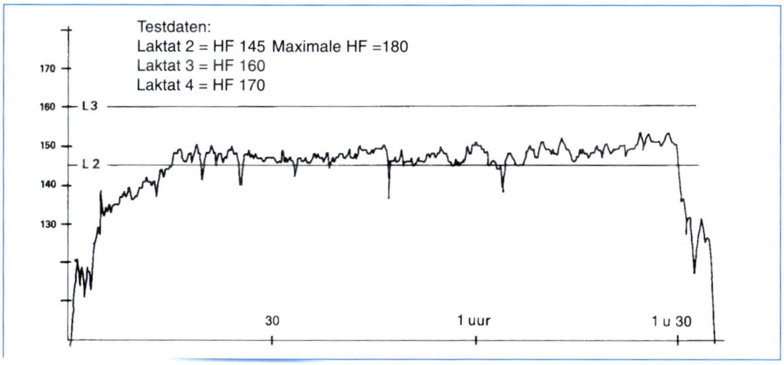

Abb. 193
Bei den Testdaten ist diese Aufzeichnung ein gutes Beispiel für ein extensives Dauertraining. Die HF bewegt sich konstant zwischen HF 145 und 150, also nicht oberhalb des Laktat-2-Niveaus. Schlussfolgerung: Korrekt ausgeführtes extensives Dauertraining.

Sprinttraining eines Berufsradfahrers

Testdaten:
Laktat 2 = HF 150 Maximale HF = 175
Laktat 3 = HF 155
Laktat 4 = HF 160

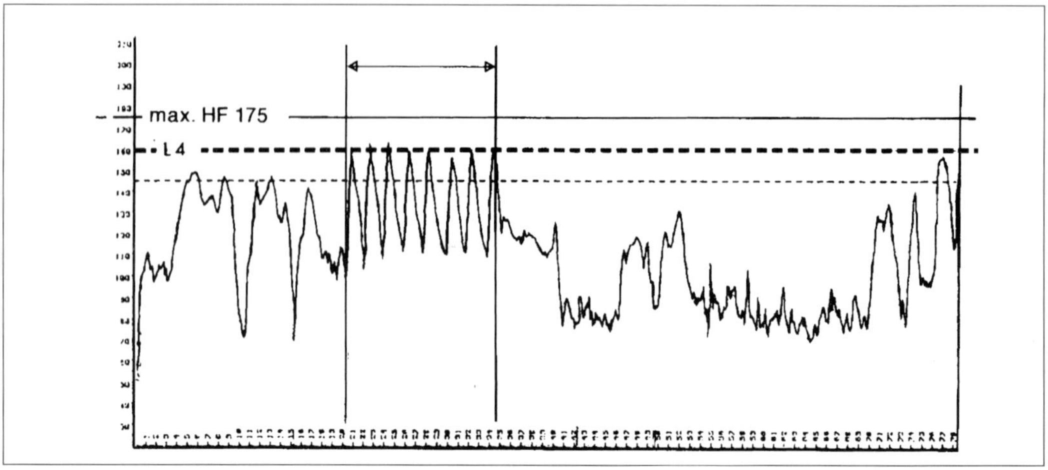

Abb. 194

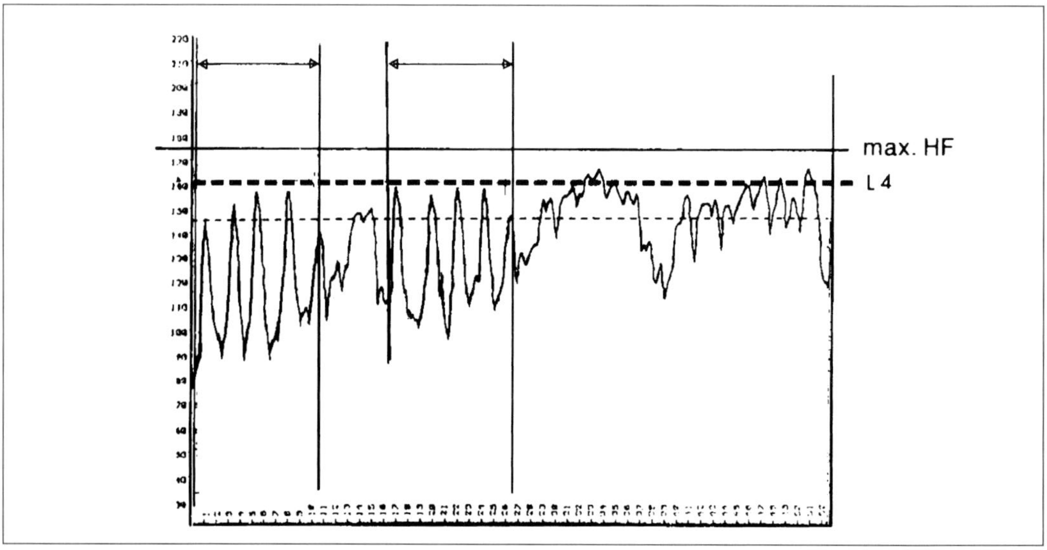

Abb. 195

Zielsetzung: Nach dem Aufwärmen folgt ein Sprinttraining. Die Belastungszeit dauert zehn bis zwanzig Sekunden. Die Erholungszeit ist lang, drei bis fünf Minuten. Die HF steigt nach und nach bis zur maximalen HF.

Schlussfolgerung:
Die HF steigt nicht über 160.
Möglicherweise noch unvollständige Erholung vom letzten Training. Die Erholungspausen sind zu kurz. Während des Sprinttrainings sollen keine hohen Laktatspiegel erreicht werden. Die Erholungszeit muss deshalb lange dauern.

Sprinttraining ist nur sinnvoll nach vollständiger Wiederherstellung.

Während des Sprinttrainings steigt die HF bei jedem Sprint etwas mehr an. Schließlich wird die maximale HF erreicht. In den Kurven wird die individuelle maximale HF nicht erreicht.

Aerobes Training eines Berufsradfahrers

Testdaten:
Laktat 2 = HF 150 Maximale HF = 175
Laktat 3 = HF 155
Laktat 4 = HF 160

Das Trainingsziel ist die Durchführung eines aeroben Trainings in Blockform und in kontinuierlicher Form.

Die Abbildung lässt erkennen:
1. Kurze Belastungsblöcke, mit einer Dauer von einer bis zwei Minuten. Die HF steigt bis 160. Die Erholungspausen sind kurz. Die HF fällt bis 120 ab.
2. Kontinuierliche Form, ohne Ruhepause, während 30 Min. ist die HF zwischen 150 und 160.

Der erste Teil des Trainings ist in Wirklichkeit ein anaerobes Training. Das aerobe System hat eine gewisse Trägheit. Es dauert einige Minuten, bis das aerobe System vollständig in Gang gekommen ist.

An und für sich handelt es sich hier um kein schlechtes Training. Aber das Trainingsziel wurde nicht erreicht. Auf diese Weise ausgeführt, handelt es sich um ein anaerobes Intervalltraining, bei dem die HF stets auf 120 abfällt.

Bemerkung
Während des blockweisen Trainings muss die Belastungszeit länger dauern. Länger als drei Minuten, z. B. 3–5–8 Minuten. Die kontinuierliche Form dauert 20 bis 60 Minuten. Die Inten-

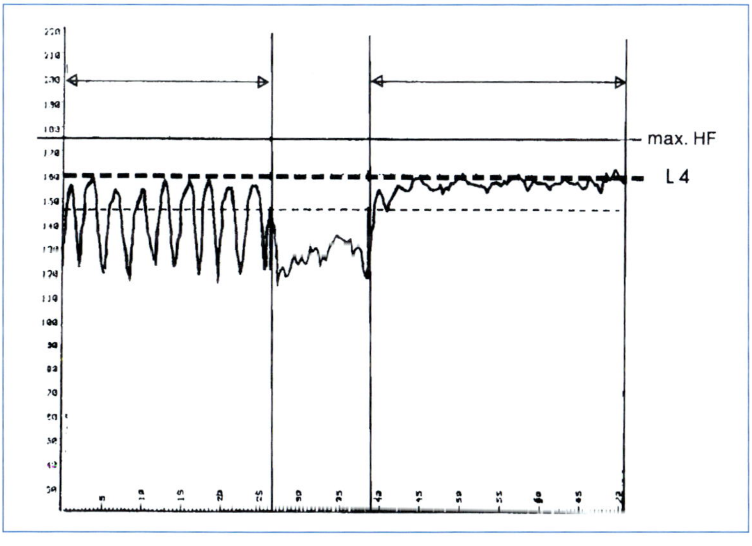

Abb. 196

sität des kontinuierlichen Trainings ist gut. Während der Belastungsphase liegt die HF zwischen 150 bis 160. Also zwischen L 2 und L 4.

Krafttraining eines Berufsradfahrers.

Testdaten:
Laktat 2 = HF 150
Laktat 3 = HF 155
Laktat 4 = HF 160

Maximale HF = 175

Die Abbildung spiegelt ein Krafttraining auf dem Fahrrad wider. Auftrag: Auf dem Sattel sitzend mit großem Widerstand bergauf fahren oder gegen den Wind fahren.

Dauer der Belastungsphasen zwischen einer und fünf Minuten. Zahl der Wiederholungen: vier bis maximal zehn. HF-Gipfel oberhalb HF 160.

Kommentar:
Gut ausgeführtes Training. Erholung gut. Die HF geht schnell auf 90 herunter.

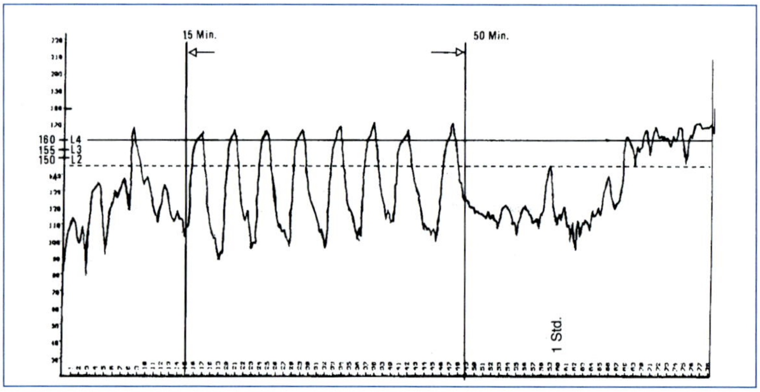

Abb. 197

20 Herzfrequenzmessungen bei verschiedenen Sportarten

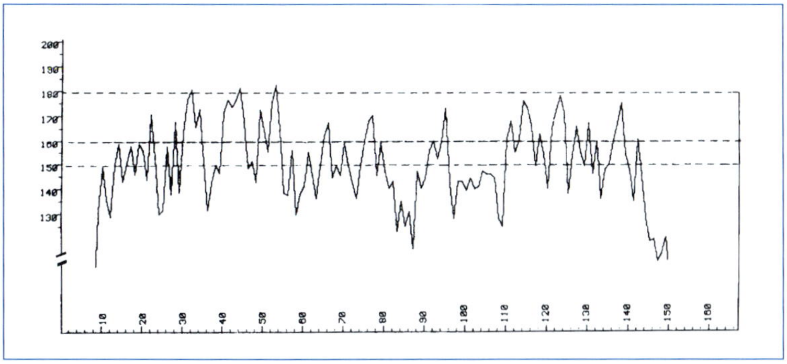

Abb. 198
Mann, 36 Jahre. Tenniswettkampf. Regelmäßige Spitzenbelastung bis HF 180.

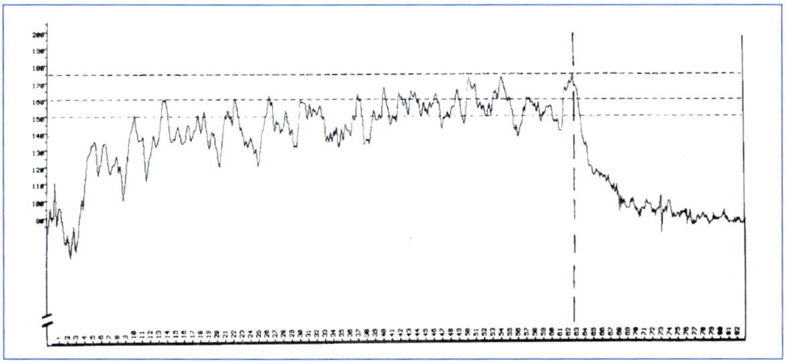

Abb. 199
Mann, 40 Jahre. Gleicher Wettkampf wie in Abbildung 198. Man beachte den Unterschied in der Höhe der Herzfrequenz.

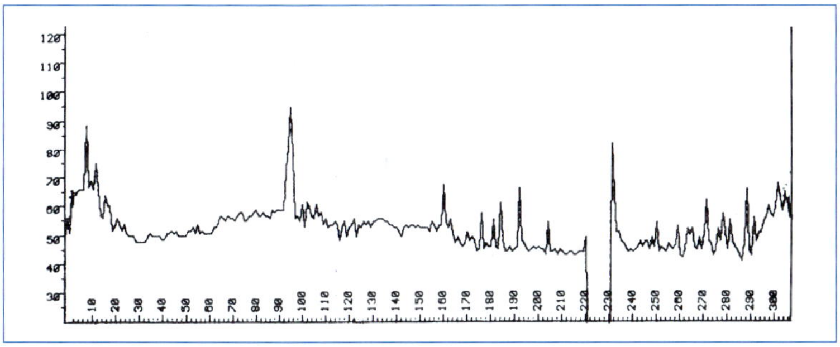

Abb. 200
Mann, 42 Jahre. HF-Kurve während des Schlafes. Mittlere HF 50.

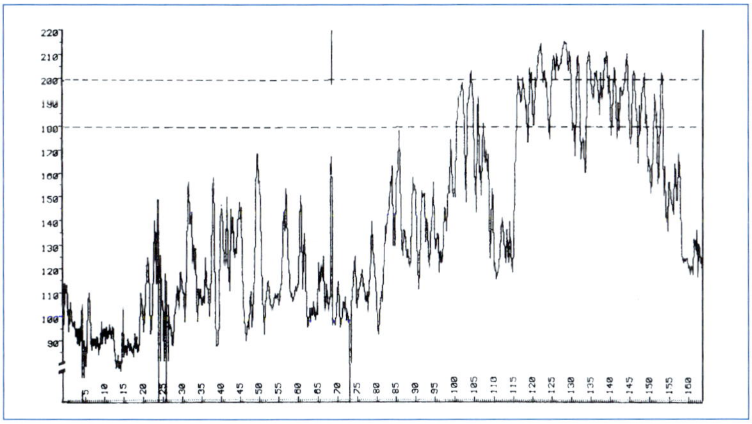

Abb. 201
Junge, sechs Jahre, Registrierung eines Fußballspiels. Letzter Teil HF über 200. Der letzte Teil der Aufzeichnung, zwischen der 120. und 160. Minute, ist das Fußballtraining.

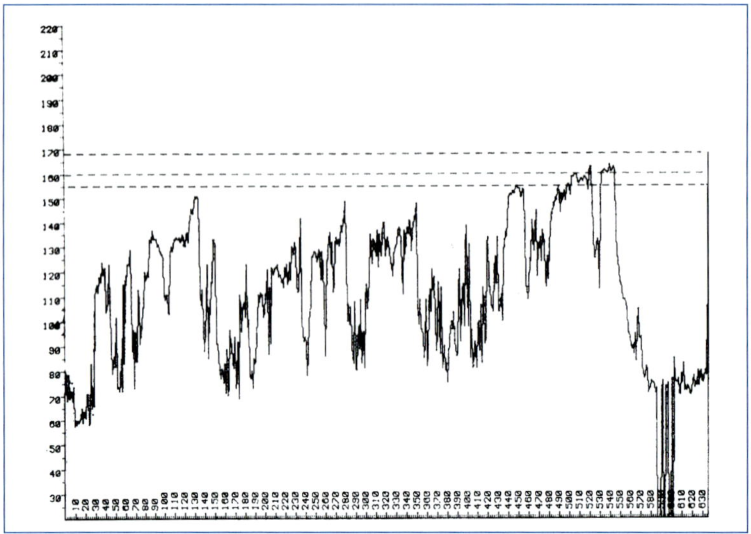

Abb. 202
Ludo Peeters: Tour de France 1985, 12. Etappe: Bergetappe über 269 km von Morzine nach Lans-en-Vercors.

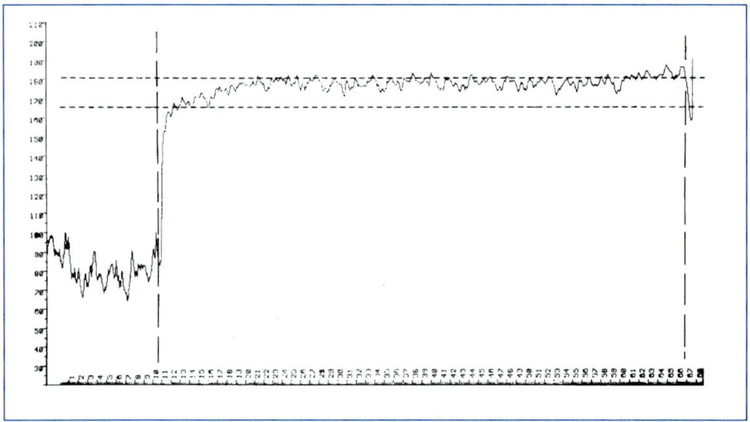

Abb. 203
Frank van Bakel: Registrierung eines Querfeldeinrennens, Super Prestige von Rom, Umschlagpunkt zwischen 170–175, HF stets zwischen 175–180, gegen Ende des Rennens sogar bis 190.

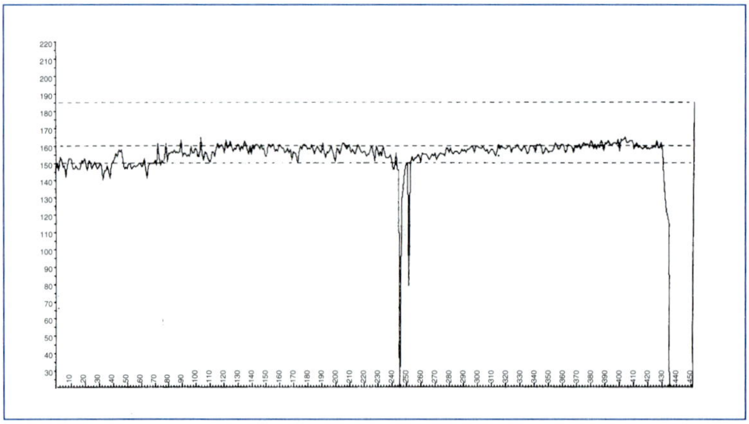

Abb. 204
Die HF bewegt sich stets zwischen 150 und 160. Der Umschlagpunkt liegt daher in diesem Bereich. Der erste Teil der Radstrecke ist auffallend. Die HF benötigt viel Zeit (bis zur 70. Minute), um in die Höhe zu kommen. Erklärung dafür: Der Athlet hat sich durch das Schwimmen unterkühlt. Diese Unterkühlung ist wahrscheinlich die Ursache dafür, dass die HF während des Aufzeichnungsbeginns unten bleibt. Die Zacke nach unten ist der Übergang vom Rad fahren zum Laufen. Während der Verpflegungsaufnahme hat sich die Elektrode gelöst.

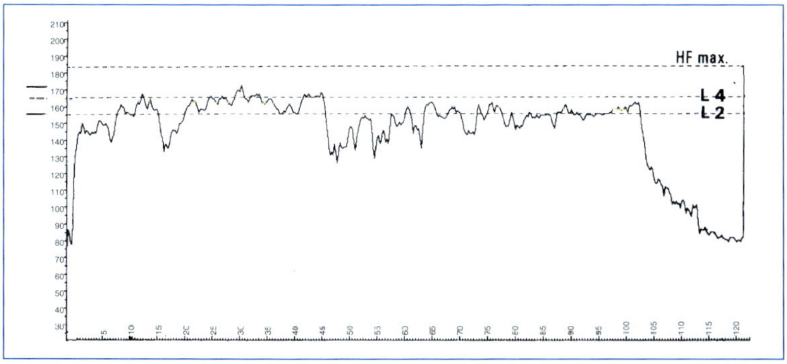

Abb. 205
Adri van Houwelingen, 31 Jahre, Profiradrennfahrer. Zeitfahren, Tour de France 1985: Streckenlänge 75 km. Maximale Herzfrequenz 170, geschätzter Umschlagpunkt 155 bis 160.

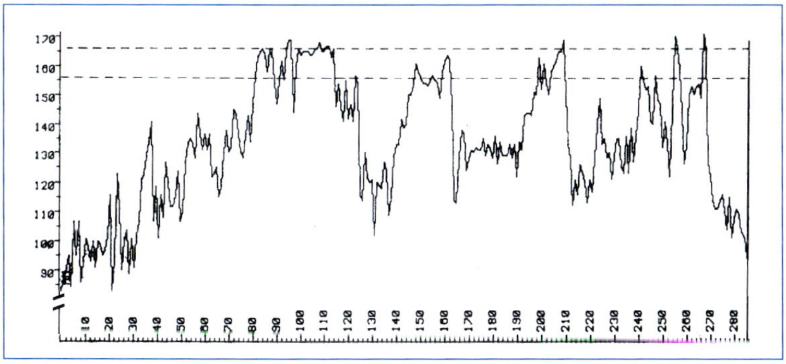

Abb. 206
Adri van Houwelingen. Etappe der Tour de France 1985. 30 Minuten, maximale HF 170, HF zwischen 160 und 165 (Umschlagpunkt).

Erklärung der Herzfrequenzkurven von Adri van Houwelingen

Bei der Tour de France wird nicht die maximale HF erreicht. Auch das HF-Niveau bei den Langzeitleistungen liegt bedeutend niedriger als beim Zeitfahren in Dronten.

Die Erklärung dafür: Während einer Tour de France befinden sich die Fahrer fast immer in einem Übertrainingszustand. Bei Übertraining kommt es zu einer Senkung der maximalen HF, auch der Umschlagpunkt senkt sich. Beim Zeitfahren in Dronten war der Radrennfahrer gut ausgeruht. Die maximale HF erholt sich dann schnell auf das alte Niveau, und auch der Umschlagpunkt erreicht wieder ein höheres HF-Niveau.

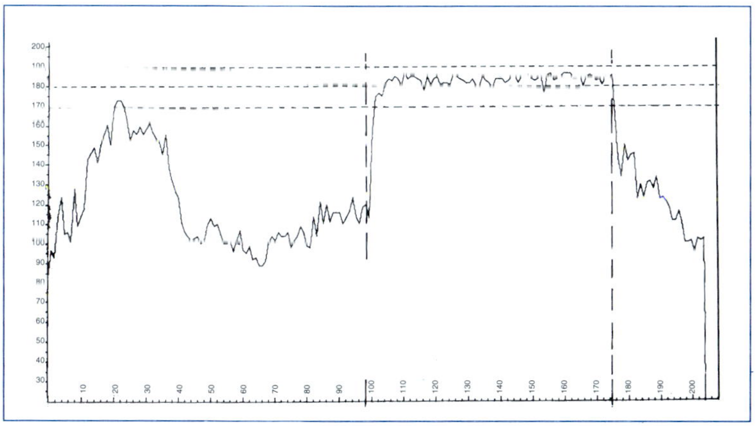

Abb. 207
Theo Geevers, Amateurradrennfahrer. Niederländische Meisterschaften im Mannschaftsfahren, Dronten 1985 (ungefähr 65 km): 1. Platz. HF im Schnitt zwischen 180 und 185 (geschätzter Umschlagpunkt). Bis 100 Aufwärmen, danach Beginn des Wettkampfes.

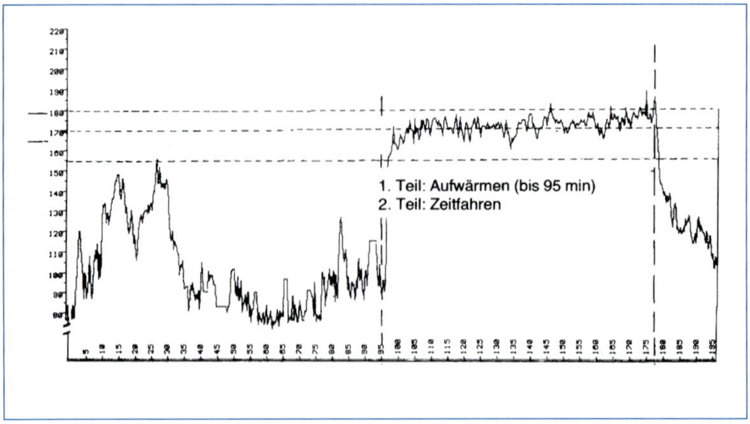

Abb. 208
Adri van Houwelingen. Niederländische Meisterschaft Mannschaftsfahren. Dronten 1985. Streckenlänge 65 km. Ergebnis: 1. Platz. Maximale HF zwischen 180 und 185. Mittlere Herzfrequenz: ± 175.

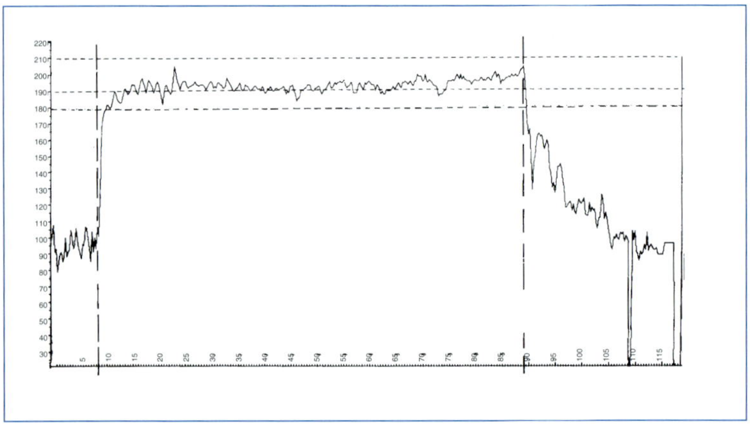

Abb. 209
Gert Jan Theunissen, 22 Jahre, Profiradrennfahrer. Niederländische Meisterschaft im Mannschaftsrennen (ungefähr 65 km): 1. Platz. HF immer über 190. Geschätzter Umschlagpunkt 190 bis 195. *Theunissen* und *van Houwelingen* fahren in der gleichen Mannschaft. Bemerkenswert ist der Unterschied in der HF der beiden Fahrer, die gleichzeitig die gleiche Leistung bringen.

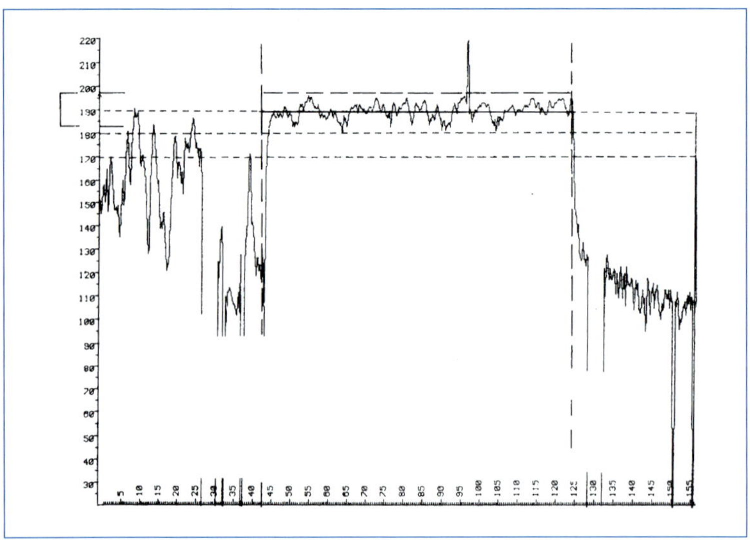

Abb. 210
Phil Anderson, Profiradrennfahrer. Zeitfahren, Großer Preis Eddy Merckx 1985: 3. Platz. Der Wettkampf liegt zwischen 45 und 120 Minuten. Die Spitze nach oben ist ein Fehler in der Registrierung. Es ist zu bemerken, dass das Aufwärmen sehr intensiv durchgeführt wurde. Während des Wettkampfs bleibt die Herzfrequenz auf gleichem Niveau (um 190).

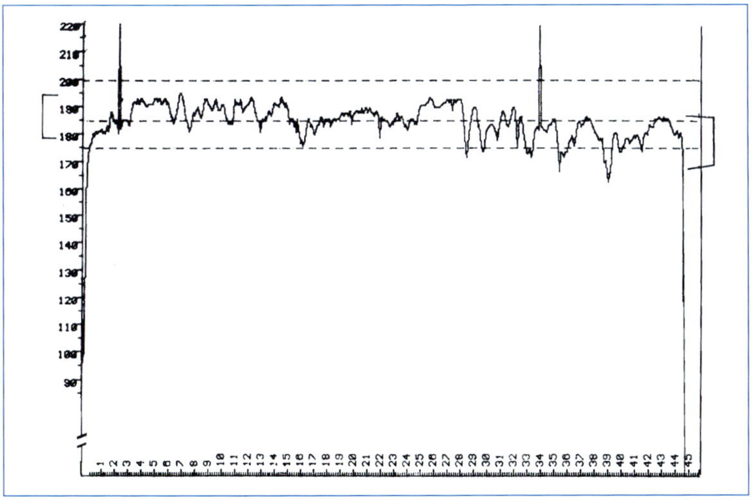

Abb. 211
Phil Anderson, Zeitfahren Großer Preis der Nationen 1985. Schlechte Platzierung mit ± 15 Minuten Rückstand auf den Sieger.
Die Aufzeichnung erfasst nur den Wettkampf. Umschlagpunkt 187. Der erste Teil geht gut, aber der Abfall der HF ist deutlich im weiteren Verlauf des Wettkampfes zu sehen.
Erklärung: Der erste Teil liegt zu stark über dem Umschlagpunkt. Dadurch zu starke Übersäuerung. Folge: Das HF-Niveau kann nicht gehalten werden, was einen Temporverlust zur Folge hat.

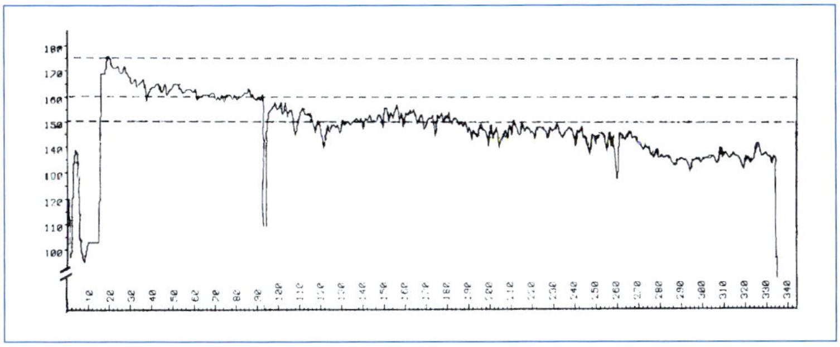

Abb. 212
Axel Koenders, Wintertriathlon 1985. 1.Platz. 22 km Laufen, 100 km Rad fahren, 40 km Eisschnelllaufen.
Erklärung der sich senkenden Kurve: Der Vorsprung im Wettkampf war so groß, dass eine maximale Anstrengung nicht notwendig war.

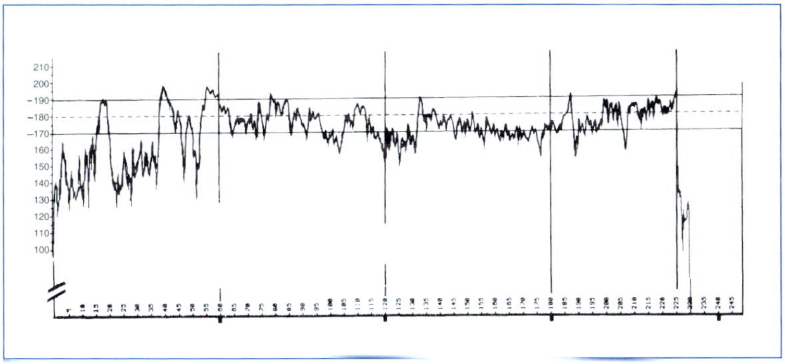

Abb. 213
Registrierung von einem Amateur-Klassiker

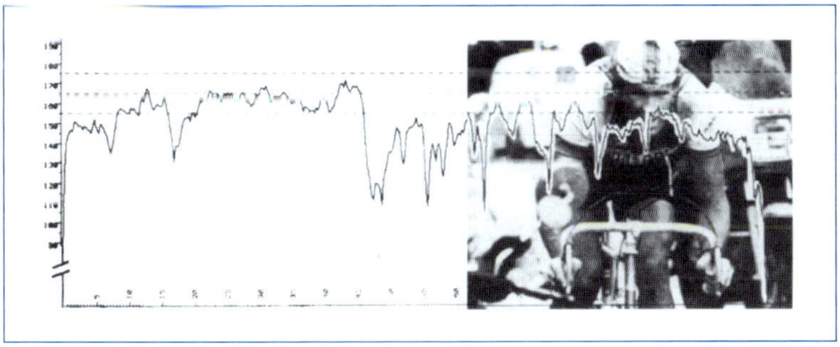

Abb. 214
Johan Lammerts. Tour de France 1985, 8. Etappe: Zeitfahren 75 km, Saarebourg/Strassbourg.

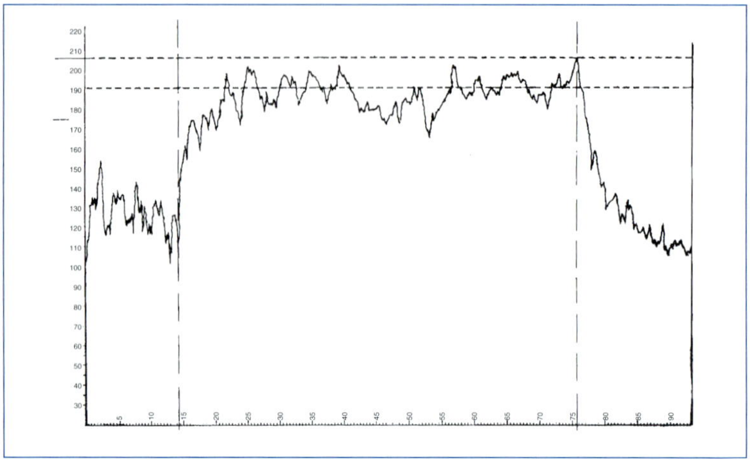

Abb. 215
Richard von Kempen: Eisschnelllaufmarathon 40 km, 1. Platz

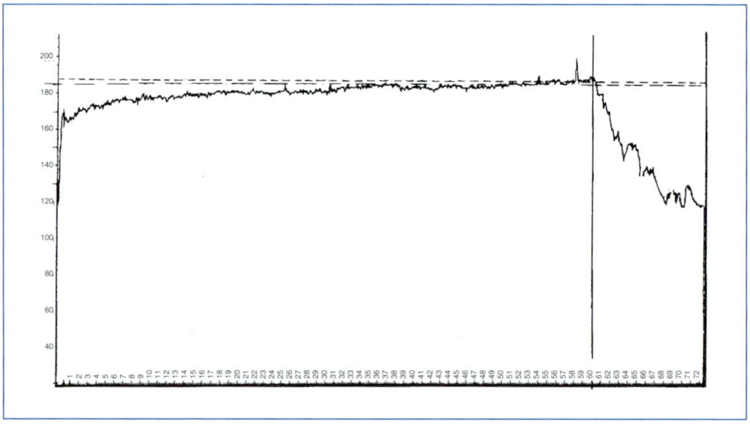

Abb. 216
Stundenweltrekord (Eisschnelllauf) *Hilbert van der Duims*: Herzfrequenzkurve während der Verbesserung des Stundenweltrekord im Eisschnelllauf in Heerenveen am 28.11.1986. Dies ist eine Verbesserung des alten Weltrekords von *Jan Kooiman* um 1.334,35 m. Es findet eine Steigerung der HF bis in den Bereich der maximalen HF statt. Erste 10 km: 15:03,30; zweite 10 km: 15:12,50; dritte 10 km: 15:15,30.

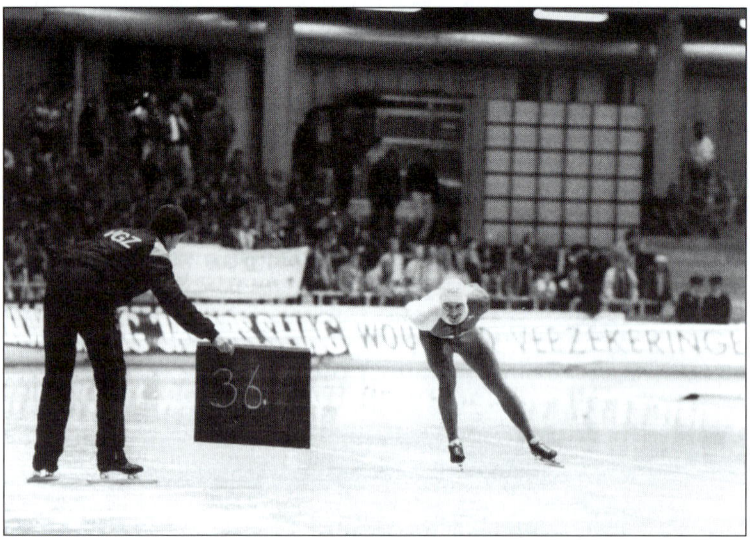

Foto: Wout Steensma

Erklärung zur Herzfrequenzkurve Hilbert van der Duims

Die allmähliche Steigerung der HF kann folgendermaßen erklärt werden: Der Rekordversuch fand in der überdachten Eisschnelllaufbahn Thialf in Heerenveen statt (siehe Abb. 216). Die Zuschauerzahl betrug 10.000. Hierdurch stieg die Temperatur in der Halle bis auf 20 °C. Die Kühlung des Körpers wurde dadurch stark eingeschränkt, und die Transpiration nahm bedeutend zu. Der Flüssigkeitsverlust des Körpers war sehr groß. Während des Versuchs wurde nicht getrunken. Durch dieses Zusammentreffen verschiedener Faktoren ist die Körpertemperatur allmählich gestiegen, was immer mit einem HF-Anstieg verbunden ist. Siehe Kapitel „Kühlung während der Belastung“ und „Flüssigkeitsverlust und Herzfrequenz“ S. 78 und S. 77.

Autorennfahrer

Bei Autorennen wurden sehr hohe Herzfrequenzen festgestellt. Trotz der relativ geringen eigenen Bewegungsintensität verursachen Einflüsse von außen, wie hohe Temperatur, Konzentration, Spannung, Verzögerungs- und Beschleunigungskräfte sowie Druck, eine derartig hohe HF, die vom Start bis zum Ziel die anaerobe Schwelle erreicht bzw. überschreitet.

Nach Beobachtungen von *Huub Rothengather* ist seine HF beim Start rund 180 und hält sich im Laufe des Wettkampfes auf dieser Höhe.

Sportfallschirmspringer

Beim Schüler ist die „Erwartungs“-HF während des 15minütigen Aufstiegs schon stark erhöht (95 bis 120 bis 150) und erreicht beim Ausstieg, während des freien Falls und beim Öffnen des Fallschirms beinahe sein maximales HF-Vermögen und bleibt auch während des Absinkens sehr hoch. Erst Minuten nach der Landung sinkt die HF auf noch immer erhöhte Werte von 90 bis 110. Beim Ausbilder ist die „Erwartungs“-HF in vollständiger Ruhe (55 bis 80), nimmt leicht zu in den letzten Vorbereitungsminuten (80 bis 100), erreicht ihren Gipfel beim Ausstieg (55 Schläge unter seinem maximalen Herzfrequenzvermögen) und sinkt während des Gleitfluges trotz komplizierter Figuren auf 130. Nach dem Öffnen werden Ruhewerte von 70 erreicht.

Beobachtungen bei Sportfallschirmspringern ergeben große Unterschiede. Beim Schüler ist während des freien Falls eine ständig erhöhte Herzfrequenz festzustellen, während des Sprunges sogar bis zu maximalen Werten. Diese sehr hohen HF-Werte werden nicht durch körperliche Belastung, sondern durch die psychische Anspannung verursacht, die dieser Sport mit sich bringt. Nur vielfaches Training und Gewöhnung an die typischen Anspannungselemente können diese Stresssymptome abbauen (siehe Abb. 217a+b).

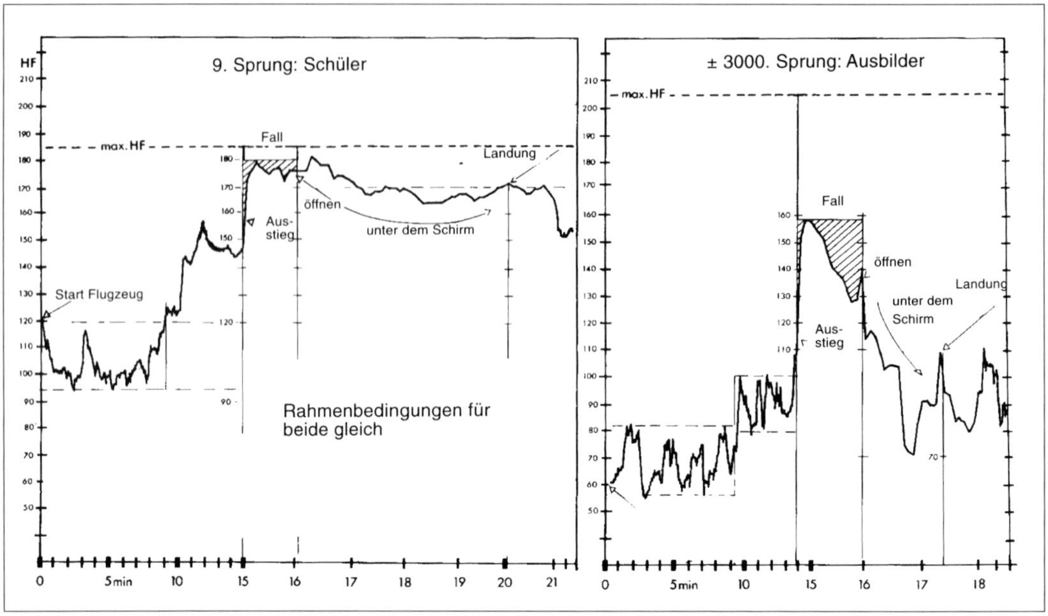

Abb. 217a + b

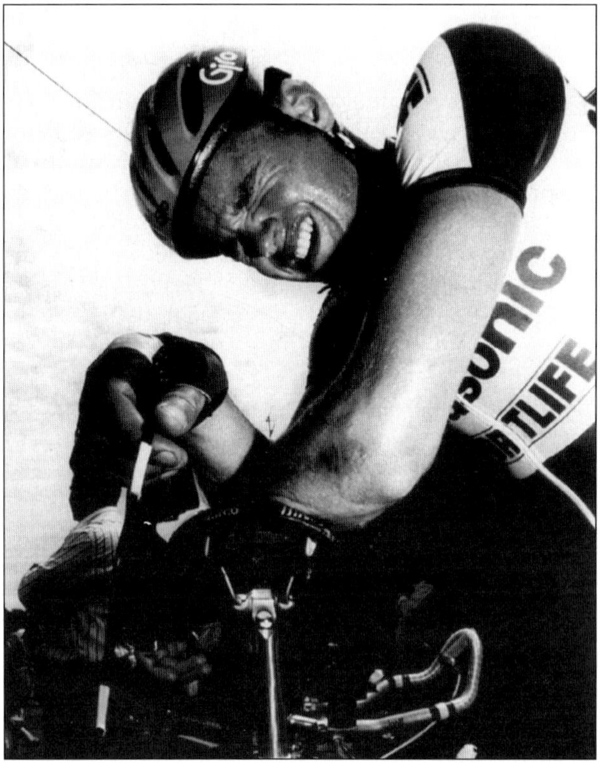

Eddy Bouwmans
Tour de France, 4 Juli 1995.

HF-Registrierung Tour de France 1995 Eddy Bouwmans

Gesamtübersicht über die Testresultate

Testdatum	14.03.1995	28.03.1995	10.04.1995	24.04.1995	31.05.1995	14.08.1995
Gewicht (kg)	71,0	70,8	71,9	72,0	71,4	68,9
Summe der Hautfalten	23,6	23,1	24,3	26,9	25,5	23,8
% Fett	10,1	9,8	10,4	11,6	11,0	10,1
kg Fett	7,2	6,9	7,5	8,4	7,9	7,0
Testdatum	**14.03.1995**	**28.03.1995**	**10.04.1995**	**24.04.1995**	**31.05.1995**	**14.08.1995**
kg fettfreie Masse	63,8	63,9	64,4	63,6	63,5	61,9
VO_2-max	6,6	7,13	6,56	6,86	6,46	5,65
Konditionszahl	92,96	100,71	91,24	95,28	90,48	82
Blutdruck in Ruhe	130/80	120/80	130/90	120/80	120/75	120/80
desgl. nach Belastung	170/70	190/70	NA	NA	NA	NA
HF-Ruhe	47	45	45	45	44	56
HF beim Umschlagpunkt	188	186	184	188	182	189
HF-max	196	198	202	204	195	204
Erholung (bei 75 Watt)						
1 Min. nach Belastung	152	158	166	165	159	169
3 Min. nach Belastung	120	128	130	129	123	130
Max. Leistungsvermögen	500	530	545	530	500	515
desgl. pro kg Körpergew.	7,04	7,49	7,58	7,36	7	7,47
Leistungsvermögen beim Umschlagpunkt	440	455	455	455	425	425
desgl. pro kg Körpergew.	6,20	6,43	6,33	6,32	5,95	6,17

Tab. 80
Wichtigste Testwerte von E. Bouwmans

Übersicht über die wichtigsten Testresultate von Eddy Bouwmans

HF beim Umschlagpunkt: HF 185–190
HF-Ruhe: HF 45
HF max: HF 200
Leistungsvermögen max: 500–545 Watt
Körpergewicht: 69,0–72 kg
Fettprozentsatz: 9,8–11,6 %

Tab. 01
Wichtigste Testwerte von E. Bouwmans

Nachfolgend die Tests im Einzelnen:

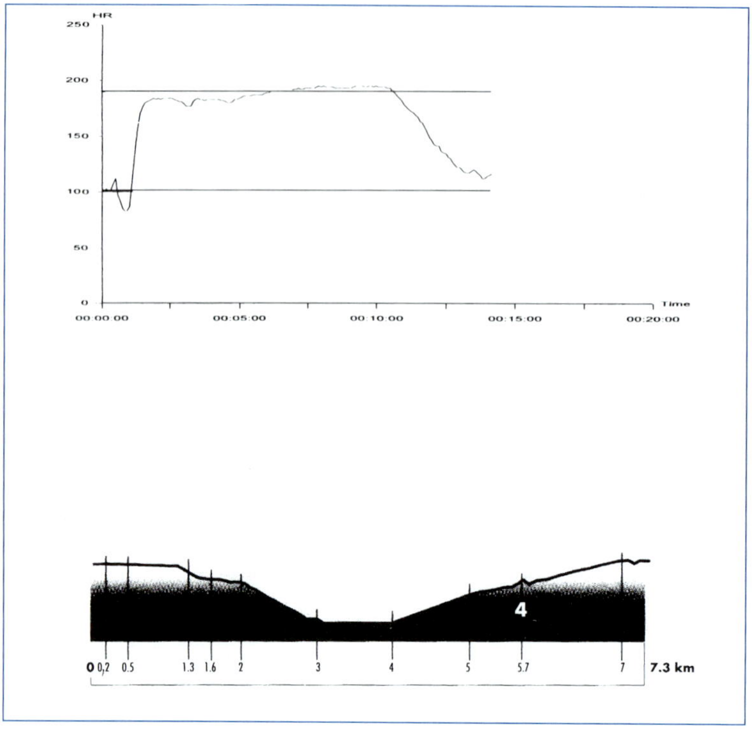

Abb. 218
1. Juli 1995: Prolog 7,3 km
Gut geschlafen
Ruhe-HF: 45

Zu Beginn bergab. Letzte 3 km bergauf.
20. Platz. Gefahren so lange es trocken war. Reststück im Regen gefahren.

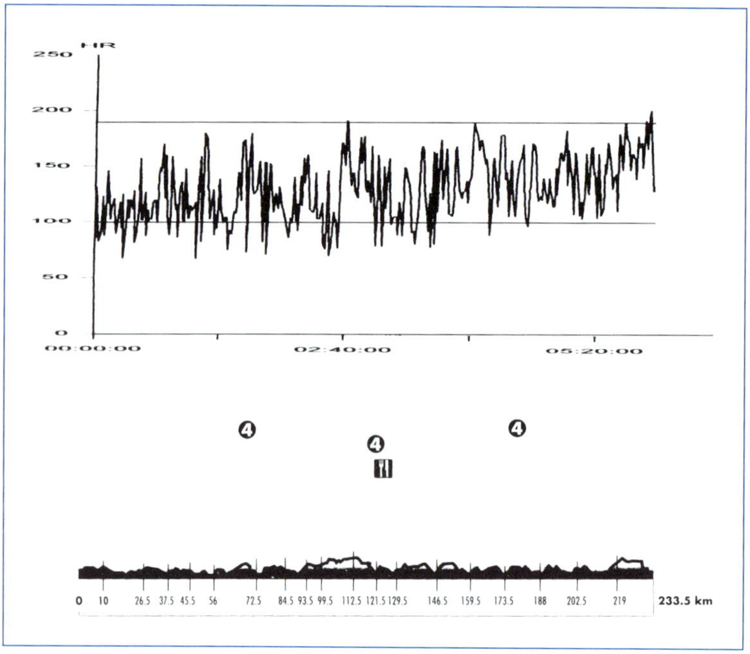

Abb. 219
2. Juli 1995:
Erste Etappe 233 km
Gut geschlafen

Allein die letzten 50 km hart gefahren. Mittlere Renngeschwindigkeit: 40 km/Std.
Bergankunft. Massensprint.
Fühlte mich nicht gut drauf.
Kraftlos in den Beinen.

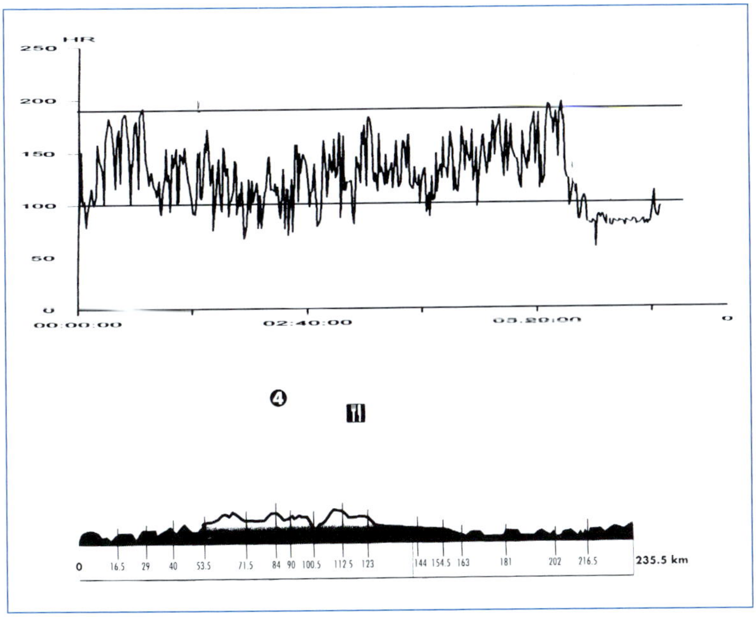

Abb. 220
3. Juli 1995: 2. Etappe 237 km
Gut geschlafen von 22.00 bis 8.00 Uhr

Gut gefahren. Durch Unaufmerksamkeit entscheidende Attacke verpasst.
Hart gefahren. Mittlere Renngeschwindigkeit: 43,3 km/Std.

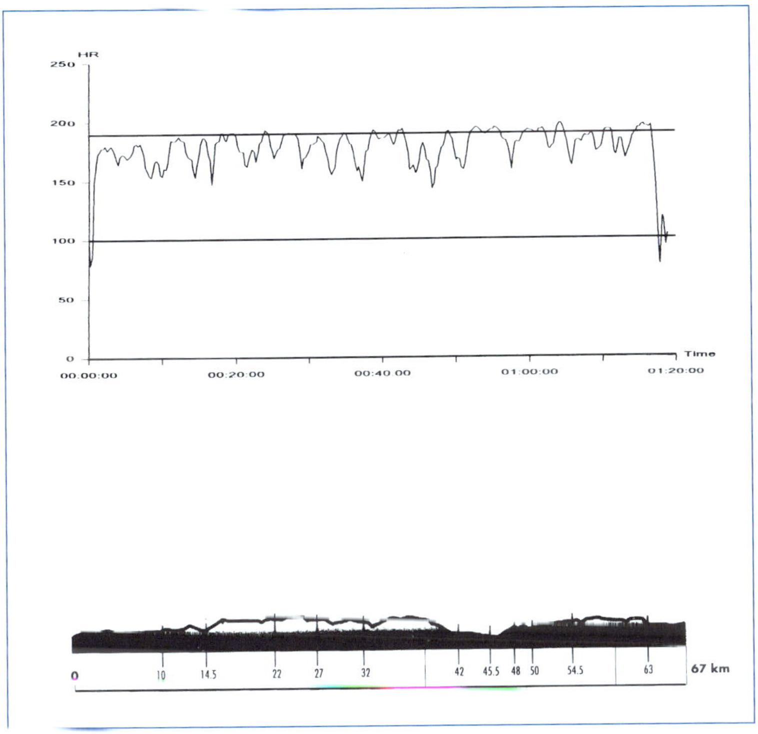

Abb. 221
4. Juli 1995: 3. Etappe
Mannschaftszeitfahren 67 km
Einigermaßen gut geschlafen
Ruhefrequenz: 51

Gut gefahren. Einen Platten gefahren, dadurch Zeit verloren.
Konnte am Ende auch noch Führungsarbeit leisten.
10. Platz mit 2:50 Minuten Rückstand auf den Sieger.

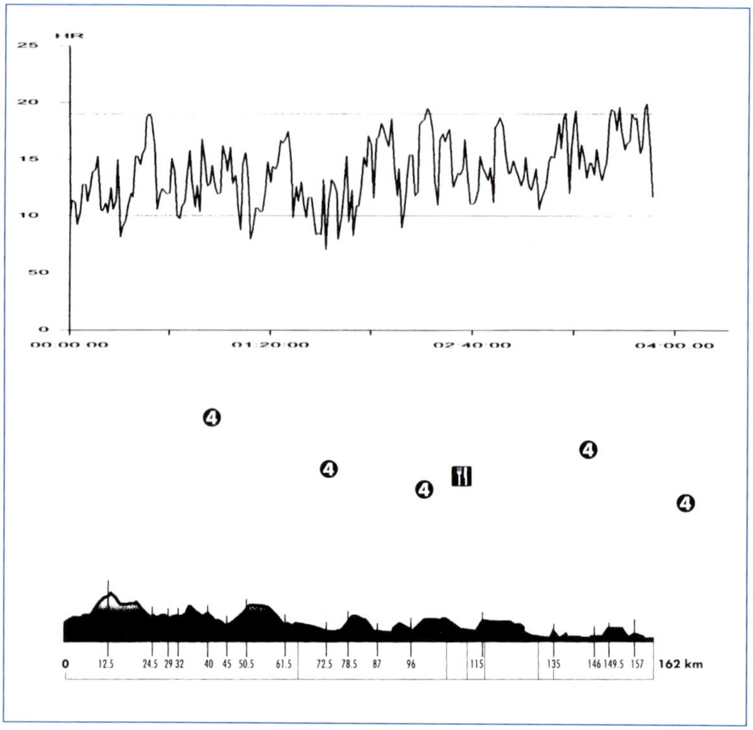

Abb. 222
6. Juli 1995: 4. Etappe 175 km
Flacher Parcours.
Gut geschlafen
Ruhe-HF: 49

Sehr gut gefahren. Noch ein bisschen müde in den Beinen vom Mannschaftszeitfahren gestern.
Massensprint.
Mittlere Renngeschwindigkeit: 44 km/Std.

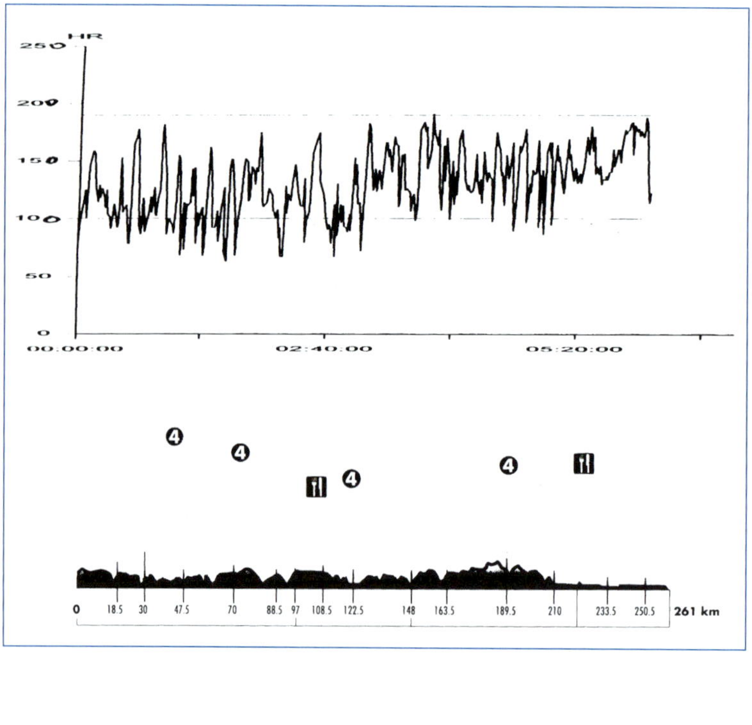

Abb. 223
6. Juli 1995: 5. Etappe 261 km
Gut geschlafen.
Ruhe-HF: 50

Den ganzen Tag Rückenwind gehabt.
Massensprint.
Mittlere Renngeschwindigkeit: 45 km/Std.

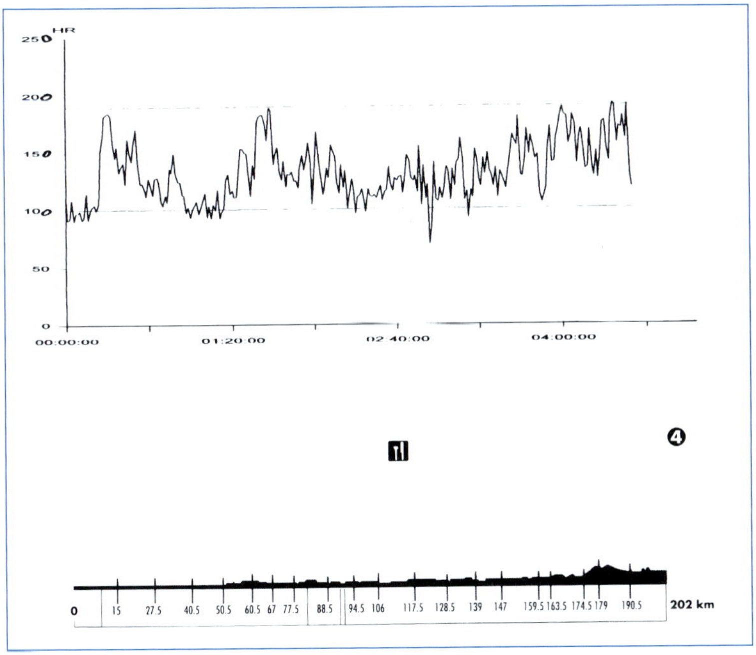

Abb. 224
7. Juli 1995: 6. Etappe 202 km
Flacher Parcours.
Gut geschlafen.
Ruhe-HF: 50

Gut gefahren. Zwischensprint angezogen für Abdu.
Mittlere Renngeschwindigkeit: 44,7 km/Std.

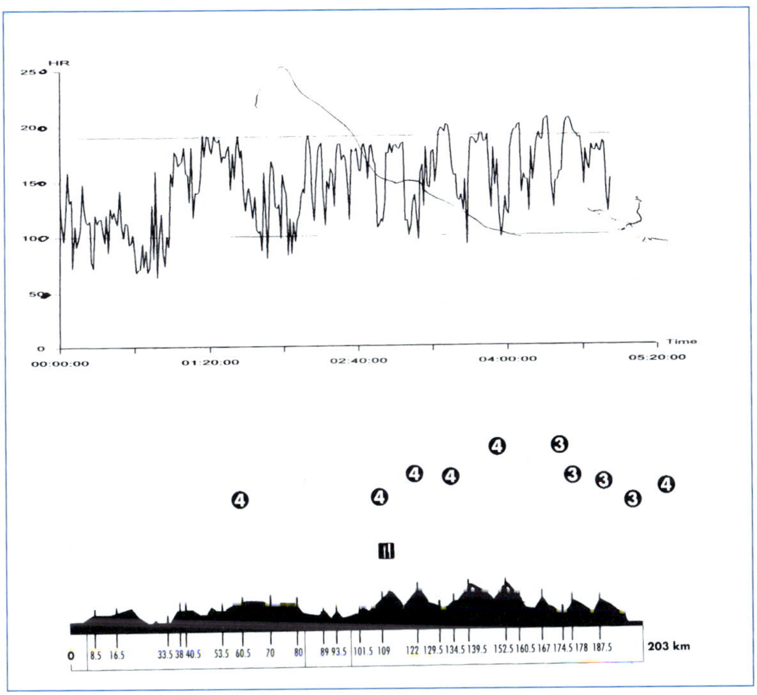

Abb. 225
8. Juli 1995: 7. Etappe 203 km
Ardennen, Belgien
Gut geschlafen.
Ruhe-HF: 50

Nicht schlecht gefahren.
Rennen verdammt hart,
vor allem bergauf
HF ab und zu 205.
Wurde bei der letzten Abfahrt abgehängt.
Mittlere Renngeschwindigkeit: 42 km/Std.

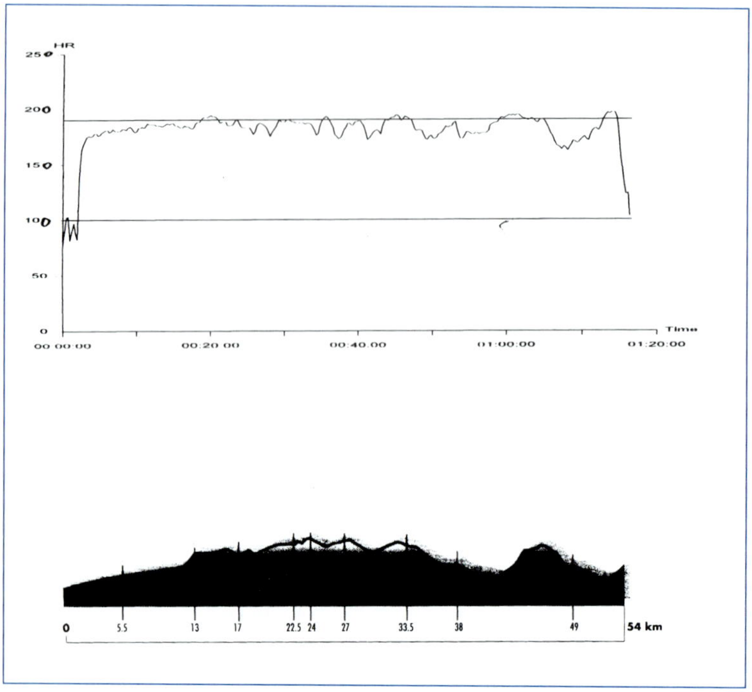

Abb. 226
9. Juli 1995:
8. Etappe Zeitfahren 54 km
Schlecht gefahren
HF = 51

Ging echt gut.
Zeit 1 Stunde 12 Minuten.
7:57 Minuten nach Indurain.
Schmerzen in Pomuskeln.

10. Juli 1995: Ruhetag
Redlich gut geschlafen.
Ruhe-HF: 50
Unpässlichkeit durch Busreise zum Hotel.
1 Stunde 15 Minuten gefahren.

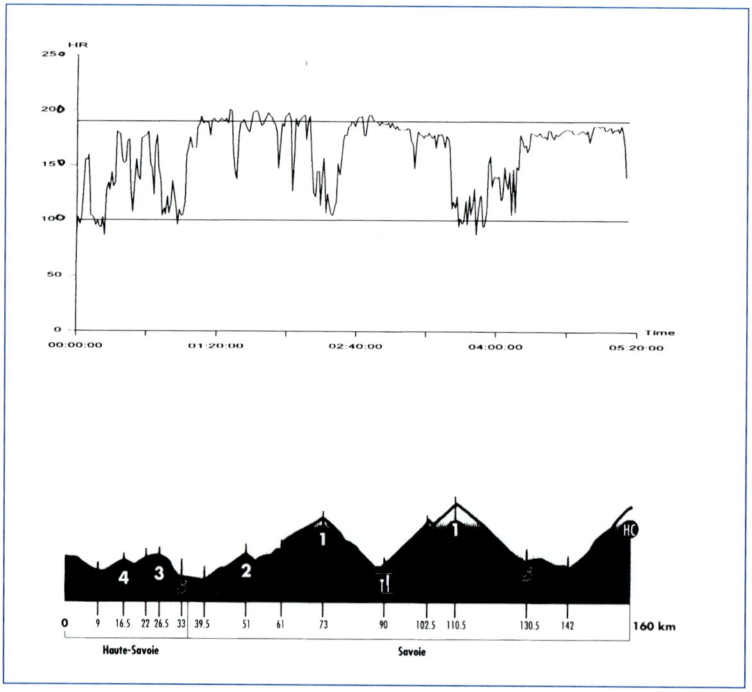

Abb. 227
11. Juli 1995:
9. Etappe 162 km
Gut geschlafen.
Ruhe-HF: 57

Bergankunft.
Anfangs Probleme mit schweren Beinen. Später geringere Bein-Beschwerden.
Nach 40 km bei einem Ausreißversuch mitgemacht.
Später bei einem Anstieg abgehängt.
Ankunft 20 Minuten nach dem Sieger.

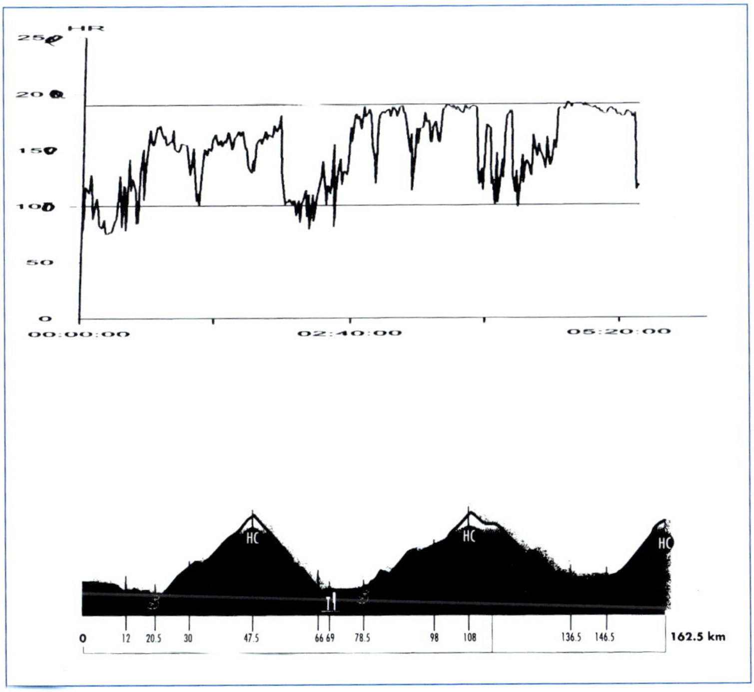

Abb. 228
12. Juli 1995:
10. Etappe 165 km
Gut geschlafen.
Ruhe-HF: 57

Bergankunft Alpe d'Huez.
Ging ganz prima, nicht so wie gestern.
Klappte 9 km vor dem Finish zusammen.
Zu Beginn zu viel gegeben.

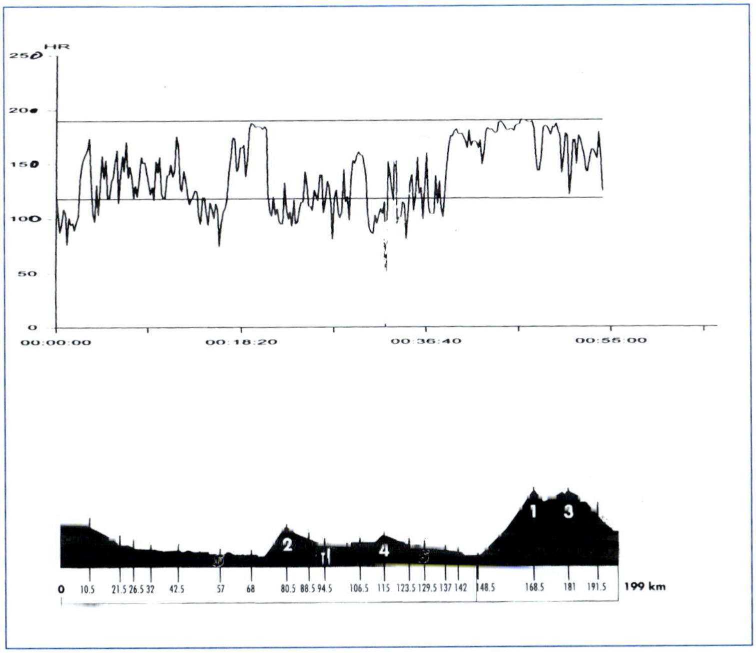

Abb. 229
13. Juli 1995:
11. Etappe 202 km
Gut geschlafen.
Ruhe-HF: 54

Zu Beginn fühlte ich mich nicht gut drauf. Später ging es besser.
An der Spitze konnte ich vor Abdu fahren.
Mittlere Renngeschwindigkeit: 41,5 km/Std.

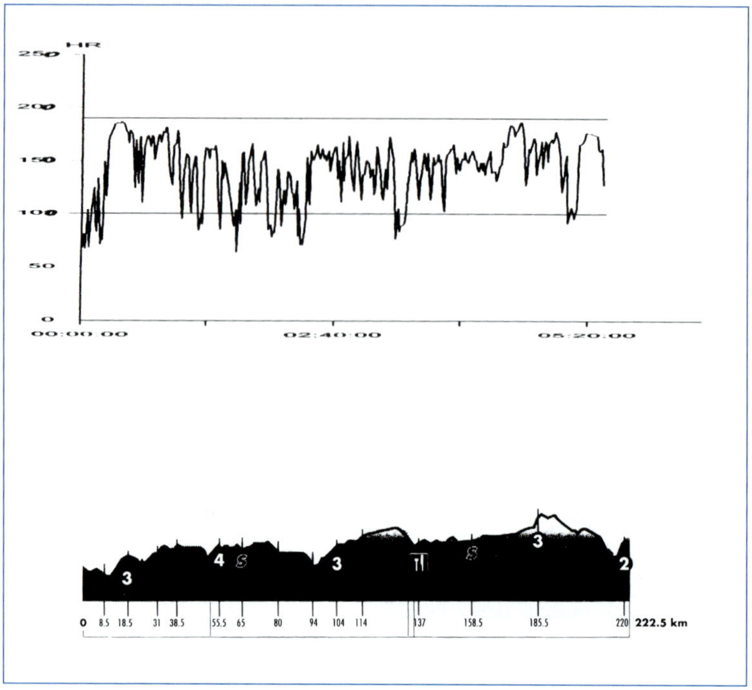

Abb. 230
14. Juli 1995: 12. Etappe 232
Gut geschlafen.
Ruhe-HF: 52

Mühseliger, schwerer Tag. Im Finale mussten wir an der Spitze fahren. Ich verstehe nicht recht, warum das sein musste. Jalabert war doch zu weit voraus und Abdu konnte doch nicht gewinnen. Dafür war das Finale zu beschwerlich.

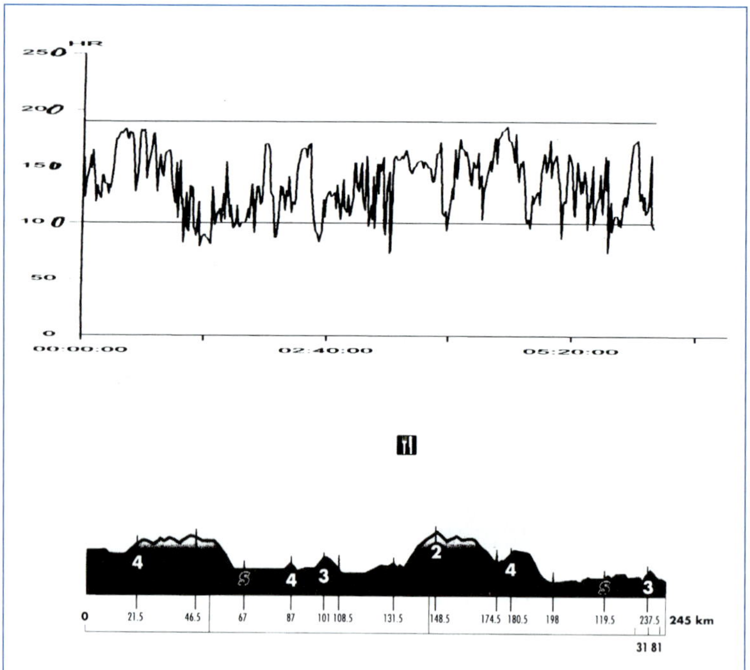

Abb. 231
15. Juli 1995:
13. Etappe 245 km
Gut geschlafen.
Ruhe-HF: 56

Zu Beginn enorm hart gefahren (bergauf). Fühlte mich schlecht zu Beginn. Kam nicht mit der Spitzengruppe von 30 Mann mit. Später im Rennen ging es wieder besser.

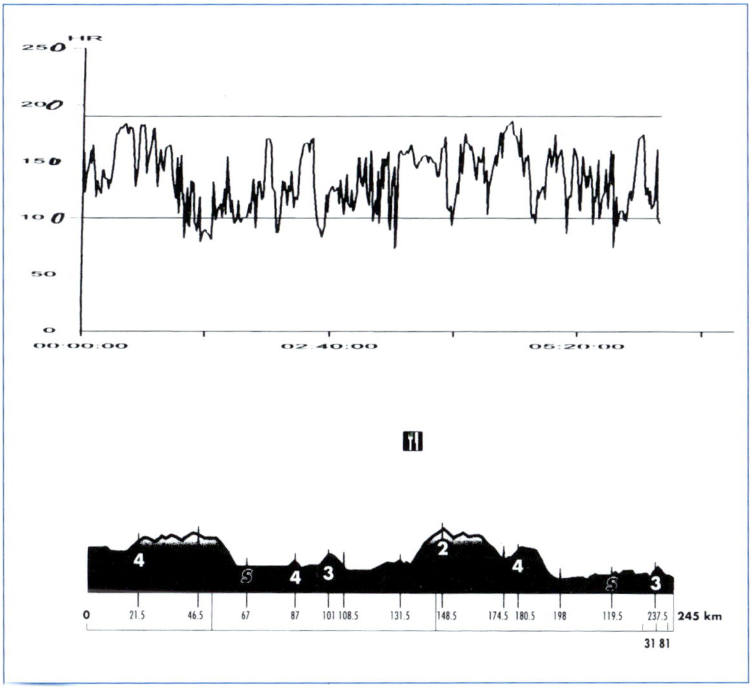

Abb. 232
16. Juli 1995:
14. Etappe 164 km
Schlecht geschlafen.
Bergankunft.
Schlecht gefahren.
Glücklicherweise ist morgen Ruhetag.

17. Juli 1995: Ruhetag
Redlich gefahren.
Ruhe-HF: 50
Erholt. Fotos gemacht für Personen.
Ein bisschen losgefahren.

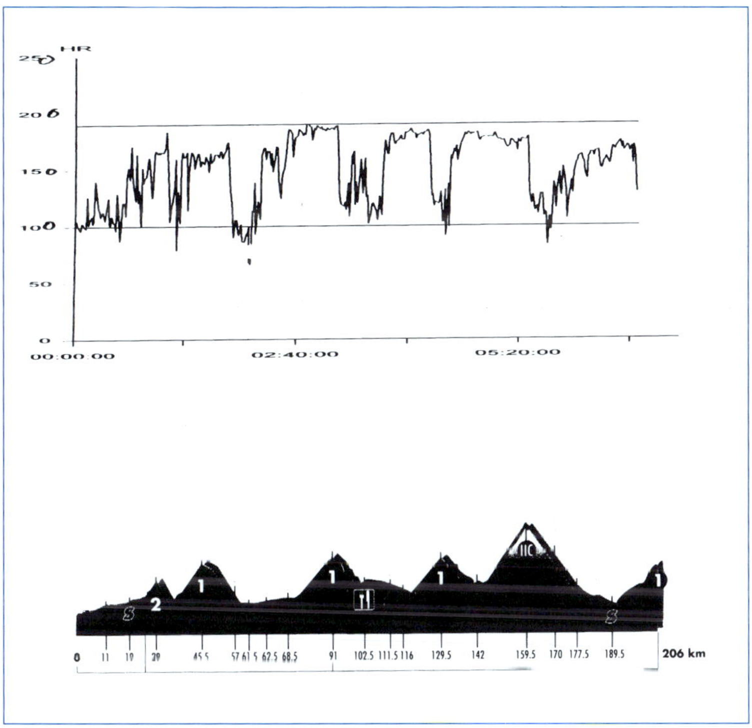

Abb. 233
18. Juli 1995:
15. Etappe 206 km
Gut geschlafen.
Ruhe-HF: 50

Königsetappe mit Bergankunft.
Miese Beine bei den ersten 2 Gipfeln. Beim Col Tourmalet 10 km auf die Spitze verloren. Beim letzten Anstieg (sehr steil) nicht mehr voll gefahren. Hörte nach der Ankunft, dass Fabio Casartelli nach einem Sturz ins Krankenhaus eingeliefert wurde.

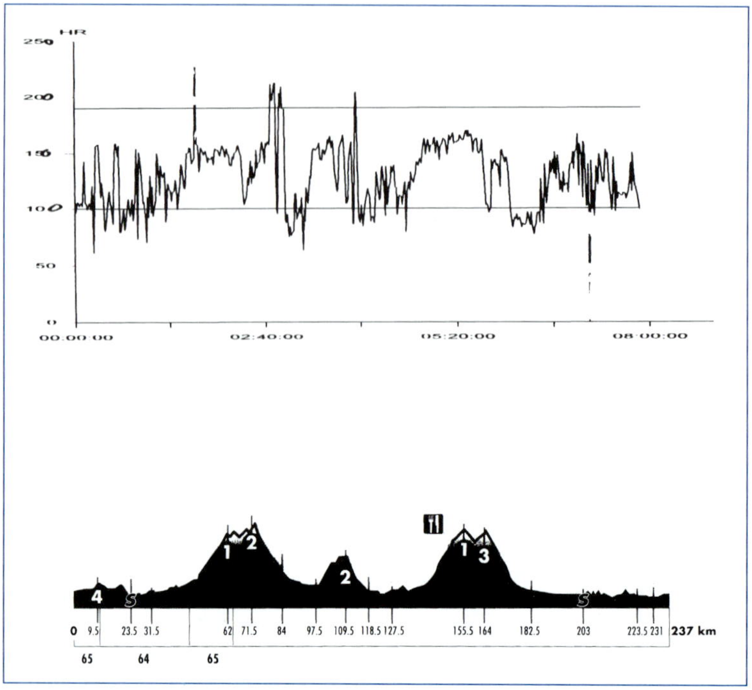

Abb. 234
19. Juli 1995:
16. Etappe 237 km
Redlich geschlafen.
Ruhe-HF: 52

Der Tod von Fabio macht mir schwer zu schaffen. Gut gestartet, nicht angegriffen als eine Art Ehrerbietung an Fabio. Der Parcours war doch entsetzlich beschwerlich, obwohl nicht auf Tempo gefahren wurde.

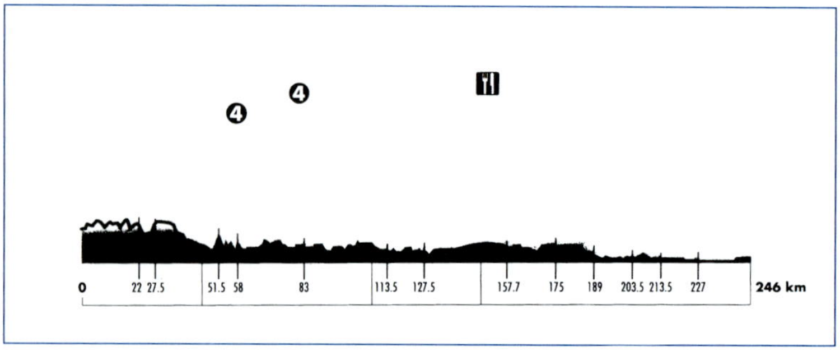

Abb. 235
Keine HF-Aufzeichnung

20. Juli 1995:
17. Etappe 246 km
Redlich geschlafen.
Ruhe-HF: 52

Fühlte mich nicht gut.

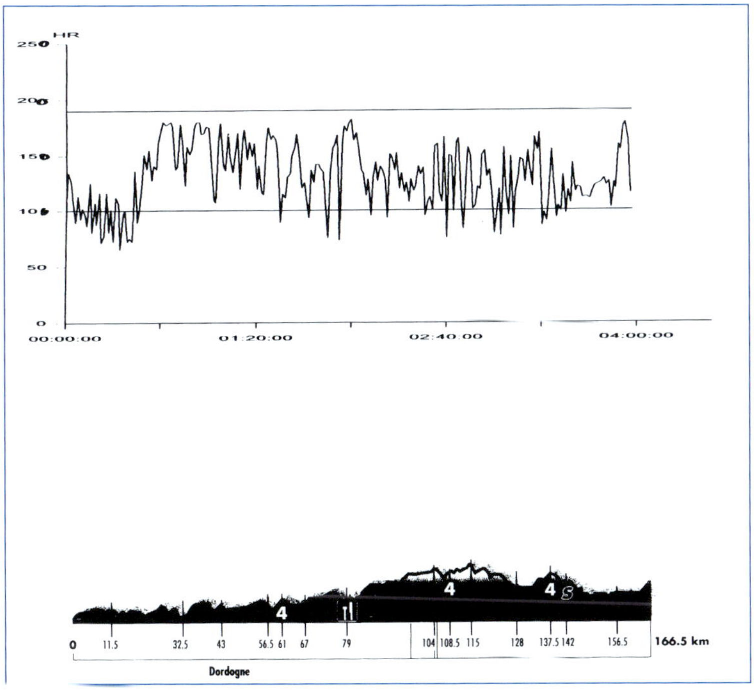

Abb. 236
21. Juli 1995:
18. Etappe 169 km
Gut geschlafen.
Ruhe-HF: 55

Den ganzen Tag ging es schlecht. Mit Mühe konnte ich im Rennen bleiben. Abends Durchfall.

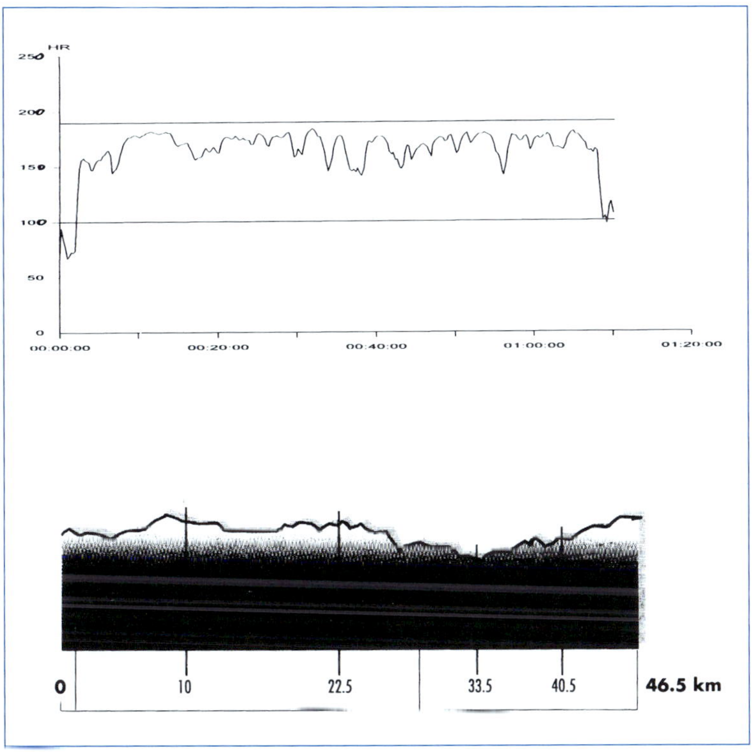

Abb. 237
22. Juli 1995:
19. Etappe 47 km
Einzelzeitfahren
Schlecht geschlafen.
Ging einigermaßen gut trotz Durchfall.

Meine Zeit: 1 Std. 5 Min. 46 Sek.
Indurain: 57 Minuten

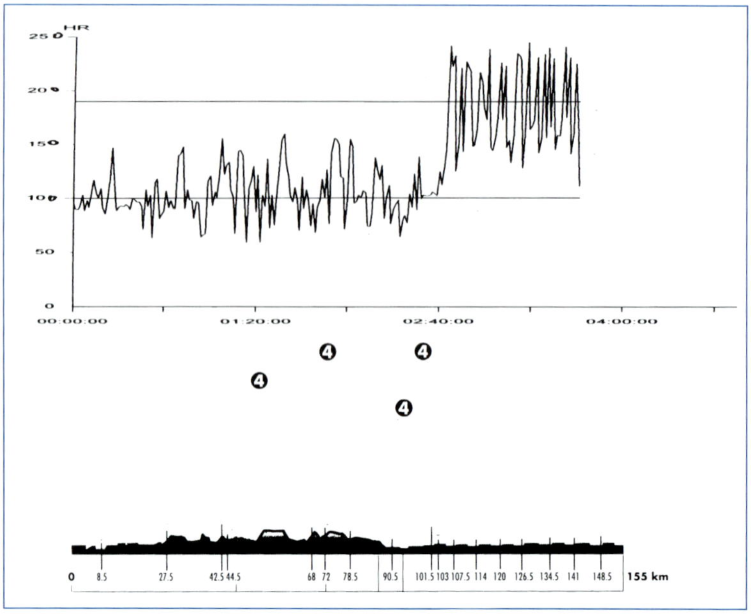

Abb. 238
23. Juli 1995:
20. Etappe 115 km
Ordentlich geschlafen.
Noch Durchfall.
Fuhr nicht gut.
Froh, dass es vorbei ist.

Sex und Ausdauersport

Topsport steht bei den Vorurteilen ganz oben. Ein Vorurteil ist, dass Top-Leistungen ohne Dopingmittelverwendung nicht möglich sind. Ebenfalls hoch im Kurs steht die Idee, dass Sex vor dem Wettkampf ungünstig für den männlichen Sportler in Topform ist. Was habe ich für Diskussionen gehört über den negativen Einfluss des Samenverlustes auf das Leistungsvermögen. Stärker noch, eine völlige sexuelle Enthaltsamkeit soll schier unglaubliche Kräfte erzeugen. Es gibt Läufer, die glauben, dass sie dem ihre Siegerurkunde zu verdanken haben.

Ein prominenter Mannschaftsführer klingelte mich mitten in der Nacht in Panik aus dem Bett und bat mich dringend, die Frau von einem teuer bezahlten Radrennfahrer zu überzeugen, dass eine totale Enthaltsamkeit unumgänglich sei. Der betreffende Radrennfahrer hatte im Scherz auf der Massagebank erzählt, dass er in der Nacht drei spontane Samenergüsse erlebte. Logisch, dass er deshalb so schlecht fährt und beim ersten besten Anstieg vom Peloton überrollt wird.

Als intelligent eingestufte Topfahrer, verheiratet mit jungen attraktiven Frauen, gaben an, dass sie während der Zeit der Vorsaison – die Periode der Klassiker dauert etwa 3 Monate – kein einziges Mal Sex hatten. Der Höhepunkt war dabei der Rennfahrer, der, um spontane Samenergüsse während des Schlafes zu verhindern, ein straff geschnürtes Schuhbändchen um das störende Genital trug. Sollte der Schwellkörper dennoch zu irgend einer Aktivität neigen, dann wurde er rechtzeitig aufgeweckt, um das Unheil zu verhindern.

Es wurden einige HF-Aufzeichnungen während sexueller Aktivität gemacht. Sie lassen erkennen, dass Sex für einen gesunden trainierten Ausdauersportler in etwa mit einem sehr leichten Ausdauertraining zu vergleichen ist. Das Vorurteil, dass Sex vor dem Wettkampf schlecht ist, ist einfach nicht aus der Welt zu schaffen.

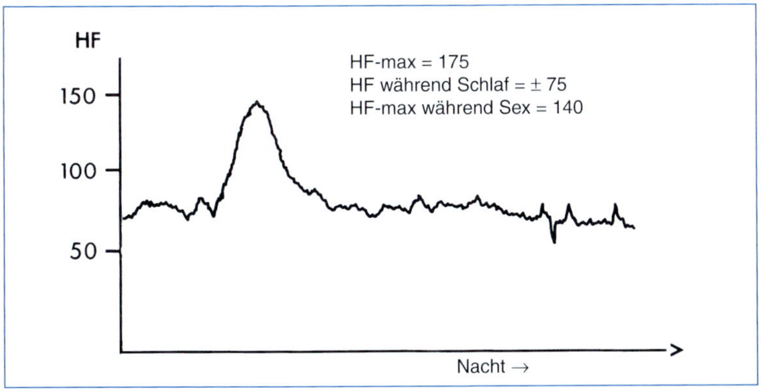

Abb. 239
Nacht- und Sexkurve bei einem untrainierten Sportler.

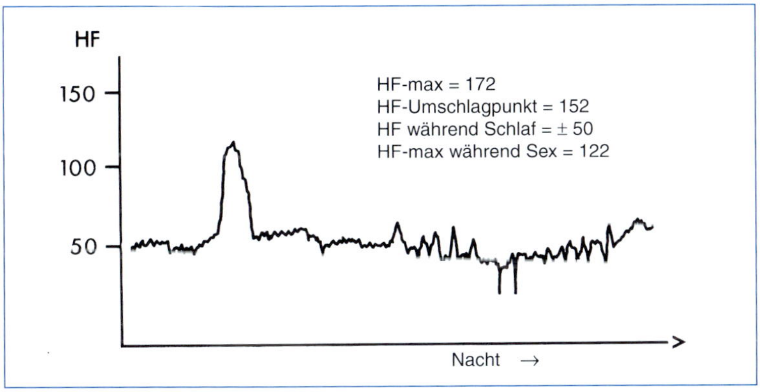

Abb. 240
Nacht- und Sexkurve bei einem trainierten Sportler.

Es ist ein Irrglaube, eine Religion, die tief im Gehirn verwurzelt ist. Das ist der springende Punkt des Problems. Wenn die Überzeugung besteht, dass Sex vor dem Wettkampf schlecht ist, dann soll das ewig so bleiben. So wie Lord Jeffrey einst sagte: „Meinungen, auf Vorurteilen begründet, werden immer mit der größten Heftigkeit aufrecht erhalten.“

Schlussfolgerung: Sex ist für einen trainierten Ausdauersportler mit einem leichten Ausdauertraining bzw. Regenerationstraining zu vergleichen. Auch für eine untrainierte Person ist Sex eine submaximale Belastung.

Analyse, Empfehlungen und Schluss

Analyse

Trainingsanalysen und auch die Literatur zeigen mit vielen Beispielen, dass oft mit falscher Intensität trainiert wird.

Trainingsaufträge werden durch Sportler oft nicht gut ausgeführt oder nicht richtig verstanden. Die hier beschriebenen Analysen stellen eine gute Hilfe für Sportler dar, um auf die Signale des Körpers zu achten. Das Gefühl für eine gute Trainingsintensität kann erlernt werden.

Gut eingestellte Athleten können mit einer Genauigkeit von 0,5 mmol Milchsäure eine bestimmte Belastung absolvieren. Wenn man also einmal weiß, was für ein Gefühl man beim Laufen oder Rad fahren mit einem Milchsäurewert von vier mmol hat, dann ist man imstande, bei nachfolgenden Trainingseinheiten wieder mit der gleichen Intensität Sport zu betreiben. Die Belastungsintensität kann subjektiv mit Hilfe einer 5-stufigen Skala beurteilt werden.

Belastungsintensität: 1 = sehr leichte Anstrengung
2 = leichte Anstrengung
3 = mittelmäßige Anstrengung
4 = schwere Anstrengung
5 = sehr schwere Anstrengung.

Die Beurteilung der Belastungsintensität bei wiederholten Tests ist für die gleiche Person sehr konstant.

Speziell gut trainierte Sportler können, wenn sie es einmal gelernt haben, subjektiv sehr gut angeben, wie schwer die Belastung ist.

Die Belastungsintensität bei Laktat 4 wird als mittelschwer angegeben. Bei Verbesserung des Trainingszustands nimmt die Belastungsintensität bei Laktat 4 zu. Trotz dieser Verbesserung wird die Belastung als mittelschwer angegeben. Hat man gelernt, die Belastungsintensität subjektiv gut zu erfühlen, dann kann dies ein wichtiges Hilfsmittel sein, um das Training zu verbessern.

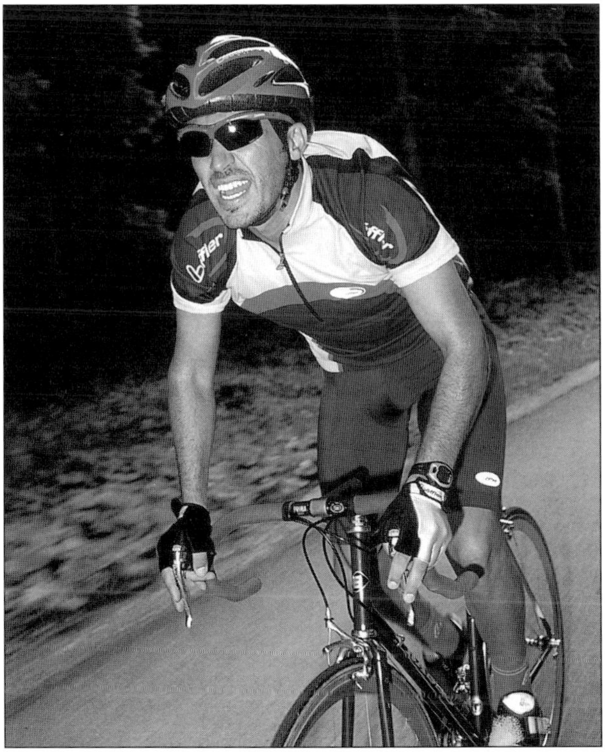

Radsport
Foto: Polar®

Hinweise zum Sport im Allgemeinen

Die optimale Trainingsbelastung von zwei bis vier mmol Laktat pro Liter gilt natürlich nicht nur für den Spitzensportler, sondern für jeden, der Sport betreibt. Vor allem Sportler aus dem unteren Leistungsbereich und Trimmsportler trainieren oft verkehrt, nämlich bis zur totalen Erschöpfung und so weit, dass sie kein einziges Wort mehr herausbringen. Eine derartige Aktivität bringt dem Körper nicht die gewünschten Anpassungen, die zu einem besseren Konditionszustand führen.

In einer Studie von 50 Freizeittrimmern, die nach dem Zufallsprinzip und ohne vorhergehende Information ausgewählt wurden, um sich einer Laktatbestimmung zu unterziehen, wurden Werte von sechs bis zwölf mmol/l gemessen, mit einem Durchschnittswert von 8,5 mmol/l. Ausgehend von einer anaeroben Schwelle von vier mmol/l hatten sie alle 100 Prozent zuviel Milchsäure. Das gleiche Resultat wurde bei Freizeitschwimmern festgestellt. Um jedoch vollständig das Anpassungsvermögen des Körpers ausschöpfen zu können, ist es nötig, sich an die angegebenen Laktatschwellen zu halten. Für den Trimmer bedeutet dies „laufen, ohne zu schnaufen“.

Da Freizeitsportler nicht die Möglichkeit haben, ihr Blutlaktat bestimmen zu lassen, müssen sie auf die Herzfrequenzmessung zurückgreifen.

Die Trainingsbelastung in Ausdauersportarten muss prinzipiell auf einem derartigen Niveau sein, dass sie zu Herzfrequenzen von 130 bis 160 Schlägen pro Minute bei gesunden Männern und Frauen unter 50 Jahre führt.

Jenseits des 50. Lebensjahres muss man sein Training nach folgender Faustregel absolvieren: Trainiere mit einer Herzfrequenz, die 180 minus Lebensalter entspricht. Die sportliche Aktivität sollte 30 bis 40 Minuten beim Dauerlaufen, Schwimmen oder Radfahren dauern. Wenn dieses Trainingsprogramm drei- oder viermal pro Woche durchgeführt wird, dann trainiert man auf eine gesunde und verantwortungsvolle Weise.

Die besten Sportarten, um in Kondition zu bleiben, sind:
- Joggen,
- Radfahren, Langlaufen und Langstreckenwandern,
- Schwimmen,
- Tennis, Basketball, Fußball und Handball,
- Rudern.

Schlussfolgerungen

Ein guter Trainingsaufbau trägt den verschiedenen Energielieferungssystemen Rechnung. Diese Systeme sind einerseits das *Kreatinphosphat-* und das *Milchsäuresystem*, die auf anaerobe Weise die Energie liefern, und andererseits das *Glukose-* und das *Fettverbrennungssystem*, die Energie auf aerobe Weise liefern. Welches System Energie liefert, ist u. a. von der Dauer und der Intensität der absolvierten Belastung abhängig. Pauschal betrachtet werden kurze schwere Belastungen anaerob und langdauernde mäßig intensive Belastungen aerob mit Energie beliefert.

Jedes System wird auf seine eigene Art trainiert. Neben zielgerichtetem Training der verschiedenen Systeme sollte auch großer Wert auf ausreichende Erholung nach der Belastung gelegt werden.

Der Trainingsaufbau sollte am Anfang zu einer Verbesserung des aeroben Ausdauervermögens führen. Die richtige Intensität eines Trainings zur Verbesserung des aeroben Vermögens liegt in dem aeroben-anaeroben Übergangsgebiet in einem Milchsäurebereich zwischen zwei und vier mmol. Später, wenn das aerobe Leistungsvermögen zugenommen hat, können die anderen Systeme spezifisch trainiert werden. Mit anderen Systemen sind das Kreatinphosphatsystem und das Milchsäuresystem gemeint.

Die verschiedenen Trainingsmethoden sollen gut dosiert und in der richtigen Beziehung zueinander in die Gesamt-Trainingsplanung eingehen. Wenn eine Trainingsform zuviel eingesetzt wird, geht das zu Lasten der sportlichen Leistungsfähigkeit. Viele Sportler haben Probleme mit der richtigen Zusammenstellung eines Trainingsprogramms. Sowohl in Qualität wie in Quantität werden grobe Fehler gemacht. Die Ursache dieses Problems liegt in der Tatsache begründet, dass man nicht weiß, mit welcher Intensität man trainiert. Um das Training besser nach der in diesem Buch beschriebenen Methode zu dosieren, ist es notwendig, dem Sportler genau beizubringen, mit welcher Intensität er ein bestimmtes System trainieren muss. Ein gut eingestellter Athlet kennt genau das Gefühl für das Training mit einer bestimmten Intensität.

Bis auf eine Genauigkeit von 0,5 mmol Milchsäure kann man dieses Gefühl erlernen. Der Athlet hat es also genau im Gefühl, mit einer Intensität von z. B. zwei, vier, sechs oder zehn mmol Milchsäure zu trainieren. Sportler trainieren oft mit einem falsch entwickelten Gefühl für die richtige Trainingsintensität. Speziell zu intensives Training, das zu oft wiederholt wird und wobei hohe Milchsäurewerte erreicht werden, hat einen *negativen* Einfluss auf das sportliche Leistungsvermögen. Diese Art des Trainings ist oft anzutreffen.

Der Sportler, der maximale Leistung bringen will, ist geneigt, zu schwere Trainingseinheiten zu absolvieren. Er ist erst zufrieden, wenn auch im Training das Wettkampfgefühl erreicht wird. Dieses Wettkampfgefühl wird verursacht durch hohe Milchsäurewerte, wobei Werte zwischen zehn und zwanzig mmol keine Ausnahme sind. Wenn auf diese Weise trainiert wird, entsteht folgende Situation:

Der Sportler, der sich maximal verausgabt, kann trotzdem das gewünschte Leistungsniveau nicht erreichen. Er tendiert eher dazu, die Trainingsanstrengung weiter zu erhöhen, um dem gewünschten Ziel näher zu kommen. Eine weitere Abnahme der Leistungskurve und Übertraining können die Folge sein.

Durch die Übersäuerung, die durch hohe Milchsäurewerte in den Muskeln entsteht, wird das aerobe Enzymsystem angegriffen. Das aerobe Enzymsystem kann als ein Fabrikkomplex angesehen werden, in dem aerobe Energiebereitstellung stattfindet. Die Übersäuerung ist die Ursache für einen Rückgang des aeroben Ausdauervermögens. Nach schwerer Belastung mit hohen Milchsäurewerten braucht der Körper einige Zeit, damit sich das angegriffene aerobe Enzymsystem erholen kann. Deshalb wird immer empfohlen, am Tag nach einem schweren Training ein Erholungstraining durchzuführen.

Verschiedene Sportarten fordern neben einem großen aeroben Ausdauervermögen auch ein gut entwickeltes Koordinationsvermögen. Auch das Koordinationsvermögen muss gesondert trainiert werden. In den meisten Sportarten wird dieses Training des Koordinationsvermögens Techniktraining genannt. Das Training des Koordinationsvermögens wird durch Milchsäurewerte über acht mmol gestört. Schwierige technische Übungen können dann nicht mehr durchgeführt werden. Je höher die Milchsäurewerte steigen, um so größer werden die Probleme bei der Ausübung von schwierigen technischen Übungen. Es ist also wichtig, beim Training des Koordinationsvermögens hiermit zu rechnen. Ein Fußballspieler kann während eines anstrengenden Trainings nicht seine Technik verbessern. Hohe Milchsäurewerte beeinträchtigen die Koordination, wodurch das Techniktraining wertlos wird.

Nicht nur der Fußballsport kann als Beispiel genannt werden, auch Tennis, Eisschnelllauf, Hockey, Ringen, Basketball, Tischtennis, Querfeldein-Radfahren, Motocross und noch viele andere Sportarten können hier aufgeführt werden.

Wir haben gesehen, dass bei intensivem Training hohe Milchsäurewerte entstehen. Dies zieht eine Beeinträchtigung des aeroben Ausdauerleistungsvermögens und auch des Koordinationsvermögens nach sich.

Daneben wird auch die Verletzungswahrscheinlichkeit vergrößert. Durch die muskuläre Überanstrengung und eine parallele Übersäuerung in den Muskeln entstehen mikroskopisch kleine Schädigungen des Muskelgewebes. Diese sind bei nicht ausreichender Erholung eine ideale Ausgangsbasis für die Entstehung von größeren Verletzungen.

Gruppentraining bei verschiedenen Sportarten zeigt, dass die meisten Trainingseinheiten nicht mehr als Alibi-Arbeit sind. Trainingsaufgaben für die ganze Gruppe haben für verschiedene Personen eine völlig unterschiedliche Auswirkung. Der eine trainiert intensiv sein Milchsäuresystem, der andere trainiert aerob, der dritte macht im gleichen Training ein Erholungstraining. Speziell Trainer müssen wissen, dass Gruppentraining derartige Unterschiede beinhaltet. In jedem Fall ist die Schlussfolgerung richtig, dass Gruppentraining keine ideale Vorbereitung für das Erreichen eines maximalen Leistungsniveaus ist. Eine wichtige Aufgabe des Trainers besteht darin, das Training für jeden Einzelnen individuell anzupassen, so dass jeder Teilnehmer den maximalen Ertrag aus seinen Trainingsanstrengungen herausholt.

Zum Schluss

Herzfrequenzregistrierung mit oder ohne Laktatmessung ist eine ausgezeichnete Methode, um die Intensität des Trainings zu objektivieren. Auch für Nicht-Spitzensportler ist diese Art der Trainingsbegleitung möglich und auch finanziell zumutbar.

Abkürzungen und Definitionen

ADP:	Adenosindiphosphat.
Aerob-anaerober Übergang:	Die Energielieferung in diesem Bereich ist sowohl aerob als auch anaerob. Produktion und Abbau der Milchsäure sind miteinander im Gleichgewicht. Dieser Bereich liegt zwischen zwei und vier mmol.
Aerobe Energielieferung:	Energielieferung mit ausreichender Sauerstoffzufuhr. Keine Anhäufung von Milchsäure.
Aerobe Schwelle:	Belastungsniveau mit ausschließlich aerober Energiebereitstellung. Der Milchsäuregehalt bei dieser aeroben Schwelle liegt ungefähr bei zwei mmol.
Aerobes Ausdauervermögen:	Belastungsbewältigung ohne Milchsäureanhäufung. Kann lange durchgehalten werden.
Alaktazid-anaerobe Leistungsfähigkeit:	Während maximaler Belastung kann ohne Sauerstoff 10 bis 20 Sekunden Arbeit geleistet werden. Die Energie wird durch energiereiche Phosphate (ATP und KP) geliefert. Keine Milchsäurebildung.
Anaerobe Energielieferung:	Energielieferung mit ungenügender Sauerstoffzufuhr. Es kommt zu einer Milchsäureanhäufung.
Anaerobe Schwelle:	Bei Belastung über diesem Niveau entsteht eine starke Steigerung des Milchsäuregehaltes. Der Milchsäuregehalt bei dieser Schwelle liegt bei ungefähr vier mmol.
Anaerobes Ausdauervermögen:	Das Vermögen der Muskeln, bei unzureichender Sauerstoffzufuhr doch noch Arbeit zu leisten.
ATP:	Adenosintriphosphat. Energiereiche Substanz.

Åstrand-Rad-Test

Konditionsbestimmung
Die Bestimmung der Kondition basiert auf der linearen Abhängigkeit von HF und Belastung. Beim Åstrandtest wird die Kondition bestimmt anhand der HF-Bestimmung während submaximaler Belastung. Es ist eine schnelle und einfache Methode, die es ermöglicht, die VO_2-max zu bestimmen. Die VO_2-max wird ausgedrückt in Liter pro Minute. Je höher die VO_2-max, desto besser die Kondition (Ausdauerleistungsfähigkeit).

Testausführung
Nach einem Aufwärmen von 3 Minuten wird während 6 Minuten eine konstante submaximale Belastung durchgehalten. Versuchen Sie die Belastung so zu steigern, dass eine HF zwischen 140 und 160 Schlägen pro Minute erreicht wird. Die Trittfrequenz beträgt 50 Umdrehungen pro Minute. Für den Test benutzen wir den mechanisch gebremsten Monark-Ergometer. Die HF hat sich am Ende des Tests auf ein konstantes Niveau eingestellt. Mit Hilfe der Tabellen kann die VO_2-max abgelesen werden.

Beispiel
Ein Sportler, 25 Jahre, mit einem Gewicht von 70 kg, fährt bei einer konstanten Belastung von 200 Watt. Nach 6 Minuten beträgt seine HF 146 Schläge/Min. Seine VO_2-max beträgt 4,8 l/Min. (s. Tab. 80).
Die Konditionszahl ist die Zahl von der VO_2-max in ml geteilt durch das Körpergewicht.
Die Konditionszahl ist 4,8 × 1.000 ml/Min. geteilt durch 70 kg = 68,6 ml/min/kg.
Der Faktor Gewicht spielt bei den meisten Ausdauersportarten eine wichtige Rolle (schwere Fahrer mit einer hohen VO_2-max-Zahl haben durch ihr Gewicht eine geringere Konditionszahl). Die VO_2-max und die Konditionszahl sind für Ausdauersportler wichtige Werte. Bei regelmäßiger Durchführung des Åstrand-Tests bekommt man einen guten Eindruck über die Konditionsentwicklung

Tab. 80 stellt die maximale Sauerstoffaufnahme dar, ermittelt aus der HF (gemittelt in der 5. und 6. Minute) und der Belastung, die mit 50 Umdrehungen pro Minute erzielt werden kann (modifiziert nach Åstrand, P.-O.: Work tests with bicycle ergometer. Firma Monark-Crescent AB, Sweden).

Männer	maximale Sauerstoffaufnahme (l/min.)								
Herz-frequenz	49 W 300 kgf.m/min.	74 W 450 kgf.m/min.	98 W 600 kgf.m/min.	123 W 750 kgf.m/min.	147 W 900 kgf.m/min.	172 W 1050 kgf.m/min.	196 W 1200 kgf.m/min.	221 W 1350 kgf.m	245 W 1500 kgf.m/min.
120	2,2	2,9	3,5	4,2	4,8				
121	2,2	2,8	3,4	4,1	4,7				
122	2,2	2,8	3,4	4,0	4,6				
123	2,1	2,8	3,4	4,0	4,6				
124	2,1	2,7	3,3	3,9	4,5	5,3	6,0		
125	2,0	2,6	3,2	3,8	4,4	5,2	5,9		
126	2,0	2,6	3,2	3,8	4,4	5,1	5,8		
127	2,0	2,6	3,1	3,7	4,3	5,0	5,7		
128	2,0	2,6	3,1	3,7	4,2	4,9	5,6		
129	1,9	2,5	3,0	3,6	4,2	4,9	5,6		
130	1,9	2,5	3,0	3,6	4,1	4,8	5,5		
131	1,9	2,4	2,9	3,5	4,0	4,7	5,4		
132	1,8	2,4	2,9	3,5	4,0	4,7	5,3		
133	1,8	2,3	2,8	3,4	3,9	4,6	5,3		
134	1,8	2,3	2,8	3,4	3,9	4,6	5,2		
135	1,7	2,3	2,8	3,3	3,8	4,5	5,1		
136	1,7	2,2	2,7	3,3	3,8	4,4	5,0		
137	1,7	2,2	2,7	3,2	3,7	4,4	5,0		
138	1,6	2,2	2,7	3,2	3,7	4,3	4,9		
139	1,6	2,1	2,6	3,1	3,6	4,2	4,8		
140	1,6	2,1	2,6	3,1	3,6	4,2	4,8	5,4	6,0
141			2,6	3,1	3,5	4,1	4,7	5,3	5,9
142			2,5	3,0	3,5	4,1	4,6	5,2	5,8
143			2,5	3,0	3,4	4,0	4,6	5,2	5,7
144			2,5	3,0	3,4	4,0	4,5	5,1	5,7
145			2,4	2,9	3,4	4,0	4,5	5,1	5,6
146			2,4	2,9	3,3	3,9	4,4	5,0	5,6
147			2,4	2,9	3,3	3,9	4,4	5,0	5,5
148			2,4	2,8	3,2	3,8	4,3	4,9	5,4
149			2,3	2,8	3,2	3,8	4,3	4,9	5,4
150			2,3	2,8	3,2	3,7	4,2	4,8	5,3
151			2,3	2,7	3,1	3,7	4,2	4,7	5,2
152			2,3	2,7	3,1	3,6	4,1	4,7	5,2
153			2,2	2,6	3,0	3,6	4,1	4,6	5,1
154			2,2	2,6	3,0	3,5	4,0	4,6	5,1
155			2,2	2,6	3,0	3,5	4,0	4,5	5,0
156			2,2	2,6	2,9	3,5	4,0	4,5	5,0
157			2,1	2,5	2,9	3,4	3,9	4,4	4,9
158			2,1	2,5	2,9	3,4	3,9	4,4	4,9
159			2,1	2,5	2,8	3,3	3,8	4,3	4,8
160			2,1	2,5	2,8	3,3	3,8	4,3	4,8
161			2,0	2,4	2,8	3,3	3,7	4,2	4,7
162			2,0	2,4	2,8	3,3	3,7	4,2	4,6
163			2,0	2,4	2,8	3,3	3,7	4,2	4,6
164			2,0	2,4	2,7	3,2	3,6	4,1	4,5
165			2,0	2,4	2,7	3,2	3,6	4,1	4,5
166			1,9	2,3	2,7	3,2	3,6	4,1	4,5
167			1,9	2,3	2,6	3,1	3,5	4,0	4,5
168			1,9	2,3	2,6	3,1	3,5	4,0	4,4
169			1,9	2,3	2,6	3,1	3,5	3,9	4,3
170			1,8	2,2	2,6	3,0	3,4	3,9	4,3

Tab. 82
Maximale Sauerstoffaufnahme (♂) ermittelt aus der HF

Frauen	maximale Sauerstoffaufnahme (l/min.)						
Herz-frequenz	49 W 300 kgf.m/min	74 W 450 kgf.m/min	98 W 600 kgf.m/min	123 W 750 kgf.m/min	147 W 900 kgf.m/min	172 W 1050 kgf.m/min	196 W 1200 kgf.m/min
120	2,6	3,4	4,1	4,8			
121	2,5	3,3	4,0	4,8			
122	2,5	3,2	3,9	4,7			
123	2,4	3,1	3,9	4,6			
124	2,4	3,1	3,8	4,5			
125	2,3	3,0	3,7	4,4			
126	2,3	3,0	3,6	4,3			
127	2,2	2,9	3,5	4,2			
128	2,2	2,8	3,5	4,2	4,8	5,4	6,0
129	2,2	2,8	3,4	4,1	4,8	5,4	6,0
130	2,1	2,7	3,4	4,0	4,7	5,3	5,9
131	2,1	2,7	3,4	4,0	4,6	5,3	5,9
132	2,0	2,7	3,3	3,9	4,5	5,2	5,8
133	2,0	2,6	3,2	3,8	4,4	5,0	5,6
134	2,0	2,6	3,2	3,8	4,4	5,0	5,6
135	2,0	2,6	3,1	3,7	4,3	4,9	5,5
136	1,9	2,5	3,1	3,6	4,2	4,8	5,4
137	1,9	2,5	3,0	3,6	4,2	4,8	5,4
138	1,8	2,4	3,0	3,5	4,1	4,7	5,3
139	1,8	2,4	2,9	3,5	4,0	4,6	5,2
140	1,8	2,4	2,8	3,4	4,0	4,6	5,2
141	1,8	2,3	2,8	3,4	3,9	4,5	5,1
142	1,7	2,3	2,8	3,3	3,9	4,5	5,1
143	1,7	2,2	2,7	3,3	3,8	4,4	5,0
144	1,7	2,2	2,7	3,2	3,8	4,4	5,0
145	1,6	2,2	2,7	3,2	3,7	4,3	4,9
146	1,6	2,2	2,6	3,2	3,7	4,2	4,8
147	1,6	2,1	2,6	3,1	3,6	4,1	4,7
148	1,6	2,1	2,6	3,1	3,6	4,1	4,6
149		2,1	2,6	3,0	3,5	4,0	4,5
150		2,0	2,5	3,0	3,5	4,0	4,5
151		2,0	2,5	3,0	3,4	3,9	4,4
152		2,0	2,5	2,9	3,4	3,9	4,4
153		2,0	2,4	2,9	3,3	3,8	4,3
154		2,0	2,4	2,8	3,3	3,8	4,3
155		1,9	2,4	2,8	3,2	3,7	4,2
156		1,9	2,3	2,8	3,2	3,7	4,2
157		1,9	2,3	2,7	3,2	3,6	4,1
158		1,8	2,3	2,7	3,1	3,5	4,0
159		1,8	2,2	2,7	3,1	3,5	3,9
160		1,8	2,2	2,6	3,0	3,4	3,8
161		1,8	2,2	2,6	3,0	3,4	3,8
162		1,8	2,2	2,6	3,0	3,4	3,8
163		1,7	2,2	2,6	2,9	3,3	3,7
164		1,7	2,1	2,5	2,9	3,3	3,7
165		1,7	2,1	2,5	2,9	3,3	3,7
166		1,7	2,1	2,4	2,8	3,2	3,6
167		1,6	2,1	2,4	2,8	3,2	3,6
168		1,6	2,0	2,4	2,8	3,2	3,6
169		1,6	2,0	2,4	2,8	3,2	3,6
170		1,6	2,0	2,4	2,7	3,1	3,5

Tab. 83
Maximale Sauerstoffaufnahme (♀) ermittelt aus der HF

Alter (Jahre)	Faktor
9	1,22
10	1,19
11	1,16
12	1,14
13	1,11
14	1,08
15	1,06
16	1,03
17	1,00
35	0,87
40	0,83
45	0,78
50	0,75
55	0,71
60	0,68
65	0,65

Tab. 84
Korrekturfaktor für das Lebensalter, womit die errechnete maximale Sauerstoffaufnahme multipliziert werden muss.

Weil die HF-max im Altersgang abfällt, muss nach dem Lebensalter korrigiert werden. Dieser Korrekturfaktor wird multipliziert mit der VO_2-max.

Über 35 Jahre ist der Korrekturfaktor kleiner 1, unter 17 Jahre größer 1.

Konditionszahl für verschiedene Altersstufen

Alter	Maximale Sauerstoffaufnahme pro kg Körpergewicht = Konditionszahl				
Männer	**niedrig**	**ziemlich niedrig**	**mittelmäßig**	**hoch**	**sehr hoch**
20–29	38	39–43	44–51	52–56	57
30–39	34	35–39	40–47	48–51	52
40–49	30	31–35	36–43	44–47	48
50–59	25	26–31	32–39	40–43	44
60–69	21	22–26	27–35	36–39	40
Frauen					
20–29	28	29–34	35–43	44–48	49
30–39	27	28–33	34–41	42–47	48
40–49	25	26–31	32–40	41–45	46
50–65	21	22–28	29–36	37–41	42

Tab. 85
Konditionszahl für verschiedene Lebensalter

	VO_2-max	Konditionszahl
Crossläufer	5,2	75,0
Bahnläufer		66,7
Langläufer	5,6	69,3
Ultralangstreckenläufer	4,8	80,0
Kurzstreckenläufer		55,4
Volleyballer		53,6
Basketballer		58,0
Eisschnellläufer	5,8	78,0
Kajakfahrer	5,1	70,0
Fußballer		59,0
Hockeyspieler		58,7
Angler		41,7
Untrainierte	2,6	32,0
Schnellwanderer	4,7	70,0
Fallschirmspringer		54,0

Tab. 86
Konditionszahl bei verschiedenen Sportarten

Anaerobes-laktazides Ausdauervermögen: Bei intensiver Belastung mit unzureichendem Sauerstoff dem Sauerstoffangebot kommt es nach 10 bis 20 Sekunden zur Milchsäurebildung. Bei dieser Belastung werden nach 60 bis 80 Sekunden die höchsten Laktatwerte erreicht.

Conconi-Test: Ohne Blutentnahme, d. h. ohne Laktatbestimmung, wird der Umschlagpuls oder die Abbiegungsgeschwindigkeit bestimmt. Der Test nützt den Zusammenhang zwischen Herzfrequenz und Geschwindigkeit aus.

Ergometer: Gerät, mit dem Belastungstests gemacht werden, z. B. Fahrradergometer, Laufbandergometer.

Extensiv: Langdauernd/weniger intensiv.

Extensiv/Intensiv: Begriffe, die oft in vergleichender Weise benutzt werden.

Glukose: Traubenzucker. Eines der wichtigsten Kohlehydrate.

Glykogen: Speicherform von Glukose. Wird in der Leber und in den Muskeln gespeichert.

HF: Herzfrequenz.

Intensiv: Kurzdauernd/intensiv.

Kalorie: Diejenige Menge Wärme, die benötigt wird, um 1 g Wasser von 14,5 °C auf 15,5 °C zu erhitzen.
(kcal = 1 000 cal), (1 kcal = 4,18 Joule)

Kondition: Der physische und psychische Trainingszustand eines Sportlers. Hierbei sind wichtig: das Ausdauervermögen, die Kraft, die Schnelligkeit und die koordinative Leistungsfähigkeit. Desgleichen spielt der psychische Faktor eine Rolle.

Kreatinphosphat: Energiereiches Phosphat, das direkt in den Muskeln vorhanden ist. Bei maximaler Belastung sind die energiereichen Phosphate (ATP und KP) nach etwa 7 Sekunden verbraucht.

L: Laktat.

Laktat: Milchsäure. Abfallprodukt, das bei der Verbrennung von Glukose bei unzureichender Sauerstoffversorgung entsteht.

LS: Laufgeschwindigkeit.

MS: Milchsäure.

O_2: Sauerstoff.

Phosphatbatterie: Die Energiespeicher ATP und KP.

Stehvermögenstraining: Training des Milchsäuresystems. Während dieses Trainings entstehen hohe Milchsäurewerte.

Übersäuerung: Laktat(Milchsäure)-Anhäufung in den Muskeln, wodurch sich das Leistungsniveau senkt.

Umschlagpuls: Umschlag der Herzfrequenz. Diejenige Herzfrequenz, bei der es in zunehmendem Maß zu einer Milchsäureanhäufung kommt.

V_d: Deflektions- oder Abbiegungsgeschwindigkeit. Die höchste Geschwindigkeit, die langfristig durchgehalten werden kann.

V4 Geschwindigkeit: Die Geschwindigkeit beim Umschlagpunkt wird mit 100 % angesetzt. Ausgehend von der V4-Geschwindigkeit können exakte Trainingshinweise gegeben werden.

VO_2: Sauerstoffaufnahme pro Minute.

VO_2-max: Maximale Sauerstoffaufnahme pro Minute.

Dehnungsübungen

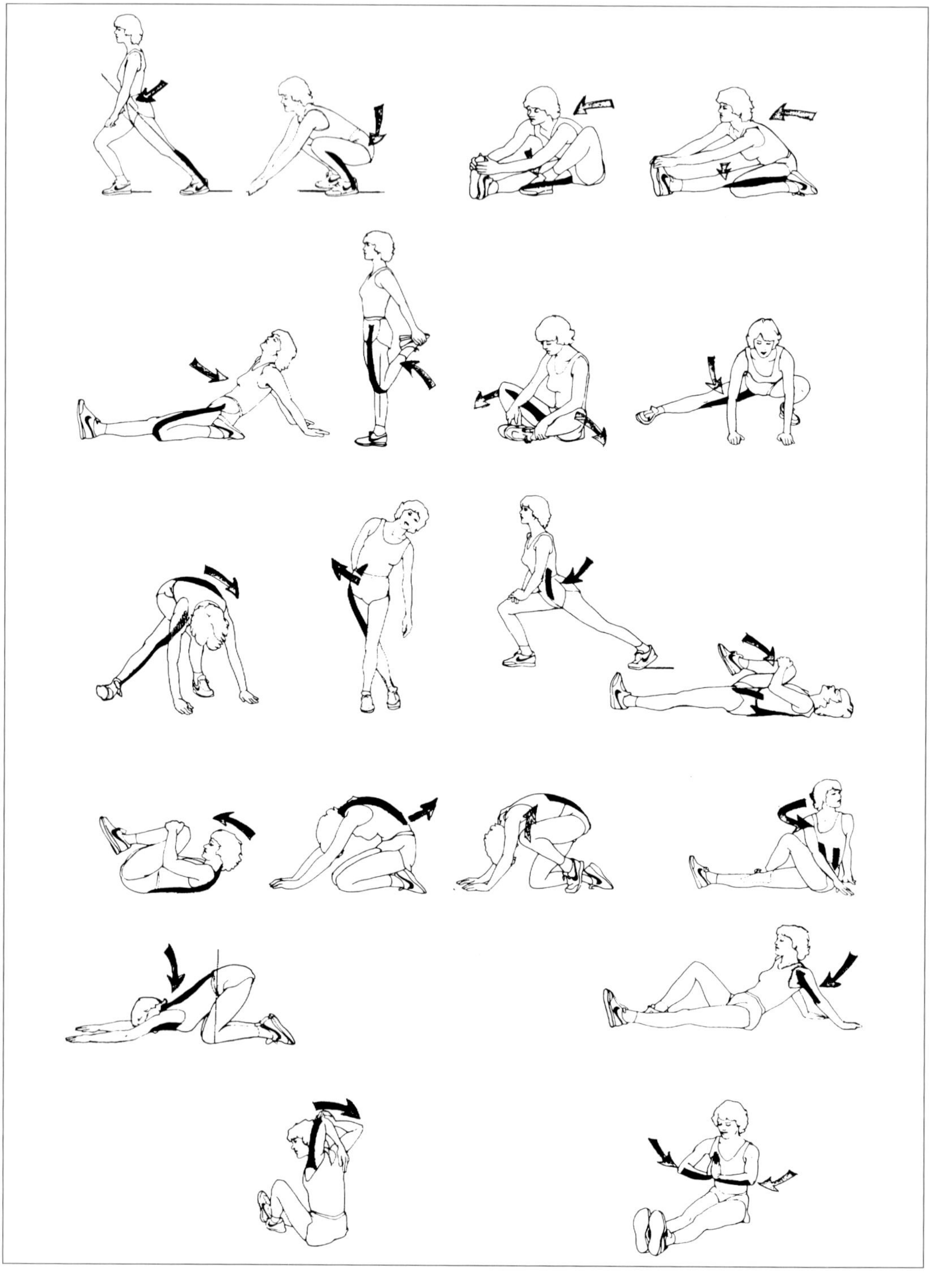

Trainingsintensität nach der Methode von Karvonen

Training	H		DT 1		DT 2		DT 3		WL		WK	
HF-Ruhe Intens. HF-max	**40 60 %**	**60 60 %**	**40 70 %**	**60 70 %**	**40 80 %**	**60 80 %**	**40 85 %**	**60 85 %**	**40 90 %**	**60 90 %**	**40 95 %**	**60 95 %**
210	142	150	159	165	176	180	185	188	193	195	202	203
208	141	149	158	164	174	178	183	186	191	193	200	201
206	140	148	156	162	173	177	181	184	189	191	198	199
204	138	146	155	161	171	175	179	182	188	190	196	197
202	137	145	153	159	170	174	178	181	186	188	194	195
200	136	144	152	158	168	172	176	179	184	186	192	193
198	135	143	151	157	166	170	174	177	182	184	190	191
196	134	142	149	155	165	169	173	176	180	182	188	189
194	132	140	148	154	163	167	171	174	179	181	186	187
192	131	139	146	152	162	166	169	172	177	179	184	185
190	130	138	145	151	160	164	168	171	175	177	183	184
188	129	137	144	150	158	162	166	169	173	175	181	182
186	128	136	142	148	157	161	164	167	171	173	179	180
184	126	134	141	147	155	159	162	165	170	172	177	178
182	125	133	139	145	154	158	161	164	168	170	175	176
180	124	132	138	144	152	156	159	162	166	168	173	174
178	123	131	137	143	150	154	157	160	164	166	171	172
176	122	130	135	141	149	153	156	159	162	164	169	170
174	120	128	134	140	147	151	154	157	161	163	167	168
172	119	127	132	138	146	150	152	155	159	161	165	166
170	118	126	131	137	144	148	151	154	157	159	164	165
168	117	125	130	136	142	146	149	152	155	157	162	163
166	116	124	128	134	141	145	147	150	153	155	160	161
164	114	122	127	133	139	143	145	148	152	154	158	159
162	113	121	125	131	138	142	144	147	150	152	156	157
160	112	120	124	130	136	140	142	145	148	150	154	155
158	111	119	123	129	134	138	140	143	146	148	152	153
156	110	118	121	127	133	137	139	142	144	146	150	151
154	108	116	120	126	131	135	137	140	143	145	148	149
152	107	115	118	124	130	134	135	138	141	143	146	147
150	106	114	117	123	128	132	134	137	139	141	145	146
148	105	113	116	122	126	130	132	135	137	139	143	144
146	104	112	114	120	125	129	130	133	135	137	141	142
144	102	110	113	119	123	127	128	131	134	136	139	140
142	101	109	111	117	122	126	127	130	132	134	137	138
140	100	108	110	116	120	124	125	128	130	132	135	136

Bearbeitung: Toon Wagemanns Deumme

Erklärung:
H (60 %) ist Regenerationstraining und sehr langes extensives Ausdauertraining
DT 1 (70 %) ist Ausdauertraining 1, normales Ausdauertraining
DT 2 (80 %) ist Ausdauertraining 2, intensives Ausdauertraining
DT 3 (85 %) ist Ausdauertraining 3, extensives Intervalltraining (Blocktraining)
WL (90 %) ist Tempolauf lang, extensives Intervalltraining am Umschlagpunkt
WK (95 %) ist Tempolauf kurz, intensives Intervalltraining

Fettbestimmung per Hautfaltenmessung

Bicipital

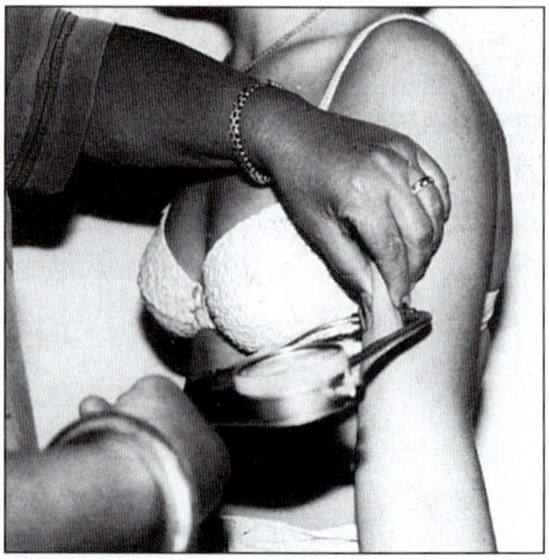

Tricipital

- Arm entspannt hängen lassen
- auf Mitte des Oberarmes die Hautfalte des M. triceps messen.

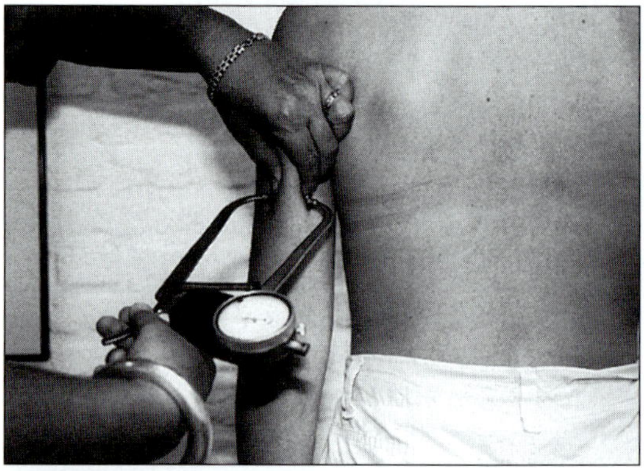

Subscapulär

- Arm entspannt hängen lassen
- Hautfalte unter einem Winkel von 45 °
- 2 cm unter dem untersten Punkt der Scapula

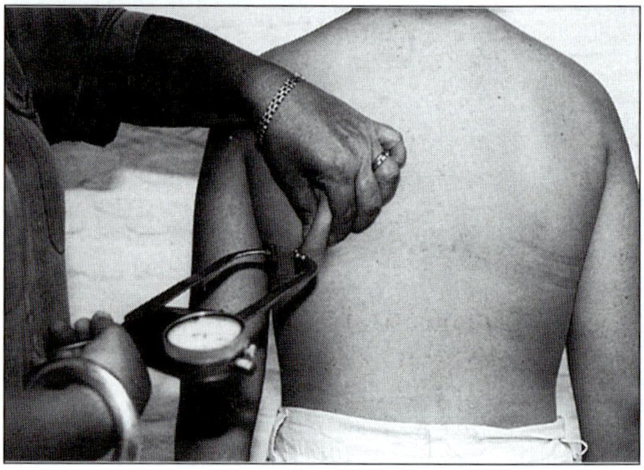

Supra-iliacal

- in der medio-axillären Linie
- vertikal messen
- gerade oberhalb der crista iliaca

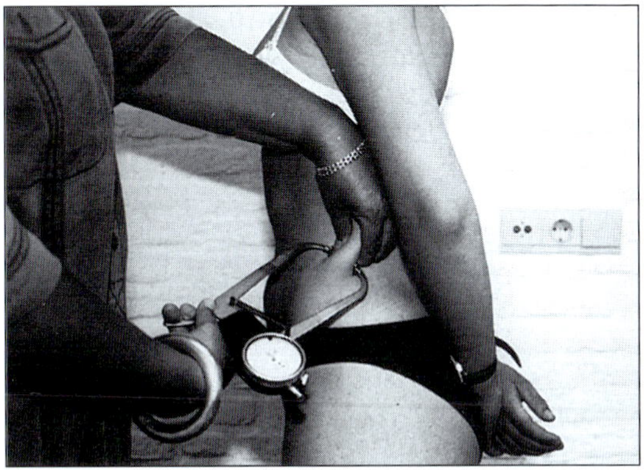

Normalwerte für Körperfettanteile. Diese Werte gelten für Nichtsportler.

Männer:	17–29 Jahre	15,0 %
	30–39 Jahre	17,5 %
	40–49 Jahre	20,0 %
	50+	20,0 %
Frauen:	17–29 Jahre	25,0 %
	30–39 Jahre	27,5 %
	40–49 Jahre	30,0 %
	50+	30,0 %

%-Hautfaltenfettmessung. Diese Werte gelten für Sportler.

Fettprozentsatz berechnet nach der Hautfaltenfettmessung.

	Männer	Frauen	Männer	Frauen
	17 bis 29 Jahre alt		30 bis 60 Jahre alt	
mager	5	10,5	–	–
	8	14	12	17
normal	10,5	17	14	19,5
	13	19,5	16	22
	14,5	21,5	17,5	23,5
	16,5	23,5	19	25,5
ziemlich dick	17,5	25	20,5	27
	19	26,5	21,5	28
	20	28	22,5	29,5
	21	29	23,5	30,5
dick	22	30	24,5	31,5
	23	31	25	32,5
	24	32	26	33,5
	25	33	26,5	34,5
fett	25,5	34	27	35
	26	35	28	36
	27	35,5	28,5	36,5

Bestimmung des Körperfettprozentsatzes anhand der Dicke von 4 Hautfalten, und differenziert nach Alter und Geschlecht nach den Tabellen von Womersley (1974).

Männer				
Summe von 4 Hautfalten in mm	**Alter in Jahren 17–29**	**30–39**	**40–49**	**50+**
	Fettmasse in % des Körpergewichts			
15	4,8			
16	5,5			
17	6,2			
18	6,9			
19	7,5			
20	8,1	12,2	12,2	12,6
21	8,6	12,6	12,8	13,2
22	9,1	13,0	13,4	13,8
23	9,6	13,4	14,0	14,4
24	10,1	13,8	14,5	15,5
25	10,5	14,2	15,0	15,6
26	11,0	14,6	15,6	16,2
27	11,5	15,0	16,2	16,8
28	12,0	15,4	16,7	17,4
29	12,5	15,8	17,2	18,0
30	12,9	16,2	17,7	18,6
31	13,3	16,5	18,1	19,1
32	13,7	16,8	18,5	19,6
33	14,1	17,1	18,9	20,0
34	14,4	17,4	19,3	20,4
35	14,7	17,7	19,6	20,8
36	15,1	18,0	20,0	21,3
37	15,5	18,3	20,4	21,7
38	15,8	18,6	20,8	22,1
39	16,1	18,9	21,1	22,5
40	16,4	19,2	21,4	22,9
41	16,7	19,5	21,8	23,3
42	17,0	19,8	22,1	23,7
43	17,3	20,0	22,4	24,1
44	17,5	20,2	22,7	24,4
45	17,7	20,4	23,0	24,7
46	18,0	20,7	23,4	25,1
47	18,3	20,9	23,7	25,5
48	18,6	21,1	24,0	25,9
49	18,8	21,3	24,3	26,2
50	19,0	21,5	24,6	26,5
51	19,3	21,7	24,9	26,8
52	19,5	21,9	25,2	27,1
53	19,7	22,1	25,5	27,4
54	19,9	22,3	25,7	27,7

Fortsetzung der Tabelle auf nächster Seite

Männer				
Summe von 4 Hautfalten in mm	Alter in Jahren 17–29	30–39	40–49	50+
	Fettmasse in % des Körpergewichts			
55	20,1	22,5	25,9	27,9
56	20,4	22,7	26,2	28,2
57	20,6	22,9	26,5	28,5
58	20,8	23,1	26,7	28,8
59	21,0	23,3	26,9	29,0
60	21,2	23,5	27,1	29,2
61	21,4	23,7	27,4	29,5
62	21,6	23,9	27,6	29,8
63	21,8	24,1	27,8	30,0
64	22,0	24,2	28,0	30,2
65	22,2	24,3	28,2	30,4
66	22,4	24,5	28,5	30,7
67	22,6	24,7	28,7	31,0
68	22,8	24,9	28,9	31,2
69	23,0	25,0	29,1	31,4
70	23,1	25,1	29,3	31,6
71	23,3	25,3	29,5	31,9
72	23,5	25,5	29,7	32,1
73	23,7	25,7	29,9	32,3
74	23,9	25,8	30,1	32,5
75	24,0	24,9	30,3	32,7
76	24,2	26,1	30,5	33,0
77	24,4	26,3	30,7	33,2
78	24,6	26,4	30,9	33,4
79	24,7	26,5	31,1	33,6
80	24,8	26,6	31,2	33,8
81	25,0	26,8	31,4	34,0
82	25,2	26,9	31,6	34,2
83	25,3	27,0	31,8	34,3
84	25,4	27,1	32,0	34,6
85	25,5	27,2	32,1	34,8
90	26,2	27,8	33,0	35,8
95	26,9	28,4	33,7	36,6
100	27,6	29,0	34,4	37,4
105	28,2	29,6	35,1	38,2
110	28,8	30,1	35,8	39,0
115	29,4	30,6	36,4	39,7
120	30,0	31,1	37,0	40,4
125	30,5	31,5	37,6	41,1
130	31,0	31,9	38,2	41,8
135	31,5	32,3	38,7	42,4
140	32,0	32,7	39,2	43,0
145	32,5	33,1	39,7	43,6
150	32,9	33,5	40,2	44,1

Fortsetzung der Tabelle auf nächster Seite

Männer				
Summe von 4 Hautfalten in mm	Alter in Jahren 17–29	30–39	40–49	50+
	Fettmasse in % des Körpergewichts			
155	33,3	33,9	40,7	44,6
160	33,7	34,3	41,2	45,1
165	34,1	34,6	41,6	45,6
170	34,5	34,8	42,0	46,1
175	34,9			
180	35,3			
185	35,6			
190	35,9			
195				
200				
205				
210				

Frauen				
Summe von 4 Hautfalten in mm	Alter in Jahren 17–29	30–39	40–49	50+
	Fettmasse in % des Körpergewichts			
15	10,5			
16	11,3			
17	12,0			
18	12,7			
19	13,4			
20	14,1	17,0	19,8	21,4
21	14,7	17,5	20,3	22,0
22	15,3	18,0	20,8	22,5
23	15,8	18,5	21,3	23,0
24	16,3	19,0	21,8	23,5
25	16,8	19,4	22,2	24,0
26	17,4	19,9	22,7	24,6
27	18,0	20,4	23,2	25,1
28	18,5	20,9	23,7	25,6
29	19,0	21,4	24,1	26,1
30	19,5	21,8	24,5	26,6
31	19,9	22,2	24,9	27,0
32	20,3	22,6	25,3	27,4
33	20,7	23,0	25,7	27,8
34	21,1	23,4	26,1	28,2
35	21,5	23,7	26,4	28,5
36	21,9	24,1	26,8	28,9
37	22,3	24,5	27,2	29,3

Fortsetzung der Tabelle auf nächster Seite

Frauen				
Summe von 4 Hautfalten in mm	Alter in Jahren 17–29	30–39	40–49	50+
	Fettmasse in % des Körpergewichts			
38	22,7	24,9	27,6	29,7
39	23,1	25,2	27,9	30,0
40	23,4	25,5	28,2	30,3
41	23,8	25,8	28,5	30,7
42	24,1	26,1	28,8	31,0
43	24,4	26,1	29,1	31,3
44	24,7	26,7	29,4	31,6
45	25,0	26,9	29,6	31,9
46	25,3	27,2	29,9	32,2
47	25,6	27,5	30,2	32,5
48	25,9	27,8	30,5	32,8
49	26,2	28,0	30,8	33,1
50	26,5	28,2	31,0	33,4
51	26,8	28,5	31,3	33,7
52	27,1	28,8	31,5	34,0
53	27,4	29,0	31,7	34,2
54	27,6	29,2	31,9	34,4
55	27,8	29,4	32,1	34,6
56	28,1	29,7	32,4	34,9
57	28,4	30,0	32,6	35,1
58	28,7	30,2	32,8	35,3
59	28,9	30,4	33,0	35,5
60	29,1	30,6	33,2	35,7
61	29,4	30,8	33,4	35,9
62	29,6	31,0	33,6	36,1
63	29,8	31,2	33,8	36,3
64	30,3	31,4	34,0	36,5
65	30,2	31,6	34,1	36,7
66	30,4	31,8	34,3	36,9
67	30,6	32,0	34,5	37,1
68	30,8	32,2	34,7	37,3
69	31,0	32,5	35,0	37,5
70	31,2	32,5	35,0	37,7
71	31,4	32,7	35,2	37,9
72	31,6	32,9	35,4	38,1
73	31,8	33,1	35,6	38,3
74	32,0	33,3	35,8	38,5
75	32,2	33,4	35,9	38,7
76	32,4	33,6	36,1	38,9
77	32,6	33,8	36,3	39,1
78	32,8	34,0	36,5	39,3
79	33,0	34,2	36,6	39,5
80	33,1	34,3	36,7	39,5
81	33,3	34,5	36,9	39,8

Fortsetzung der Tabelle auf nächster Seite

Frauen				
Summe von 4 Hautfalten in mm	Alter in Jahren			
	17–29	30–39	40–49	50+
	Fettmasse in % des Körpergewichts			
82	33,5	34,7	37,1	40,0
83	33,7	34,9	37,3	40,2
84	33,9	35,0	37,4	40,3
85	34,0	35,1	37,5	40,4
90	34,8	35,8	38,3	41,2
95	35,6	36,5	39,0	41,9
100	36,4	37,2	39,7	42,6
105	37,1	37,9	40,4	43,3
110	37,8	38,6	41,0	43,9
115	38,4	39,1	41,5	44,5
120	39,0	39,6	42,0	45,1
125	39,6	40,1	42,5	45,7
130	40,2	40,6	43,0	46,2
135	40,8	41,1	43,5	46,7
140	41,3	41,6	44,0	47,2
145	41,8	42,1	44,5	47,7
150	42,3	42,6	45,0	48,2
155	42,8	43,1	45,4	48,7
160	43,3	43,6	45,8	49,2
165	43,7	44,0	46,2	49,6
170	44,1	44,4	46,6	50,0
175		44,8	47,0	50,4
180		45,2	47,4	50,8
185		45,6	47,8	51,2
190		45,9	48,2	51,6
195		46,2	48,5	52,0
200		46,5	48,8	52,4
205			49,1	52,7
210			49,4	53,0

Freiluft-Weltrekorde Männer und Frauen

Freiluft-Weltrekorde

Männer						
Strecke	**Zeit**	**Win d**	**Athlet**	**Nat.**	**Ort**	**Datum**
100 m	9.84	0,7	Donovan Bailey	USA	Atlanta	27.07.1996
200 m	19.32	0,4	Michael Johnson	USA	Atlanta	01.08.1996
400 m	43.29		Harry Butch Reynolds	USA	Zürich	17.08.1988
800 m	1.41.11		Wilson Kipketer	KEN	Keulen	24.08.1997
1 000 m	2.12.18		Sebastian Coe	GB	Oslo	11.07.1981
1 500 m	3.27.37		Noureddine Morceli	ALG	Nizza	12.07.1995
1 Meile	3.44.39		Noureddine Morceli	ALG	Rieti	05.09.1993
2 000 m	4.47.88		Noureddine Morceli	ALG	Paris	03.07.1995
3 000 m	7.20.67		Daniel Komen	KEN	Rieti	01.09.1996
5 000 m	12.44.39		Haile Gebrselassie	ETH	Zürich	13.06.1998
10 000 m	26.31.32		Haile Gebrselassie	ETH	Oslo	04.07.1997
20 000 m	56.55.6		Arturo Barrios	MEX	La Flèche	30.03.1991
21 101 m	1 Stunde		Arturo Barrios	MEX	La Flèche	30.03.1991
25 000 m	1.13.55.8		Toshihiko Seko	JPN	Christchurch	22.03.1981
30 000 m	1.29.18.8		Toshihiko Seko	JPN	Christchurch	22.03.1981
BP Marathon	2.06.50		Belayneh Dinsamo	ETH	Rotterdam	17.04.1988

Frauen						
Strecke	**Zeit**	**Wind**	**Athlet**	**Nat.**	**Ort**	**Datum**
100 m	10.49	0,0	Florence Griffith-Joyner	USA	Indianapolis	16.07.1988
200 m	21.34	1,3	Florence Griffith-Joyner	USA	Seoul	29.09.1988
400 m	47.60		Marita Koch	DDR	Canberra	06.10.1985
800 m	1.53.28		Jarmila Kratochvilova	TCH	München	26.07.1983
1 000 m	2.28.98		Svetlana Masterkova	RUS	Brüssel	23.08.1996
1 500 m	3.50.46		Qu Yunxia	CHN	Beijing	11.09.1993
1 Meile	4.12.56		Svetlana Masterkova	RUS	Zürich	14.08.1996
2 000 m	5.25.36		Sonia O'Sullivan	IRL	Edinburgh	08.07.1994
3 000 m	8.06.11		Wang Junxia	CHN	Beijing	13.09.1993
5 000 m	14.28.09		Jiang Bo	CHN	Beijing	23.10.1993
10 000 m	29.31.78		Wang Junxia	CHN	Beijing	08.09.1993
18 340 m	1 Stunde		Tegla Loroupe	KEN	Borgholz-hausen	08.08.1998
20 000 m	1.06.48.8		Izumi Maki	JPN	Amagasaki	19.09.1993
25 000 m	1.29.29.2		Karolina Szabo	HUN	Budapest	22.04.1988
30 000 m	1.47.05.6		Karolina Szabo	HUN	Budapest	22.04.1988
BP Mara-thon	2.20.47		Tegla Loroupe	KEN	Rotterdam	19.04.1998

(Quelle: http://www.iaaf.org/rdb/rec/3.html, d.d.27.08.97)

Literatur

„*Afzien:* de ontwikkeling van thet werelduurrecord". Vereinigingsorgaan van de Medische Wielerkring Nederland (MWN), nummer 11, maart 1981, p. 13.

Althof, Q., Geel A. van, „Goede voeding, de beste taktische zet". Kruiswerk West-Brabant; Thuiszorg Midden-Brabant, 1993.

American College of Sports Medicine, Resource manual for guidelines for exercise testing and prescription. Lea-Febiger, Philadelphia 1994.

Anderson, O., „Eten en drinken". Runner's World, april 1996, p. 18–19.

Åstrand, P. O., Rodahl, K., Textbook of Work Physiology, McGraw-Hill Bood Company, New York 1986.

Berglund, B., „High-altitude Training". Sports Medicine, 14.05.1992, p. 289–303.

Binkhorst, R., „Anaërobe drempel". Geneeskunde en Sport 3, 1981, p. 78–79.

Bosch, J. van den, „De test van Conconi in de praktijk". Atletiekwereld, nummer 4, 28.03.1989, p. 23–26.

Brick, M., Precision Multisport. Uitgeverij Polar Electro Oy, Finland, 1994. ISBN: 951 96925 7 6.

Brok, A. G. M. F., „Inspanning, infectie en immuniteit". Geneeskunde en Sport, 1995, 28 nummer 6, p. 178–181.

Brok, A. G. M. F., „Doping, de stand van zaken". Geneeskunde en Sport, 1995, 28, nummer 6, p. 162–168.

Brouns F., Nutritional needs of athletes. Wiley & Sons, Chichester 1993.

Claes, J., „Een evaluatie van BE bepalingen". Sportmedische tijdingen, 1984, p. 2045–2061.

Clarys, J. P. e.a., Wielrennen, Uitgeverij De Tijdstroom, Lochem-Gent 1985.

Conconi, F., Ferrari, M., Ziglio, P., Droghetti P., Codeca, L., „Determination of the anaerobic threshold by a noninvasive field test in runners". Journal of Applied Physiology, 52, 1982, p. 869–873.

Couwenhoven, R., Column in: Wielerrevue, 23/24, 1994.

Coyle, E. F., „Integration of the physiological factors determining endurance performance ability“. Exercise and Sport Sciences Reviews, 23, 1995, p. 25–63.

Coyle, E. F. „Fluid and carbohydrate replacement during exercise: How much and why?“ Sports Science Exchange, 7 (3), 1994.

Edwards, S., Trainen met een hartslagmeter. Support, Almere 1994. (Antennestraat 46, 1322 AS Almere.)

Erp-Baart, A. M. J. van, Inspanning en voeding. Uitgeverij Samsom/Stafleu, Alphen aan den Rijn/Brussel 1985. ISBN: 90 60 16 546 2.

Fagard, R., „De betekenis van linker-ventrikelhypertrofie voor de atleet“. Voordracht gehouden tijden hat Symposium Het sporthart, de grijze zone in de cardiologie van het Cardiovasculair Onderwijs Instituut op 1 december 1995 te Zeist.

Fox, E., Matthews, D., Fysiologie van lichamelijke inspanning en sport. De Tijdstroom, Lochem 1991.

Fry, R. W., Morten A. R., Keast, D., „Overtraining in athletes“. Sports Medicine, 12 (1), 1991, p. 32–65.

Gaisl, G., Wiesspeimer, G., „A noninvasive method of determining the anaerobic threshold in children“. International Journal of Sports Medicine, 9, 1988, p. 41–44.

Geijsel, J., Triatlontotaal. Uitgeverij Kosmos, Utrecht 1986. ISBN: 90 215 1364 1.

Geijsel, J., „Het trappen op volle toeren“. Support Personal Magazine, 3, voorjaar 1990. Uitgave van Support, Antennestraat 46, 1322 AS Almere, Nederland.

Geijsel, J., „Lactaatdynamica“. Geneeskunde en Sport, 27, nummer 5, 1994, p. 165–169.

Havenith, G., „Atlanta 1996. Praktische aanwijzingen voor inspanning in de hitte“. Geneeskunde en sport, 29, nummer 1, 1996, p. 16–21.

Heck, H., „Justification of the 4-mmol/Lactate threshold“. International Journal of Sports Medicine, 6, 1985, p. 117–130.

Heck, H., Hess, G., Mader, A., „Vergleichende Untersuchung zu verschiedenen Lactat-Schwellenkonzepten“ Deutsche Zeitschrift für Sportmedizin, 36, 1985, p. 19–25.

Heide, L. de, Hazenberg, B. P., „Mononucleosis infectiosa, anders dan meestal“. Nederlands Tijdschrift van Geneeskunde, 131, 1987, p. 2281–2283.

Hendriks, E. R. H. A. e.a., Leerboek sportgeneeskunde. Bohn, Stafleu, Van Loghum, Houten 1992. ISBN: 90 313 1287 8.

„Het werelduurrecord“. De Volkskrant, 19. Juli 1993.

Hofmann, P., Gaisl, G., „Der Conconi-Test und seine praktische Anwendung". In: Condition, 19, 1988, 7, p. 18–19.

Hollmann, W., „Historical remarks on the Development of the Aerobic-Anaerobic Threshold". International Journal of Sports Medicine, 6, 1985, p. 109–116.

Hollmann, W., Sportmedizin-, Arbeits- und Trainingsgrundlagen. F. K. Schattauer Verlag, Stuttgart/New York 1980.

Hollmann, W. e.a., „Die aerobe Leistungsfähigkeit – Aspekte von Gesundheit und Sport". Spektrum der Wissenschaft, 1986, p. 48–58.

Hoogsteen, J., Huige M., „Het sporthart". Janssen Medisch-Wetenschaffelijk Nieuws, mei 1994. (Uitgave van Janssen Pharm., Postbus 90240, 5000 LT Tilburg.)

Hottenrott, K., Trainingssteuerung im Ausdauersport. Verlag Ingrid Czwalina, Ahrensburg bei Hamburg, 1993. ISBN: 3 88020 236 2.

Houtman, I., Schlatmann, H., Fysiologie voor de Sportpraktijk, Uitgeverij De Tijdstroom, Lochem 1988. ISBN: 90 352 1178 2.

Hultman E., e.a., „Breakdown and resynthesis of phosphorylcreatine and adenosinetriphosphate in connection with muscular work in man". Scand. J. Clin. Lab. Invest., 19, 1967, p. 50–56.

Israel, S., Weber, J., Probleme der Langzeitausdauer im Sport. Johann Ambrosius Barth, Leipzig 1972, Verlagslizenz Nr. 285 125 22 71.

Jablonski, D. e.a., „Intensitätssteuerung und Leistungsbeurteilung beim Jogging". Fortschr. Med., 103, 1985, 4, p. 47–50.

Janssen, P., Basisboek Training. Uitgeverij Kosmos Utrecht, 5de druck, 1993. ISBN: 90 215 2020 6.

Jeukendrup, A., Saris, W. H. M., Brouns, F., „Substraatgebruik tijdens inspanning: de rol van vetten". Geneeskunde en Sport, 27 (4): 116–124, 1994.

Kanter, M., „Free radicals and exercise: effects of nutritional antioxidant supplementation". Exercise and Sport Sciences Reviews, 23, 1995, p. 349–398.

Kapsenberg, J., „Moe van de virussen". Nederlands Tijdschrift van Geneeskunde, 132, 1988, p. 997–999.

Karvonen, J., „Medicine in Sports Training and Coaching". Medicine and Sport Science, vol 35. Karger, Basel 1992. ISBN: 3 8055 5517 2.

Kemper, H. C. G., Fysiologische achtergronden van lichamelijke opvoeding en sport. Deel 1 en 2. Uitgeverij De Vrieseborch, Haarlem. Deel 1: Basiskennis (ISBN: 90 6076 216 9); deel 2: Toegepaste kennis (ISBN: 90 6076 217 7).

Klooster, L. van, „De geheimen van Ferrari". Fiets, 1, 1996, p. 22–24.

Kloosterboer, T. e.a., Elementaire trainingsleer en trainingsmethoden. De Vrieseborch, Haarlem 1993. ISBN 90 6076 375 0.

Kuipers, H., Wielrennen. De Vrieseborch, Haarlem 1992. ISBN 90 6076 324 6.

Kuipers, H., „Overtraining". Geneeskunde en Sport, 24 (3), 1991, p. 90–94.

Kuipers, H., Keizer, H. A., „Overtraining in elite athletes". Sports Med., 6, 1988, p. 79–92.

Kulberg, B. J., Meer, J. W. M. van der, Bolk, J. H., „Het zal wel een virus zijn". Nederlands Tijdschrift van Geneeskunde, 132, 1988, p. 193–195.

Liesen, H., „Trainingssteuerung im Hochleistungssport: einige Aspekte und Beispiele". Deutsche Zeitschrift für Sportmedizin, 1, 1985.

Liesen, H., Hollmann, W., Ausdauersport und Stoffwechsel. Hofmann, Schorndorf 1981.

Mader, A. e.a., „Evaluation of lactic acid anaerobic energy contribution by determination of post-exercise lacitic acid concentration of ear capillary blood in middle-distance runners and swimmers". Exercise Physiology, 4, 1978, p. 187–200.

Maron, B., Pelliccia, A., Spirito, P., „Caridac Disease in Young Trained Athletes". Circulation, 91, nummer 5, Maart 1995, p. 1596–1601.

Maron, B. J. (ed.), Cardiology clinics – the athlete's heart. W. B. Saunders Co., Philadelphia 1992.

Mattner, U., Lactate in Sportsmedicine. Boehringer, Mannheim 1987.

Mellerowicz, H., Training. Di Tijdstroom, Lochem 1977.

Nelissen, P. C., „Voeding bij sport". Sportmassage Internationaal, 36 (1), 1995, p. 21–29.

Neumann, H. e.a. „Alles unter Kontrolle". Ausdauertraining. Aachen, Meyer und Meyer, 1993. ISBN: 3 89124 187 9.

NEVO-tabel 1993. Voorlichtingsbureau voor de Voeding, Den Haag 1993.

Noakes, T. D., „Fluid replacement during exercise". Exercise and Sport Sciences Reviews, 21, 1993, p. 297-330.

Nonella, L., „Feldtest zur Ermittlung der anaeroben Schwelle". Der Läufer, 1986.

Olbrecht, J., „Relationship between Swimming Velocity and Lactic concentration during continuous and intermittent Training Exercises". International Journal of Sports Medicine, 6, 1985, p. 74–77.

Olbrecht, J. e.a., „De praktische betekenis van lactaatonderzoekingen voor trainingsplanning en trainingsuitvoering". Lezing te Diepenbeek op 10 november 1984. Publicatie in Sportmedische Tijdingen, Tijdschrift van de Vlaamse vereniging van specialisten in de sportgeneeskunde (VVSS).

Olbrecht, J. e.a., „Vergleichende Untersuchungen des Laktatgeschwindigkeitsverhaltens im Zweistreckentest über 400 m Kraulschwimmen zum 30- und 60-minütigen maximalen und 30-minütigen submaximalen Schwimmen". Deutsche Zeitschrift für Sportmedizin, 1, 1985, p. 3–8.

Peters, H. P. F., Schelven W. F. van, Verstappen, P. A., Boer, R. W. de, Bol, E., Erich, W. B. M., Togt, C. R. van der, Vries, W. R. de, „Het sporthart in de jaren negentig. Koolhydraatrijke voeding; invloed op het optreden van maag- en darmklachten en het prestatie-vermogen tijdens langdurige inspanning". Geneeskunde en Sport 28, 1, 1995, p. 8–17.

Pluim, B., „Het sporthart in de jaren negentig". Geneeskunde en Sport, 26 (4), 1993, p. 137–144.

Probst, H., „Conconi-Test". Lehre der Leichtathletik, 5, 1988, p. 183–184.

Probst, H., Comminot, C. e.a., „Conconi-Test auf dem Fahrradergometer". Schweiz. Ztschr. Sportmed., 37, 1989, p. 141–147.

Rispens, P., Lamberts, R., Physiological, Biomechanical and technical Aspects of Speed Skating. Een uitgave van: Universiteit Groningen, 1984.

Rispens, P., „Het lactaatdrempelconcept". Geneeskunde en Sport, 28 (4), 1995, p. 114–116.

Rooy, E. de, „55.291 km. Het record van de eeuw?" Wielerrevue, 23/24, 1994.

Rost, R, Hollmann, W., „Athlete's Heart. A Review of Its Historical Assessment and new Aspects". International Journal of Sports Medicine, 4, 1983, p. 147–165.

De Ruyter, B., Handboek hardlopen. Van prestatieloop tot marathon. Uitgeverij Elmar Sport, Rijswijk. ISBN: 90 6120 823 8.

Stegmann, B., „Bestimmung der individuellen Schwelle bei unterschiedlich Ausdauertrainierten auf Grund des Verhaltens der Laktatkinetik während der Arbeits- und Erholungsphase". Deutsche Zeitschrift für Sportmedizin, 8, 1981, p. 213–220.

Strauss, R. H., Drugs and Performance in Sports. Saunderscompany, Philadelphia 1987. ISBN: 0 7216 1865 0.

Theunisse, G. J., Persoonlijke mededelingen over de klim naar Alpe d'Huez.

Verstappen, F. T. J. e.a., Training, prestatie en gezondheid in de sport. Uitgeverij Bunge, Utrecht 1985, ISBN: 90 6348 492 5.

Voedingsraad. Nederlands voedingsnormen 1989 (herziene uitgave 1992). Voorlichtingsbureau voor de Voeding, Den Haag 1992.

Vos, J. e.a., „Lichamelijke inspanning op grote hoogte". Nederlands tijdschrift voor Sportgeneeskunde, 1991, p. 105–107.

Wanner, H. von, „Subjektive Einstufung der Belastung bei Ausdauerleistungen". Deutsche Zeitschrift für Sportmedizin, 4, 1985, p. 102–112.

Weineck, J., Optimales Training. Spitta Verlag, 2002, ISBN: 3-932753-98-4

Van Wijk, M., Vreede, R., Maartense, E., van Elven, E.: „Virusinfecties". Modern Medicine, p. 837–840, december 1990.

Register